Dr. Peter Rosler

DarmSanierung – aber richtig!

Neue Erkenntnisse zur Bedeutung des Darmes
für Gesundheit und Krankheit

Stuhldiagnostik – Basis für gezielte Therapie
und Prophylaxe

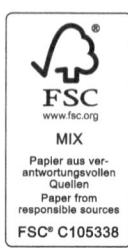
Bibliografische Information der Deutschen Nationalbibliothek:
Die Deutsche Nationalbibliothek verzeichnet diese Publikation
in der Deutschen Nationalbibliografie; detaillierte bibliografische
Daten sind im Internet über http://dnb.de abrufbar.

© 2016 Dr. Peter Rosler

Urheber Coverbild:
© www.fotolia.com: underdogstudios

Herstellung und Verlag:
BoD – Books on Demand, Norderstedt

ISBN: 978-3-83709-789-4

Vorwort

18 Jahre nach Erscheinen der 2. Auflage meiner „Stuhldiagnostik" ist es an der Zeit, die zahlreichen Erkenntnisse zu Stuhldiagnostik und Darmsanierung zu aktualisieren und zu erweitern. Ziel ist es, Therapeuten und interessierten Patienten einen kompakten Überblick zu neuen Erkenntnissen und Zusammenhängen im Rahmen der „richtigen" Darmsanierung in die Hand zu geben.

Dabei bilden Laboruntersuchungen, insbesondere die des Stuhles, die Basis für Diagnosen wie Darmentzündungen, Abwehrschwäche, Verdauungsstörung oder Allergien. Das Maß der Abweichungen einzelner Parameter und die Zusammenschau der veränderten Parameter gibt Auskunft über Ausmaß und Art der Veränderungen im Ökosystem Darm. Sie bilden die Grundlage für Behandlungskonzepte.

Zahlreiche neue, verbesserte und evaluierte Parameter im Rahmen von Stuhluntersuchungen haben dazu geführt, dass sich die erweiterte Stuhldiagnostik, über die Alternative Medizin hinaus, zunehmend auch in der Schulmedizin etabliert hat.

Noch vor wenigen Jahren gelang es nur einigen Labormedizinern mit Pioniergeist Labortests, die ursprünglich zur Untersuchung von Serum oder Lebensmitteln entwickelt wurden, so zu adaptieren, dass sie reproduzierbare Ergebnisse bei der Untersuchung von Stuhl, und somit einen tieferen Einblick in die intestinale Ökologie, lieferten. Heute stellen Firmen zahlreiche dieser Tests speziell zur Stuhluntersuchung her und es gibt für einige dieser Laborparameter bundesweite Ringversuche zur externen Qualitätskontrolle der Laboratorien.

Weltweit wird derzeit das Darmmikrobiom mit modernsten Labormethoden erforscht und völlig neu entdeckt. Man spricht in diesem Zusammenhang bereits von einer neuen Ära in der modernen Medizin, in der Gesundheit als eine direkt mit dem Mikrobiom verbundene Eigenschaft definiert wird und die sich im Krankheitsfall darauf konzentriert, die Funktionen des Ökosystems Darm zu unterstützen und zu optimieren. Auch wenn diese Forschungsergebnisse noch lange nicht praxisrelevant sind, lassen erste Anwendungen, wie z.B. Stuhltransplantationen zur Therapie chronisch-entzündlicher Darmerkrankungen, erfolgreicher Probiotikaeinsatz bei Autismus oder die Diagnostik von Parkinson mittels Darmbiopsien, aufhorchen.

In diesem Sinne wünsche ich den Lesern meines Buches, dass sie ihr Wissen um neue Erkenntnisse zur intestinalen Ökologie, zur Abwehrfunktion des Darmes, zu Ernährung und Verdauung, zu Entzündungen des Magen-Darm-Traktes, insbesondere den durch Infektionen und Nahrungsmittel-Unverträglichkeiten hervorgerufenen, sowie zu Pro- und Präbiotika vervollkommnen und in der praktischen Stuhldiagnostik und Darmsanierung zum Wohl der Patienten anwenden werden.

Wildflecken / Rhön, März 2016   Dr. Peter Rosler

Inhalt

1	Einleitung	13
2	Intestinale Ökologie	15
2.1	Historischer Überblick	15
2.2	Begriffsdefinitionen	17
2.3	Die Keimbesiedlung des menschlichen Körpers	19
2.4	Darmflora	21
2.4.1	Entwicklung der Bakteriengemeinschaft im Magen-Darm-Trakt	21
2.4.2	Verteilung der physiologischen Flora im Oro-Gastro-Intestinaltrakt	22
2.4.3	Zusammensetzung der Stuhlflora	26
2.4.4	Bedeutung der Darmflora	27
2.4.4.1	Neue Erkenntnisse zur Bedeutung der Darmflora	27
2.4.4.2	Funktionen der Darmflora	29
2.4.5	Bedeutung einzelner Keimgattungen bzw. -arten in der intestinalen Ökologie	31
2.4.5.1	Anaerobe Flora	33
2.4.5.2	Mikroaerophile Flora	35
2.4.5.3	Aerobe Flora	36
2.4.5.4	Pilze	39
2.5	Literaturhinweise zu Kapitel 2	41
3	Abwehrfunktion des Darmes	47
3.1	Abwehrbarrieren am Darm	47
3.2	Aufbau und Funktion des Darmimmunsystems	49
3.2.1	Grundlagen der spezifischen Abwehr	49
3.2.1.1	Spezifische zelluläre Abwehr	49
3.2.1.2	Spezifische humorale Immunabwehr	50
3.2.2	Grundlagen der immunologischen Funktionen des Intestinaltraktes	50
3.2.3	Sekretorische unspezifische Abwehr an der Darmschleimhaut	52
3.2.4	Sekretorische spezifische Abwehr an der Darmschleimhaut – das sekretorische Immunglobulin A	54
3.2.5	Orale Toleranz	55
3.3	Literaturhinweise zu Kapitel 3	57

4	Ernährung und Verdauung	59
4.1	Funktion der Organe des Magen-Darm-Traktes	59
4.1.1	Mund und Speiseröhre	59
4.1.2	Magen	59
4.1.3	Dünndarm	61
4.1.4	Exokrines Pankreas	61
4.1.5	Galle und Leber	62
4.1.6	Dickdarm	63
4.1.7	Regulation der Funktion der Verdauungsorgane	63
4.2	Richtige Ernährung	67
4.2.1	Verdauliche Kohlenhydrate und Ballaststoffe	70
4.2.2	Eiweiße	73
4.2.3	Fette	74
4.3	Literaturhinweise zu Kapitel 4	76
5	Entzündungen des Magen-Darm-Traktes	78
5.1	Begriffsbestimmungen	78
5.2	Akute Gastroenteritis	79
5.3	Chronische Gastroenteritis	79
5.3.1	CED – Morbus Crohn, Colitis ulcerosa, Mikroskopische Kolitis	80
5.3.2	Divertikulose	85
5.3.3	Reizdarmsyndrom	86
5.4	Literaturhinweise zu den Kapiteln 5.1 bis 5.3	91
5.5	Infektionen des Magen-Darm-Traktes	93
5.5.1	Bedeutung infektiöser Enteritiden	93
5.5.2	Überblick zu enteropathogenen Erregern	93
5.5.3	Erläuterungen zu bakteriell bedingten Magen-Darm-Infektionen	96
5.5.3.1	Helicobacter-pylori-Infektionen	96
5.5.3.2	Invasive Erreger – Campylobacter, Salmonellen, Yersinien, Shigellen, Enteroinvasive E.coli	98
5.5.3.3	Toxinbildende Erreger – Clostridium difficile, EHEC, ETEC, Vibrio	100
5.5.3.4	Erreger mit pathogenen Adhärenzeigenschaften – EPEC, EAEC	102
5.5.3.5	„Fakultativ enteropathogene" Bakterien	103
5.5.3.6	Lawsonia intracellularis-Infektion?	103
5.5.3.7	„Lebensmittelvergifter"	104

5.5.4   Enteropathogene Viren...104
5.5.5   Darmparasiten..105
5.5.5.1 Blastocystis- ein häufiger darmpathogener Einzeller............108
5.5.6   Pilze im Darm...109
5.5.7   Meldepflicht laut Infektionsschutzgesetz (IfSG)...................111
5.5.8   Gestufte mikrobiologische Stuhluntersuchung.....................112
5.5.9   Literaturhinweise zu Kapitel 5.5.................................116
5.6   Nahrungsmittel-Unverträglichkeiten..............................118
5.6.1   Begriffsbestimmungen..118
5.6.2   Nahrungsmittel-Allergie...119
5.6.2.1 Ursachen von Nahrungsmittel-Allergien...........................119
5.6.2.2 Häufigkeit von Nahrungsmittel-Allergien.........................119
5.6.2.3 Symptome von Nahrungsmittel-Allergien...........................119
5.6.2.4 Differentialdiagnose von Nahrungsmittel-Allergien...............120
5.6.2.5 Diagnostik von Nahrungsmittel-Allergien.........................120
5.6.3   Nahrungsmittel-Intoleranz im engeren Sinne......................124
5.6.4   Therapie..125
5.6.5   Gluten-Unverträglichkeit: Differentialdiagnose von
         Glutensensitivität, Zöliakie und Weizenallergie.................125
5.6.5.1 Zöliakie..127
5.6.5.2 Weizenallergie..134
5.6.5.3 Glutensensitivität..134
5.6.5.4 Therapie der Glutenunverträglichkeit............................136
5.6.6   Literaturhinweise zu Kapitel 5.6.................................137

6   Pro- und Prä-Biotika...140
6.1   Begriffsbestimmungen und Wirkmechanismen.......................140
6.1.1   Probiotika..140
6.1.2   Präbiotika..140
6.1.3   Wirkmechanismen..141
6.2   Probiotische Präparate...144
6.2.1   Probiotische Lebensmittel..144
6.2.2   Probiotische Arzneimittel..146
6.3   Einsatz von Probiotika in Prophylaxe und Therapie..............152
6.4   Literaturhinweise zu Kapitel 6...................................154

7   Stuhldiagnostik..159
7.1   Indikationen für Stuhluntersuchungen...........................159
7.2   Entnahme von Stuhlproben..159

7.3   Parameter der Stuhldiagnostik.................................160
7.3.1   Stuhlflora..160
7.3.2   pH-Wert...162
7.3.3   Verdauungsrückstände..163
7.3.4   Gallensäuren..166
7.3.5   Pankreas-Elastase...168
7.3.6   Sekretorisches Immunglobulin A
        (sIgA gesamt / sIgA1 / sIgA2)...............................169
7.3.7   β- Defensin...171
7.3.8   Entzündungsparameter..171
7.3.8.1 Calprotectin..172
7.3.8.2 CRP sensitiv (CRPs)...173
7.3.8.3 Zonulin...173
7.3.9   Neurotransmitter im Darm....................................176
7.3.9.1 Histamin und sein Abbauenzym DAO............................176
7.3.9.2 Serotonin...180
7.3.9.3 Dopamin...183
7.3.10 Kurzkettige Fettsäuren......................................187
7.3.11 Parameter bei Nahrungsmittel-Unverträglichkeit/-Allergien..188
7.3.11.1 Anti-Gliadin-IgA...188
7.3.11.2 Enterales Immunglobulin E (eIgE)...........................188
7.3.11.3 Enterales Immunglobulin G (eIgG)...........................190
7.3.12 Okkultes Blut / Hämoglobin / Haptoglobin....................191
7.3.13 M2-PK..193
7.3.14 Enteropathogene Keime (Helicobacter; darmpathogene
        Bakterien, Viren, Pilze, Parasiten).........................194
7.4   Stuhlprofile – wann sollten welche Parameter
        untersucht werden...196
7.5   Labordiagnosen anhand von Stuhlbefunden.....................198
7.6   Beispielhafter Stuhlbefund..................................200
7.7   Literaturhinweise zu Kapitel 7..............................211

8   Behandlungsmöglichkeiten am Darm............................216
8.1   Darmsanierung ist Matrixtherapie............................216
8.2   Therapieempfehlungen auf der Basis von
        Stuhluntersuchungen...222
8.2.1   Therapieempfehlungen bei Malnutrition.......................222
8.2.2   Therapieempfehlungen bei Verdauungsschwäche.................223
8.2.3   Therapieempfehlungen bei Abwehrschwäche.....................228

8.2.4 Therapieempfehlungen bei Darm-Entzündungen 230
8.2.4.1 Symptomatische Therapie bei Darmentzündungen 231
8.2.4.1.1 „Leichte Vollkost" 231
8.2.4.1.2 Therapeutika gegen Darmentzündung und Diarrhoe 232
8.2.4.1.3 Therapeutika bei Meteorismus 233
8.2.4.1.4 Therapeutika bei Obstipation 234
8.2.4.1.5 Ausleitende Therapie 234
8.2.4.2 Kausale Therapien bei Darmentzündungen 234
8.2.4.2.1 Antibioka 235
8.2.4.2.2 Antiviral wirksame Mittel 236
8.2.4.2.3 Antiparasitika 236
8.2.4.2.4 Antimykotika 237
8.2.4.2.5 Therapeutika bei Histaminose 237
8.3 Literaturhinweise zu Kapitel 8 238

Danksagung 240

Tabellenverzeichnis

Tab. 1: Bakterielle Besiedlung der Mundhöhle und des Magen-Darm-Kanals (mod. nach FINEGOLD et al. 1983, SALFINGER 1980, SIMON und GORBACH 1984, KNOKE und BERNHARDT 1986, JUNJIE et al. 2010) nach JUNJIE et al. 2010 – mittels molekularbiologischer Methode: Illumina based metagenomic sequencing..24

Tab. 2: Von der Darmflora beeinflusste Körper-Funktionen des Wirtes (nach BLAUT 2012; SONNENBORN und GREINWALD 1991)......30

Tab. 3: Übersicht über routinemäßig erfassbare Keime der Stuhlflora..32

Tab. 4: Funktionen und Passagezeiten der Organe des Magen-Darm-Traktes...66

Tab. 5: Typische Symptome und Differentialdiagnostik von Morbus Crohn und Colitis ulcerosa (nach wikipedia.org / chronisch-entzündliche Darmerkrankungen)...83

Tab. 6: Statistik meldepflichtiger Infektionskrankheiten 2012 (Epidemiologisches Bulletin, RKI)....................................94

Tab. 7: Überblick zu enteropathogenen Bakterien, Viren und Parasiten...95

Tab. 8: Die wichtigsten Protozoen der Darmtraktes (nach KIST et al. 2013)...107

Tab. 9: Erregerspektrum nach Auslandsreisen (nach KIST 2002)........114

Tab. 10: Darmerkrankungen, die von Nahrungsmittel-Allergien abgegrenzt werden (nach BISCHOFF et al. Der Internist, 8, 1108-17, 2001)...........121

Tab. 11: Gluten-Fraktionen bei verschiedenen Süßgräsern nach OSBORNE..126

Tab. 12: Auswahl probiotischer Stämme aus dem „Probiotischen Lebensmittelsortiment" mit wissenschaftlichen Produktstudien (http://probiotika.gesundheit.com, 2015).......145

Tab. 13: Gesicherte / postulierte Gesundheitswirkungen probiotischer Milchprodukte (nach VRESE et al. 2009)...........146

Tab. 14: Darmflora unterstützende Mittel (nach Rote Liste 06/2015)....147

Tab. 15: Antidiarrhoika aus Mikroorganismen (nach Rote Liste 06/ 2015)...148

Tab. 16: Immunstimulanzien aus Mikroorganismen (nach Rote Liste 06/ 2015)...149

Tab. 17: Gynäkologika mit Mikroorganismen (nach Rote Liste 06/2015)...151

Tab. 18: Die häufigsten Histamin-liberierenden oder DAO-hemmenden Pharmaka..178

Tab. 19: Differentialdiagnose IgE-vermittelter Nahrungsmittel (NM) -Allergie von anderen Nahrungsmittel-Unverträglichkeiten................................190

Tab. 20: Übersicht zur Differentialdiagnose von Nahrungsmittel-Allergie vs. Nahrungsmittel-Unverträglichkeit anderer Genese mittels Stuhldiagnostik..191

Tab. 21: Übersicht zu Laborbefunden anhand von Stuhl-Diagnostik....199

Abbildungsverzeichnis

Abb. 1: Verteilung der Anaerobier und Aerobier in der Mundhöhle und im Magen-Darm-Kanal (KNOKE, M., BERNHARDT, H., 1986)......23

Abb. 2: Darmassoziiertes Immunsystem (VITATEST)......53

Abb. 3: Verdauungsapparat des Menschen (wikipedia.org/Verdauung, 2016)......60

Abb. 4: Pyramide des gesunden Lebens (VITATEST)......70

Abb. 5: Gestufte mikrobiologische Stuhluntersuchung – Erregerspektrum und Untersuchungsgänge bei Verdacht auf Darminfektionen (KIST et al. 2013)......115

Abb. 6: aus wikipedia.org/wiki/Zöliakie......131

Abb. 7: Diagnostische Anforderungen für Personen mit auf Zöliakie hindeutenden Symptomen nach aktueller ESPGHAN-Leitlinie......132

Abb. 8: Diagnostische Anforderungen für asymptomatische Personen mit erhöhtem Zöliakie-Risiko (Verwandte 1. Grades, Autoimmunerkrankungen) nach aktueller ESPGHAN-Leitlinie......133

Abb. 9: Diagnose-Schema zur Unterscheidung von Gluten-induzierten Reaktionen (nach SAPONE et al. 2011)......135

Abb. 10: Matrix für Stuhlflora-Befunde......161

Abb. 11: Stuhl-pH-Wert / Norm und Abweichungen......163

Abb. 12: Verdauungsrückstände / Normwerte......164

Abb. 13: Tight junctions (SCHÜTT, 2015)......175

Abb. 14: Schema der extrazellulären Matrix (ECM)......217

1 Einleitung

In diesem Buch wird der aktuelle Stand des Wissens zur Bedeutung des Magen-Darm-Traktes für Gesundheit und Krankheit in kompakter Form dargelegt. Es werden schwerpunktmäßig die Funktionen des Darmes erläutert, die sich mit Hilfe von Stuhluntersuchungen erfassen und bewerten lassen.

Stuhluntersuchungen sind bei Störungen im Magen-Darm-Trakt, bei verschiedenen extraintestinalen Symptomen und im Rahmen von Vorsorgeuntersuchungen sinnvoll. Symptome am Magen-Darm-Trakt wie Völlegefühl, Aufstoßen, Meteorismus / Flatulenz, Bauchschmerzen, Diarrhoe oder Obstipation sind meist unspezifisch. Stuhldiagnostik ermöglicht das Finden von Ursachen und eröffnet so Möglichkeiten, diese Störungen kausal zu therapieren. Einige extraintestinale Symptomkomplexe, bei denen Stuhluntersuchungen durchgeführt werden sollten, sind: Nahrungsmittel-Unverträglichkeiten / -Allergien, Hautaffektionen wie Neurodermitis oder Psoriasis, gehäufte Infekte, Krebsnachsorge, chronisch-entzündliche Darmerkrankungen, Müdigkeit, Leistungsschwäche oder unklare psychosomatische Beschwerden. Ebenso werden Stuhluntersuchungen im Rahmen regelmäßiger Gesundheitschecks durchgeführt.

Dabei wird der Darm als Ökosystem mit einer typischen Standortflora betrachtet. Man untersucht in diesem Ökosystem welche und wie viele Mikroorganismen den Lebensraum Darm bevölkern und welche anderen Faktoren erfasst werden können, die das Gleichgewicht in diesem ökologischen System beeinflussen. Die mikroökologischen Verhältnisse im Darm können sich z.B. durch Lebensalter, Ernährung, Verdauung, verschiedenste Erkrankungen oder Medikamente verändern. Diese Veränderungen wirken sich auf die Gesundheit des Menschen aus und beschreiben andererseits den Zustand des Ökosystems. Bemerkenswert ist, dass das Ökosystem die Fähigkeit hat, nach wesentlichen Artenverschiebungen wieder zum ursprünglichen Artengefüge zurückzukehren (Resilienz). Heute ist bekannt, dass zahlreiche Körperfunktionen vom Darmmikrobiom beeinflusst werden. Je umfassender das Mikrobiom des Darmes erfasst wird, desto mehr, bisher völlig unerwartete, Zusammenhänge zwischen Darm und Gesundheit wurden in jüngster Zeit erkannt.

Insbesondere zur Abwehrfunktion des Darmes, zu Verdauungsfunktionen und zur „richtigen" Ernährung werden neue Erkenntnisse dargelegt. Ausführlich werden vor allem Darmentzündungen mit ihren verschiedenen Formen und Ursachen erläutert. Alle in Deutschland bedeutsamen Darm-Infektionen und deren Meldepflicht laut Infektionsschutzgesetz sind berücksichtigt. Zu Nahrungsmittel-Unverträglichkeiten wird erklärt, wie sie sich pathogenetisch, diagnostisch und therapeutisch voneinander unterscheiden lassen.

Zahlreiche Behandlungsmöglichkeiten bei Darmerkrankungen sind aufgeführt. Da in den letzten Jahren der Markt und das Wissen zur Wirksamkeit von Pro- und Präbiotika explosionsartig gewachsen sind, ist ihnen ein gesondertes Kapitel gewidmet.

Möge dieses Buch Therapeuten und interessierten Patienten den Einstieg in die Stuhldiagnostik-gestützte Darmsanierung erleichtern und ihnen ein gern genutztes Nachschlagewerk werden.

2 Intestinale Ökologie

Lange Zeit wurde der Darm als reines Verdauungsorgan angesehen. Sicher beeindruckte dieses Schlauchsystem mit seinem recht unappetitlichen Inhalt die Anatomen anfangs wenig. Erst in den letzten Jahrzehnten wurde aufgedeckt, dass der Darm weitere essentielle Funktionen hat und so Gesundheit und Wohlbefinden entscheidend beeinflusst. Der menschliche Darm ist ein hochkomplexes, multifaktoriell arbeitendes Organ. Mit seiner Oberfläche von ca. 400 m² bildet er die größte Kontaktfläche zwischen Organismus und Umwelt. Er selbst ist ein Stück Außenwelt im Körperinneren. Der Darm spielt nicht nur für Verdauung und Nährstoffaufnahme, sondern auch für die Abwehr und das emotionale Wohlbefinden eine entscheidende Rolle. Billionen von Darmbakterien besiedeln den Magen-Darm-Trakt und unterstützen seine verschiedenen Funktionen. Die Bedeutung dieser Darmflora wurde lange unterschätzt.

2.1 Historischer Überblick

Die Bemühungen der Bakteriologen waren seit jeher darauf gerichtet, Erreger von Krankheiten zu suchen, zu finden, ihnen einen Namen zu geben und dem Therapeuten Möglichkeiten zur Bekämpfung zu zeigen. Mikrobiologische Untersuchungen des Stuhls wurden seit den Frühzeiten der Bakteriologie zum Nachweis von Durchfallerregern angewendet. So konnte z.B. aus Stuhl, in dem nach Durchfallerregern gesucht wurde, regelmäßig eine bestimmte Keimart angezüchtet werden. 1885 beschrieb der deutsche Kinderarzt THEODOR ESCHERICH einen Darmkeim, der ihm zu Ehren als Escherichia (E.)coli bezeichnet wurde. Da diese Art auch bei Gesunden regelmäßig zu finden war, konnte es kein Durchfallerreger, sondern musste ein physiologisch vorkommender Keim sein.

Im Laufe der weiteren Entwicklung wurden eine Reihe anderer, mit E.coli verwandter Keime aus Stuhl angezüchtet, die teils als harmlos (z.B. Proteus, Klebsiella, Enterobacter), teils als gefährlich (z.B. Salmonella, Shigella, Yersinia) in die Familie „Enterobacteriaceae" eingeordnet wurden. Diese Enterobacteriaceae vermehren sich in Gegenwart von Luftsauerstoff, sie werden deshalb als „aerob" bezeichnet. Ihre Ansprüche an Nährsubstrate sind bescheiden, besonders hervorgehoben ist die Eigenschaft von E.coli, Laktose zu vergären. Diese und andere Eigenschaften dienen der Identifizierung.

1916, während des ersten Weltkriegs, fiel dem Militärarzt NISSLE auf, dass Soldaten, aus deren Stuhl ausschließlich laktosevergärende E.coli gezüchtet wurden, nicht an Durchfall litten, während andere, aus deren Stuhl neben physiologischen E.coli mitunter auch sogenannte „degenerierte" E.coli, die auf Anzuchtmedien andere Eigenschaften aufwiesen, anzüchtbar waren, Durchfall bekamen. Er schloss daraus, dass laktosevergärende E.coli als physiologische Keime Schutz böten. Laktose-nicht-vergärende E.coli (sog. Dyspepsie-Colis) hingegen wären unphysiologisch „entartet" und böten keinen Schutz. Er gab daraufhin gefährdeten Patienten einen als „stark" erkannten E.coli-Stamm und diese Soldaten blieben von Durchfall verschont. Dies war der Beginn der „Mikrobiologischen Therapie", der jedoch eine breite Anerkennung zunächst versagt blieb.

1920 meinte Scheunemann, dass Krankheitszustände auch mit Keimen im Darm, die keinen Durchfall erregen, zusammenhängen, und bezeichnete diesen Zustand als „Dybiose".

Erst ab den 1940er Jahren gelang es, im Zusammenhang mit der Entwicklung von Methoden zur Anzüchtung anaerober Bakterien, die mehr als 95 % der Darmflora ausmachen, Nachweisverfahren für weitere Darmbakterien zu entwickeln. HUNGATE (1906–2004) und FINEGOLD (geb. 1921) machten sich auf diesem Gebiet besonders verdient.

Stuhluntersuchungen mit diesem Hintergrund wurden nachfolgend von KALBFLEISCH und LIENHOP in Hannover und von RUSCH und dem Arbeitskreis für Mikroökologie in Herborn weitergeführt. In den sechziger Jahren befasste sich eine Arbeitsgruppe der Deutschen Forschungsgemeinschaft unter der Leitung von BRAUN mit Stuhluntersuchungen. Dabei kamen erstmals auch neue Arbeitstechniken zum Einsatz, die den Nachweis „anaerober" Keime, die Luftsauerstoff nicht vertragen, ermöglichten. Dabei wurde deutlich, dass anaerobe Keime, vor allem der Gattungen Bacteroides und Bifidibacterium, gegenüber aeroben Keimen im Verhältnis 1000 : 1 überwiegen. Damit wurde die „vorherrschende" Rolle von E.coli relativiert.

HAENEL in Potsdam und MITSUOKA in Japan führten diese Arbeiten fort und wiesen Regelmäßigkeiten der Stuhlflora bei bestimmten Kostformen nach. 1968 definierte HAENEL „Eubiose" als statistische Norm der züchtbaren Darmflora, die aus einer Hauptflora anaerober Keime (ca. 90 %), einer Begleitflora aerober Keime (ca. 10 %) und einer Restflora anaerober und aerober Keime und Pilze (ca. 1 %) besteht. Als „Dysbiose" bezeichnete er Verschiebungen der vorgegebenen Relationen um größere Ausmaße, das Verschwinden von Arten und das Überwuchern von Pilzen.

1966 beschreibt HOFFMANN in Heidelberg „Dysbakterie" als bakterielle Fehlbesiedlung des Darmes, jedoch als Symptom einer Krankheit und nicht als eigenständige Erkrankung. Er war der erste, der Zusammenhänge zwischen Abweichungen der Flora und bestimmten Beschwerden sah. BERNHARDT und KNOKE (1986) in Greifswald deuteten Zusammenhänge zwischen Abweichungen der Darmflora und dem Zustand von Darmschleimhaut und Körperabwehr an. Sie fügten der HAENELschen Definition eine neue Sichtweise hinzu und sehen „Dysbiose" als Risikofaktor, als begleitenden oder erschwerenden Umstand einer Krankheit, der jedoch nur bei klinischer Symptomatik behandlungsbedürftig sei.

RIETH in Hamburg wies auf die Bedeutung von Pilzen im Darm hin. Arbeitsgruppen in den USA, Kanada, Holland, Frankreich und Norwegen klärten die mikrobiellen Verhältnisse im Darm weiter.

Heute liegen gut belegte Daten für Vorkommen und Mengen der Keimgattungen und Arten im Stuhl vor. Dabei ist zu unterscheiden, ob diese Daten mittels kultureller Anzucht der Darmbakterien auf Nährmedien oder mittels molekularbiologischer Techniken erhoben wurden. Gegenwärtig werden im Rahmen der Stuhldiagnostik (im Sinne der intestinalen Ökologie) Kulturtechniken eingesetzt, während molekularbiologische Verfahren überwiegend zu Forschungszwecken verwendet werden.

2.2 Begriffsdefinitionen

Heute wird, insbesondere aus Sicht der Ganzheitsmedizin und Naturheilkunde, der Darm als ökologisches System betrachtet. Diese ökologische Sicht unterscheidet sich in wesentlichen Punkten von der Sicht- und Denkweise, die im Rahmen medizinisch-universitärer Ausbildung vermittelt wird. Daher sollen hier zunächst einige Begriffe erläutert werden.

Die **Ökologie** beschreibt alle Aspekte der Beziehungen von Lebewesen mit ihrer Umwelt. Dies umfasst sowohl die belebte Umwelt, die andere Lebewesen der gleichen und anderer Arten einschließt, sowie die unbelebte Umwelt und bringt diese in funktionale Zusammenhänge, wodurch als Denkmodell ein Ökosystem entworfen wird. Forschungsgegenstand der Ökologie sind vorrangig drei Bereiche: die Populationsökologie, die Ökologie von Lebensgemeinschaften und die Betrachtung von Ökosystemen. Man untersucht dabei wo, welche und wie viele Organismen einen bestimmten Lebensraum bevölkern und welche biotischen und abiotischen Faktoren erfasst werden können, die die Vielfalt und Stabilität von Organismen in einem ökologischen System beeinflussen.

Ein **Ökosystem** ist ein System, das die Gesamtheit der Lebewesen (**Biozönosen**) mitsamt ihren unbelebten Lebensräumen (**Biotopen**) umfasst, d.h. mehrere Biotope und Biozönosen bilden ein Ökosystem. Von einer Petrischale mit wenigen Mikroben darin bis zur gesamten Biosphäre kann alles als Ökosystem definiert und betrachtet werden.

Mikroorganismen spielen zur Erhaltung des ökologischen Gleichgewichtes im Stoffkreislauf der Natur eine wichtige Rolle. Mikroben haben hohe Stoffwechselraten und können sich rasch an Veränderungen ihrer Umwelt anpassen. Sie gehören zur äußeren und inneren Umwelt von Mensch und Tier. Bestimmte Biotope des menschlichen Körpers sind mit einer für dieses Biotop qualitativ (Arten) und quantitativ (Keimzahl) charakteristischen Bakterienpopulation besiedelt (**Standortflora**). Die Zusammensetzung dieser für den Standort typischen Flora wird durch die mikroökologischen Verhältnisse reguliert. Es gibt beispielsweise eine typische Flora der Haut, der Schleimhäute des Respirationstraktes, des Urogenitaltraktes oder des Gastro-Intestinaltraktes, die sich jeweils für weitere Mikrostandorte unterscheidet. So ist z.B. die Hautflora des Rückens anders als die der Fußsohle oder die der Zehenzwischenräume bzw. die Flora des Mundes, des Magens oder des Kolons unterscheiden sich voneinander. Die mikroökologischen Verhältnisse der Standorte können sich z.B. durch Lebensalter, Ernährung, Arzneimittel oder Operationen verändern. Diese Veränderungen wirken sich auf die Gesundheit des Menschen aus und beschreiben andererseits den Zustand des Ökosystems.

Die **Mikroökologie** untersucht die Beziehungen zwischen Mikroorganismen und ihrer natürlichen Umwelt, einschließlich der intermikrobiellen Wechselwirkungen. Anliegen ist die Erfassung der gesamten Mikroflora an definierten Standorten bei Mensch und Tier und ihrer physiologischen und pathologischen Auswirkungen. Da niemals alle Keime eines Biotops erfasst werden können, bedient man sich sogenannter **Leitkeime**. Das sind Keime bzw. Keimgruppen, die physiologisch stets in bestimmten Mengen (Normbereichen) an diesem Standort gefunden werden. Bemerkenswert ist, dass ein Ökosystem die Fähigkeit zur **Resilienz** hat. Darunter versteht man die Fähigkeit eines Ökosystems, nach wesentlichen Artenverschiebungen wieder zum ursprünglichen Artengefüge zurückzukehren, d.h. das „Abfederungsvermögen" des Systems gegen äußere Störungen. Resilienz kann mit der Unterschreitung einer Mindestvielfalt an Arten verloren gehen.

Den Normzustand der mikrobiellen Besiedlung eines Biotops, bei dem sich die Mikrobiozönose mit dem Wirt im Gleichgewicht befindet, wird als **Eubiose** bezeichnet. Dieser Zustand muss für jeden mikrobiellen Standort gesondert definiert werden. **Dysbiose** bezeichnet alle von der Eubiose abweichenden Zustände, d.h. Störungen dieses Gleichgewichtes. Die Veränderungen betreffen die qualitative und quantitative Norm der Mikroflora. Die Dysbiose ist Ausdruck eines gestörten biologischen Gleichgewichtes und keine behandlungsbedürftige Krankheit, sondern ein Krankheits-begleitender oder -erschwerender Risikofaktor. Die Mikroorganismen eines Biotops werden unterteilt in **autochthone, residente Keime,** die dort heimisch, stets vorhanden, Biotop-eigen sind und in **allochthone, transiente, passagere Keime,** die nur zeitweise im Ökosystem vorkommen, also Biotop-fremd sind.

Die intestinale Ökologie ist das Fließgleichgewicht, die **Homöostase,** zwischen dem Darminhalt und den vier Abwehrbarrieren am Darm. Der Darminhalt (Chymus) besteht aus mehr oder weniger verdauten Nahrungsbestandteilen und Flüssigkeiten. Die Integrität des Körpers wird durch vier Abwehrbarrieren gewährleistet. Diese sind vom Körperäußeren, vom Darmlumen beginnend, zum Körperinneren zu: die Darmflora, der Darmschleim (Glykokalix), das Darmepithel und das darmassoziierte Immunsystem. Dieses „Ökosystem" wird weitgehend von Nahrung und Verdauung, dem Zustand von Schleimhaut und Körperabwehr beeinflusst. Physiologische, ungestörte Verhältnisse des Fließgleichgewichtes werden sinnhaft nicht erfasst, sie äußern sich als Wohlbefinden des Körpers.

2.3 Die Keimbesiedlung des menschlichen Körpers

Der Kontakt zwischen dem Körper und der Umwelt findet an Haut und Schleimhäuten statt. Die Haut bildet mit ca. 2 m² die kleinste Fläche. Bedeutender sind die Schleimhäute der Luftwege mit ca. 100 m², der Harnwege mit ca. 1 m² und des Verdauungstraktes mit ca. 400 m². Der Körper verfügt über Einrichtungen, die einerseits die kontrollierte Aufnahme körperfremder, doch lebensnotwendiger Stoffe wie Nahrung, Flüssigkeit oder Atemluft gestatten. Andererseits wird die Integrität und Eigenheit des Körpers gegenüber körperfremden, „gefährlichen" Stoffen, wie Nahrungsbestandteilen oder Mikroorganismen gewahrt. Die größten und effektivsten Schutzeinrichtungen befinden sich an der größten Kontaktfläche – dem Darm.

Die Entwicklung von Embryo bzw. Fötus in Gebärmutter oder Ei findet in keimfreier Umgebung statt. Das Neugeborene hat unter der Geburt zum ersten Mal Kontakt mit den Keimen der Körperflora der Mutter und der Standortflora der Umgebung. Diese Keime breiten sich unkontrolliert in den neuen ökologischen Nischen, Haut und Schleimhäuten, aus. Diese Besiedlung stabilisiert sich nach einigen Wochen aufgrund von Anpassungsprozessen der Keime. In Abhängigkeit von Ernährung, Alter und hormonellen Umstellungen bleiben die Keimfloren an verschiedenen Körperstandorten über lange Zeiträume konstant.

Jedes Lebewesen ist mit Keimen besiedelt. Keimfreies Leben ist möglich. Die Körperabwehr solcher Lebewesen, sogenannter Gnotobionten, ist untrainiert und bei Kontakt mit Umgebungskeimen werden sie schnell deren Opfer. Die Normal-Keime der Körperregionen werden als lebensnotwendig angesehen. Es ist weniger die Bildung bestimmter Stoffwechselprodukte wie Vitamine, Eiweiße, Fettsäuren, die dem Körper nützlich sind. Vielmehr bilden die Körperfloren eine erste, unspezifische Barriere, die körperfremde, mit Nahrung, Flüssigkeit oder Körperkontakt aufgenommene, Keime laufend und wirkungsvoll am Anhaften und Vermehren hindert.

Zwischen den Keimen der Körperfloren und dem Körper bildet sich ein ökologisches Gleichgewicht aus. Der Körper schützt sich spezifisch und unspezifisch vor übermäßigem Vermehren „seiner" Keime und dadurch vor Störung und Gefährdung. Bei Versagen oder Beendigen dieses Schutzes wird der Körper auch von „seinen" Keimen dem natürlichen Kreislauf zugeführt.

Die **Flora der Haut** besteht hauptsächlich aus aeroben (sauerstofftoleranten) Bakterien der Gattungen Staphylococcus und Corynebacterium und wenigen anaeroben (sauerstoffempfindlichen) Propionibacterien. Die Verteilung dieser Keime auf der Haut ist unterschiedlich, größere Mengen von 10^4–10^5 KbE/cm^2 (Kolonien-bildende Einheiten pro cm^2; nur anzüchtbare Keime können gezählt werden!) befinden sich bei ausreichender Feuchtigkeit um die Körperöffnungen und in den Gelenkbeugen.

Die **Flora der Atemwege** in Nase, Mund, Rachen, Kehlkopf und oberem Drittel der Luftröhre besteht hauptsächlich aus Anaerobiern wie Bifidobacterium und Lactobacillus (auch Bacteroides und Eubacterium) und mäßig Aerobiern wie Streptococcus, Neisseria, Corynebacterium in Mengen bis 10^9 KbE/ml. In geringen Mengen kommen insbesondere im Mund die unerwünschten Karieserreger wie Streptoccocus mutans vor.

Die **Flora der Vagina** besteht hauptsächlich aus Anaerobiern wie Bifidobacterium und Lactobacillus (auch Bacteroides und Peptostreptoccocus) und wenigen Aerobiern wie E.coli und Enteroccocus. Diese „Säuerungsflora" gibt insbesondere geschlechtsaktiven Frauen einen guten Schutz vor Darmkeimen und Pilzen. Die Keimmengen können 10^7 KbE/ml erreichen. Infolge hormoneller Umstellungen oder Erkrankungen können sich die Bedingungen auf der Schleimhaut ändern: infolge Verminderung der „Säuerungsflora" können Keime wie Gardnerella (Vaginose) , Bacteroides (Vaginitis) oder Pilze aufwuchern.

2.4 Darmflora

2.4.1 Entwicklung der Bakteriengemeinschaft im Magen-Darm-Trakt

Die bakterielle Besiedlung des, beim Fötus noch sterilen, Darmes beginnt durch die orale Aufnahme von Umgebungskeimen während der Geburt. Zunächst siedeln sich vor allem aerobe und mikroaerophile Keime an. Vorherrschend sind E.coli, Enterkokken und Laktobazillen. Durch den Sauerstoffverbrauch dieser Mikroorganismen wird das Milieu zunehmend anaerob und Bakterien wie Bifidobakterien, Bacteroidacea und Eubakterien beginnen das Terrain dauerhaft zu besiedeln.

Die mikrobiologische Zusammensetzung der Darmflora des Neugeborenen wird durch die Art der Geburt beeinflusst. Bei der herkömmlichen Geburt bestimmen Vaginal- und Fäkalkeime der Mutter die anfängliche Flora des Babys, während sich bei Kaiserschnittkindern vorwiegend Bakterien der mütterlichen Haut, des Klinkpersonals und der Krankenhausumgebung etablieren. Da die physiologische Erstbesiedlung eine wichtige Rolle für die Entwicklung eines funktionsfähigen darmassoziierten Immunsystems spielt, findet man bei Kaiserschnittkindern später gehäuft Infektanfälligkeit und Allergien. Vor dem Hintergrund, dass mittlerweile über 30 % der Geburten per Sectio caesaria stattfinden, sollte über eine orale Verabreichung lebender Mikroorganismen in Entbindungsstationen nachgedacht werden. Positive Erfahrungsberichte aus Human- und Veterinärmedizin gibt es seit Jahren. In der Frühphase der Besiedlung des Magen-Darm-Traktes beim Säugling ist es noch möglich, dort oral verabreichte Keime dauerhaft anzusiedeln. Bei älteren Kindern und Erwachsenen gelingt dies in der Regel nicht.

Neben der Art der Geburt hängt die Entwicklung der Darmflora von der Umgebung, der Nahrung, Nahrungsänderungen, Erkrankungen und deren Therapie ab. Zunächst besteht die Flora des Säuglings aus etwa 20 Bakterienspezies. Sie ist in diesen „chaotischen frühen Monaten" individuell äußerst variabel und instabil. Mit der Umstellung auf feste Nahrung stabilisiert sich die Flora zunehmend und erreicht im Alter von ein bis zwei Jahren mit 800–1000 Spezies und einer Keimzahl von 10^{14} KbE/g Stuhl die Artenvielfalt und Keimmenge des Erwachsenen. Die Normbereiche des Erwachsenen sind lebenslang relativ konstant. Eine individuelle Variabilität bleibt bestehen. Die individuellen Charakteristika der Darmflora betreffen vor allem die Begleitflora wie Streptokokken, Staphylokokken, Veillonellen oder Clostridien, also Keimgruppen, die nicht regelmäßig oder in geringen Keimzahlen nachweisbar sind.

Mit fortschreitendem Alter verändert sich die Zusammensetzung der Darmmikrobiota. Einerseits steigt die Vielfalt der Bakterienspezies, andererseits wird sie aufgrund von Erkrankungen oder dem Einfluss von Arzneimitteln instabiler. Der Anteil an Bifidobakterien sinkt, der an Enterobakterien, Laktobazillen und Clostridien steigt.

2.4.2 Verteilung der physiologischen Flora im Oro-Gastro-Intestinaltrakt

Die einzelnen Abschnitte des Magen-Darm-Kanals weisen sehr unterschiedliche Milieubedingungen auf, wodurch sich verschiedene Mikrobiozönosen herausgebildet haben, die für jeden Standort charakteristisch sind. Im Kolon findet sich die mengen- und artenmäßig größte Vielfalt an Darmbakterien, während die oberen Darmabschnitte spärlicher besiedelt sind. Die mit der Tiefe zunehmende Sauerstoffarmut bedingt bessere Siedlungsbedingungen für strenge Anaerobier. Die unterschiedliche Verteilung der Mikroflora im Magen-Darm-Kanal zeigen Abbildung 1 und Tabelle 1.

Abb. 1: Verteilung der Anaerobier und Aerobier in der Mundhöhle und im Magen-Darm-Kanal (KNOKE, M., BERNHARDT, H., 1986)

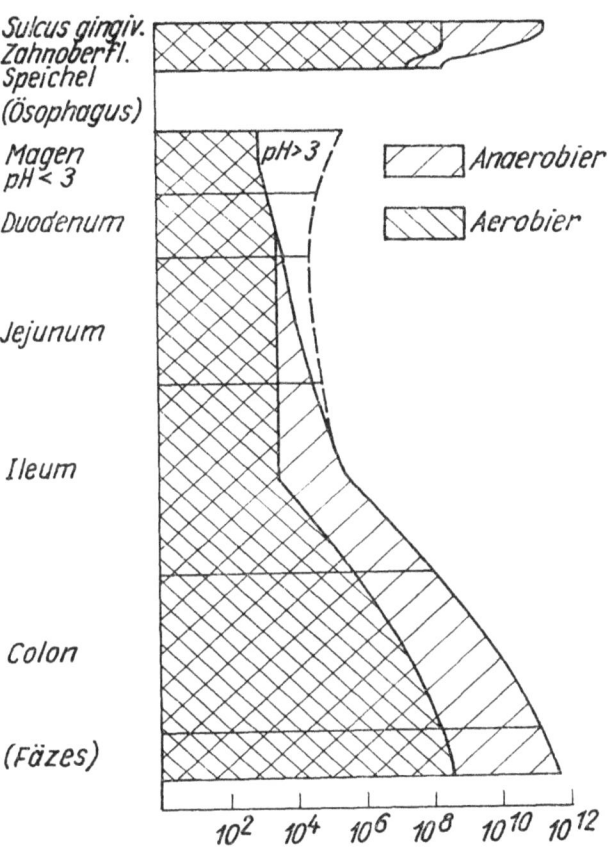

Tab. 1: Bakterielle Besiedlung der Mundhöhle und des Magen-Darm-Kanals (mod. nach FINEGOLD et al. 1983, SALFINGER 1980, SIMON und GORBACH 1984, KNOKE und BERNHARDT 1986, JUNJIE et al. 2010) * nach JUNJIE et al. 2010 – mittels molekularbiologischer Methode: Illumina based metagenomic sequencing

Anatomische Einheit	Gesamtkeimzahl Artenvielfalt	vorherrschende, anzüchtbare Keimgattungen
Mundhöhle	10^8–10^9 ca. 200 Arten	Streptokokken Corynebakterien Staphylokokken Veillonellen Propionibakterien Peptostreptokokken
Magen	10^1–10^3 ca. 50 Arten	Streptokokken Laktobazillen Enterobakterien Bacteriodaceae
Duodenum	10^1–10^4	Enterokokken Laktobazillen Enterobakterien Bacteriodaceae
Ileum	10^5–10^6 ca. 100 Arten	Enterokokken Laktobazillen Enterobakterien Bacteriodaceae
Colon	10^9–10^{12} ca. 400–500 (1000*) Arten	Enterokokken Enterobakterien Laktobazillen Staphylokokken Eubakterien Bacteriodaceae Bifidobakterien Fusobakterien Veillonellen u.a.
Rectum	10^{10}-10^{14} ca. 400–500 (1000*) Arten	wie Colon

Die Mundhöhle ist generell stark mikrobiell besiedelt, wobei es innerhalb der Mundhöhle verschiedene Mikrobiotope gibt. So unterscheidet sich beispielsweise die Flora der Zungenoberfläche oder der Wangenschleimhaut signifikant von der der Zahnfleischtaschen, in denen anaerobe Keime dominieren.

Im Magen leben Bakterien, die an den dort herrschenden niedrigen pH-Wert von ca. 2 angepasst sind. Beim Gesunden führt das saure Milieu im Magen zur Inaktivierung zahlreicher Keime, die oral zugeführt werden. Der Magen kann von geringen Mengen bis 10^3 KbE/ml säuretoleranter Laktobazillen, Enterokokken und Hefen besiedelt werden. Bei Mängeln der Säurebildung können diese Mengen deutlich ansteigen. Die Besiedlung des Magens mit Helicobacter pylori wird später erläutert.

Im Dünndarm können bis zu 10^5 KbE/ml Laktobazillen und Enterokokken mit wichtigen Abwehrfunktionen siedeln. Mittels Wasserstoffperoxid (freie Radikale), großen Mengen saurer Stoffwechselprodukte (Milchsäure) und Lactocidinen (Antibiotika) gestalten sie das Milieu für aufgenommene Keime ungünstig. Seltener kommen E.coli und Bacteroides vor. Höhere Keimzahlen von mehr als 10^6 KbE/ml können durch „Bakterielle Überwucherung" mit Keimen der Dickdarmflora, die in den Dünndarm aufsteigen (z.B. nach Resektion) entstehen. Dies führt zu Fettverdauungsstörungen infolge Dekonjugierung (Unwirksammachen) der Gallensäuren durch Bacteroideten.

Die Dickdarmflora befindet sich jenseits der Bauhinschen Klappe. Sie enthält 10^{10}–10^{13} KbE/g, zu 95–99 % Anaerobier der Gattungen Bacteroides, Bifidobacterium und Lactobacillus sowie Eubacterium, Fusobacterium, Clostridium, Peptostreptococcus, Veillonella, u.a. Der Anteil aerober Keime liegt bei 1–5 %, hauptsächlich E.coli, Enterokokken und weitere Enterobakteriazeen, seltener Bacillus, Staphylococcus, Streptococcus, Pseudomonas. Pilze befinden sich normalerweise nur in geringen Keimzahlen passager im Darm. Geringe Mengen von Hefen (Candida, Saccharomyces) und Schimmelpilzen (Geotrichum, Aspergillus, Penicillium, Mucor) können bis 10^2 KbE/g toleriert werden.

Die absoluten Keimzahlen, die Artenvielfalt und der Anteil anaerober Bakterien nehmen im weiteren Weg des Verdauungstraktes zu. Im Kolon finden sich ca. 400 Keimarten bei einer Keimmenge von 10^{12} KbE/g Darminhalt. Die Normalflora im Kolon besteht zu ca. 99,9 % aus Anaerobiern und entspricht der Zusammensetzung der Fäkalflora.

2.4.3 Zusammensetzung der Stuhlflora

Im Magen-Darm-Trakt unterscheidet man zwischen wandständiger (residenter) und luminaler (passagerer) Flora. Die Stuhlflora repräsentiert die individuelle, passagere Kolonflora und abgestoßene Zellen der wandständigen Dickdarmflora. Literaturangaben über Anzahl und Artenvielfalt der Darmbakterien sind sehr unterschiedlich. Dies ist vor allem auf die Art der bakteriologischen Untersuchungen des Stuhles zurückzuführen. In älteren Veröffentlichungen wurden zunächst vorrangig aerobe Bakterien beschrieben (bes. E.coli). Mit der Weiterentwicklung der Methoden zur Anzüchtung von Anaerobiern erkannte man deren Bedeutung. Die quantitative Bakterienkultur auf Selektivnährmedien und deren anaerobe, mikroaerophile bzw. aerobe Bebrütung ist heute im Rahmen von routinemäßigen Stuhlflora-Untersuchungen die Methode der Wahl. Sie bilden die Basis der Normwerte für die Leitkeimgattungen der physiologischen Stuhlflora.

Gegenwärtig ist man im Rahmen internationaler Forschungsprojekte (International Human Micobiom Consortium, via Human Microbiom Project and MetaHIT) dabei, die gesamte mikroökologische Zusammensetzung der Stuhlflora mittels modernster molekularbiologischer Verfahren, der sogenannten Metagenom-Analyse, zu erfassen. Diese Untersuchungen tragen wesentlich zu einem weiter gehenden Verständnis der Symbiose zwischen Mikroorganismen und Wirt bei. Mittels Illumina-basierter Metagenom-Sequenzierung wurden aus Stuhlproben von Europäern, Amerikanern und Japanern 3,3 Millionen mikrobielle Gene isoliert – eine Genmenge, die die des menschlichen Genoms um das 150fache übersteigt. Aus diesen Genen konnten 1000–1150 verschiedene Darmbakterien-Spezies resequenziert werden. Individuell beherbergt ein Mensch ca. 160 verschiedene Stuhlkeime. Etwa 40 % dieser Keime, das sogenannte „bakterielle Kerngenom", findet sich bei allen Menschen, während die restlichen Gene das individuelle Mikrobiom charakterisieren. Diese Gene weisen individuell erheblich Unterschiede auf und werden von verschiedenen Faktoren beeinflusst. Die meisten dieser Mikroorganismen lassen sich nicht auf Nährmedien anzüchten. Die neuen Erkenntnisse zum Darmmikrobiom konnten nur mit molokularbiologischen Methoden bestimmt werden.

2.4.4 Bedeutung der Darmflora

2.4.4.1 Neue Erkenntnisse zur Bedeutung der Darmflora

Mit Hilfe der Mikrobiomforschung wird das Darmmikrobiom als eine Art „Superorgan", das viele Körperfunktionen beeinflusst, betrachtet. Im Rahmen intensiver interdisziplinärer Forschung arbeiten gegenwärtig Ärzte, Mikrobiologen, Molekularbiologen, Bioinformatiker, Pharmazeuten, Immunologen, Ökologen, Ökotrophologen und andere Wissenschaftler daran, das Mikrobiom Darm neu zu entdecken. Man spricht in diesem Zusammenhang bereits von einer neuen Ära in der modernen Medizin, von der innovative Präventionsstrategien, individualisierte Therapien und maßgeschneiderte Ernährungskonzepte erwartet werden können. Nach Ansicht von Forschern der Stanford University ist es an der Zeit, diese neuen Erkenntnisse für einen Paradigmenwechsel in der Medizin zu nutzen und die von Ökologen entwickelten Prinzipien des Makrokosmos Erde auf den Mikrokosmos Darmmikrobiom zu übertragen. Die These, dass der menschliche Körper durch ein komplexes Ökosystem von Mikroorganismen gesteuert wird, definiert Gesundheit als eine direkt mit dem Mikrobiom verbundene Eigenschaft. Eine ökologisch ausgerichtete Medizin würde sich dann im Krankheitsfall darauf konzentrieren, die Funktion des Ökosystems Darm zu unterstützen und zu optimieren. Voraussetzung für diese Art der Medizin wäre, dass das Mikrobiom des gesunden Menschen qualitativ und quantitativ erfasst und regelmäßig kontrolliert wird, um im Krankheitsfall gezielt in das Mikrobiotop Darm einzugreifen. Dies lässt sich mit Sicherheit, in absehbarer Zeit, weder methodisch noch finanziell in die Praxis umsetzen.

Obwohl noch lange nicht praxisrelevant, sollen hier einige der neueren, auf molekularbiologischen Forschungen beruhenden, Ergebnisse dargestellt werden. Diese Erkenntnisse gehen weit über das bisher, mittels Bakterienkulturen, gewonnene Wissen zur Rolle der Darmflora hinaus.

So wird berichtet, dass sich Menschen entsprechend ihrer dominanten Bakterienstämme in 3 bzw. 2 Enterotypen einteilen lassen. Es wurden dabei überwiegend Bacteroides, Prevotella oder Ruminococcus bzw. Bacteroidetes oder Firmicutes nachgewiesen. Das Verhältnis von Firmicutes zu Bacteroidetes im Stuhl korrelierte mit dem **Körpergewicht** beim Menschen: Sowohl bei fett- als auch bei kalorien-reduzierten Diäten stieg der Anteil an Bacteroidetes mit zunehmendem Gewichtsverlust.

Ein Erklärungsmodell zum höheren Firmicutes-Anteil bei **Übergewichtigen** lieferten Versuche mit adipösen Mäusen, bei denen man deutlich höhere Konzentrationen der kurzkettigen Fettsäuren Essigsäure und Buttersäure sowie eine geringere Restenergiemenge im Stuhl fand. Die mikrobiell entstandenen kurzkettigen Fettsäuren werden im Dickdarm resorbiert und liefern zusätzliche Energie. Individuen, deren Flora von Firmicutes dominiert wird, verstoffwechseln vermehrt komplexe Kohlenhydrate, die enzymatisch nicht verdaut werden können.

Bei Labormäusen, die im Zwei-Wochen-Rhythmus zuerst normales kalorienarmes und dann extrem fettreiches Futter bekamen, tauchten 80 Bakterienspezies neu auf oder vermehrten sich stark. Wurde wieder auf Standardfutter gewechselt, näherte sich das Mikrobiom dem ursprünglichen Zustand. Veränderungen von Körpergewicht und Darmflora verliefen auch in diesem Experiment parallel. Enthielt die Nahrung der Mäuse jedoch chinesische Heilkräuter, die als verdauungsfördernd bekannt sind (Coptis sinensis oder Berberis vulgaris), fehlten Gewichtszunahme und Veränderungen der Darmflora.

Bei anderen Untersuchungen konnte anhand des individuellen Metagenom-Profils eine prädiabetische Stoffwechsellage bzw. eine bereits manifeste **Diabetes** Typ-2 Erkrankung erkannt werden. Bei der **Autoimmunerkrankung Zöliakie** wurden verstärkt bestimmte Gram-negative Keime wie Bacteroides und E.coli nachgewiesen, während Bifidobakterien vermindert auftraten. Auch fand man bei Zöliakie-Patienten Bakterien mit genetisch höherer Virulenz (krankheitsfördernder Aggressivität).

Eine möglichst reiche genetische Vielfalt des Metagenoms stellt anscheinend entscheidende Weichen für die Gesundheit. Bei Menschen, die eine deutlich geringere Vielfalt des Mikrobioms aufwiesen, fand man beispielsweise ein erhöhtes Risiko für **entzündliche Darmerkrankungen,** eine schlechtere therapeutische Prognose und eine erhöhte Rückfallquote bei behandelter Colitis ulcerosa. Die geringere genetische Vielfalt des Mikrobioms war auch häufiger mit starkem Übergewicht und Insulinresistenz verbunden. Diese Personen sprachen außerdem schlechter auf eine Ernährungsumstellung zur Gewichtsreduktion an.

Mikrobiomforscher berichten auch darüber, dass Bioverfügbarkeit und Nebenwirkungen von oral eingenommenen Medikamenten durch die Zusammensetzung des Mikrobioms beeinflusst werden. Die **Metabolisie-**

rung von **Arzneistoffen** kann grundsätzlich über zwei Wege stattfinden: 1. durch direkte Transformation des Wirkstoffes mit der Folge einer Aktivierung oder Inaktivierung der chemischen Substanz oder 2. indirekt über eine Beeinflussung der Genexpression von Darmwandzellen, die ihrerseits die Bioverfügbarkeit beeinflusst. Der Einfluss der Mikrobiota auf Arzneimittel wurde beispielsweise für Sulfasalazin (Entzündungshemmer), Digoxin (Herzmittel), Paracetamol, Levodopa (Parkinsonmittel) und Irinotecan (Krebsmedikament) nachgewiesen. Anderseits kann bereits eine einwöchige **Einnahme von Antibiotika** die Zusammensetzung der Darmflora dramatisch verändern. Zahlreiche Spezies verschwinden, andere nehmen ihren Platz ein und ca. 88 Prozent der im Stuhl nachweisbaren chemischen Metaboliten, die sozusagen ein Fingerabdruck der gesamten Bioaktivität der Bakterienpopulation sind, erscheinen in veränderter Konzentration.

2.4.4.2 Funktionen der Darmflora

Bisher sind vielfältige Körperfunktionen bekannt, die vom Mikrobiom des Darmes beeinflusst werden – überwiegend positive, aber auch einige negative (Tab.2).

In der intestinalen Ökologie hat die Darmflora bedeutende Funktionen. Die **Kolonisationsresistenz** ist die Widerstandsfähigkeit, die die Darmflora einer Besiedlung durch „Fremdkeime" entgegensetzt. Sie ist unspezifisch – die Keime der Darmflora besetzen Rezeptoren an den Epithelzellen der Schleimhaut und aufgenommene Keime finden so keine freien ökologischen Nischen vor. Die Kolonisationsresistenz wird von der Gemeinschaft aller Keime der Darmflora getragen, die wichtigste Rolle spielen sicherlich die mengenmäßig dominierenden Bacteroidetes.

Das **Training der Körperabwehr** ist ein dauernder Vorgang: laufend werden über die Peyerschen Platten im Dünndarm ca. 1 % der passierenden Mikroorganismen aufgenommen. Dies sind sowohl Keime der Darmflora als auch solche aus der belebten Umwelt. Dadurch ist die Körperabwehr ständig über das Vorkommen möglicher „Feinde" informiert und kann stets schnell und angemessen mittels Bildung sekretorischen Immunglobulins A und anderer Antikörper sowie durch Aktivierung von Immunzellen reagieren. Dieser Trainingszustand kann bei übertrieben hygienischer Lebensweise nicht erreicht werden. Extrem gefährdet, selbst durch „banale" Umweltkeime sind keimfrei zur Welt gebrachte und aufgezogene Tiere, sogenannte Gnotobioten, deren Körperabwehr völlig untrainiert ist.

Die **Stoffwechselleistungen** der gesamten Darmflora mit ca. 1 kg Gewicht und ca. 10^{14} lebenden Zellen entsprechen denen der Leber. Nützlich sind kurzkettige Fettsäuren aus dem Kohlenhydratstoffwechsel (Gärung) wie Milch-, Essig-, Propion-, Buttersäure, gebildet insbesondere von Anaerobiern wie Bacteroides, Bifidobakterien, Laktobazillen. Sie sind im Dickdarm eine wichtige Energiequelle der Enterozyten und wirken durch Ansäuern des Darmmilieus fäulnishemmend. Ungünstig und ggf. belastend sind biogene Amine wie Indol, Phenol, Skatol, Kadaverin, Putrescein sowie Ammoniak und Schwefelwasserstoff aus dem Eiweiß- und Fettstoffwechsel (Fäulnis) von beispielsweise Clostridien, Proteus und E.coli. Auch Kohlendioxid und Alkohole, gebildet von Pilzen, können die Entgiftungskapazität der Leber überfordern.

Tab. 2: Von der Darmflora beeinflusste Körper-Funktionen des Wirtes (nach BLAUT 2012; SONNENBORN und GREINWALD 1991)

Für den Wirt überwiegend positive Funktionen	Für den Wirt überwiegend negative Funktionen
Reifung und Aufrechterhaltung des Immunsystems	Bildung von toxischen und mutagenen Substanzen (Enterotoxine, H_2S, NH_3, Indol, Skatol, Nitrosamine, Hydrochinon, u.a.)
Kolonisationsresistenz Barrierefunktion gegen pathogene Keime	Bildung von Tumorpromotoren (z.B. sekundäre Gallensäuren)
orale Toleranz	Rolle bei chronischen Darmentzündungen
Aktivierung präventiv wirksamer Verbindungen (Polyphenole, Bacteriocidine)	
Fermentierung von Ballaststoffen und Bildung von kurzkettigen Fettsäuren	
Regulation der Differenzierung und das Wachstum des Darmepithels	
Induktion von Defensinen	
Anregung der Darmmotilität	
(Bereitstellung von Vitaminen)	

Die Darmflora unterliegt einer Vielzahl kontrollierender Einflüsse, die vom Körper und den einzelnen Keimgattungen ausgehen. Dazu gehören Milieufaktoren wie Temperatur, Wassergehalt, Redoxpotential, Sauerstoff- und Kohlendioxid-Partialdruck, pH-Wert und „bereitgestellte" Nährsubstate sowie der Ausspüleffekt der Peristaltik. Jede Keimgattung hat im Darmmilieu Bereiche der Verträglichkeit und der optimalen Anpassung. Verändern sich die Bedingungen des Wirtes, z.B. durch Erkrankungen, Antibiotikaeinnahme, Diäten oder Dauerstress, verändert sich auch die „übliche" Vermehrungsrate der Keime. Dadurch entstehen erhebliche Verschiebungen in Qualität und Quantität der Darmflora, in Menge und Zusammensetzung der Stoffwechselprodukte mit meist schädlichen Auswirkungen auf den Körper. Der Körper schützt sich gegen diese Veränderungen der Darmflora u.a. durch den Säuregehalt des Magensaftes, durch Verdauungssäfte und Verdauungsenzyme, bakterienauflösende Lysozyme, Bakteriophagen, Bakteriozine sowie die Anheftung von Fremdkeimen verhindernde Antikörper wie das sekretorische Immunglobulin A.

2.4.5 Bedeutung einzelner Keimgattungen bzw. -arten in der intestinalen Ökologie

Da es, wie bereits erläutert, im Rahmen der Routinediagnostik nicht möglich ist das gesamte Mikrobiom eines Menschen zu erfassen, bedient man sich des kulturellen Nachweises von sogenannten „Leitkeimen". Leitkeime kommen in bestimmten Mengen in einem Biotop vor und lassen sich unter routinediagnostischen Gesichtspunkten anzüchten. Ihr Vorhandensein und ihre quantitative Verteilung ist Maß für die Intaktheit des Biotops Darm. Dabei sollte nicht vergessen werden, dass auch in der Routine nicht erfasste Keimgruppen wichtige Funktionen innerhalb des Biotops erfüllen und die kulturelle Stuhlflora-Analyse nur einen Teil der im Biotop vorkommenden Keime erfasst.

Eine Übersicht über die im Stuhl routinemäßig erfassbaren Keime gibt Tabelle 3. Anhand der Wachstumsansprüche lassen sich diese Keime in aerobe, anaerobe und mikroaerophile Bakterien sowie Pilze unterteilen. Als anaerob werden Keime bezeichnet, die sich in Anwesenheit von Luftsauerstoff nicht vermehren können oder sogar absterben. Im Darm herrschen überwiegend anaerobe Verhältnisse. Mikroaerophile Bakterien benötigen ein Milieu mit reduzierter Sauerstoffspannung. Aerobe Keime können sich in Anwesenheit von Luftsauerstoff vermehren. Die im Darm lebenden Aerobier haben sich an die im Darm herrschenden Verhältnissen angepasst und gedeihen auch (fakultativ) anaerob. Diese Unterteilung hat deswegen nur fachlich-mikrobiologische Bedeutung.

Tab. 3: Übersicht über routinemäßig erfassbare Keime der Stuhlflora

Keimgruppe	Keim-Gattung / -Art

Anaerobe Bakterien	• Bacteroidetes
	  (Bacteroides-, Prevotella-,
	  Porphyromonas-Gruppe)
	• Bifidobacterium ssp.
	• Clostridium ssp.

Mikroaerophile Bakterien	• Lactobacillus ssp.

Aerobe Bakterien	• E.coli
	• E.coli-Biovare
	  – hämolysierend
	  – rauh
	  – laktosenegativ
	  – mukös
	• sonstige Enterobakterien
	  – Klebsiella
	  – Proteus
	  – u.a.
	• Enterococcus ssp.
	• andere Aerobier
	  – β-hämolysierende Streptokokken
	  – Bacillus ssp.
	  – Staphylococcus ssp.
	  – Pseudomonas ssp.
	  – u.a.

Pilze	• Hefen
	  – Candida ssp.
	  – Saccharomyces ssp.
	  – u.a.
	• Schimmelpilze
	  – Geotrichum ssp.
	  – Aspergillus ssp.
	  – Trichosporon ssp.
	  – u.a.

Keimmengen werden in KbE/g Stuhl angegeben, dies sind Kolonien-bildende-Einheiten pro Gramm Stuhl, d.h. es werden nur lebende, auf Nährmedien vermehrungsfähige Keime gezählt.

2.4.5.1 Anaerobe Flora

Bacteroidetes

Die Familie der Bacteroidaceae umfasst die Gattungen Bacteroides, Porphyromonas, Prevotella und Fusobacterium. Im klinischen Bereich und im Rahmen der mikroökologischen Stuhlflora-Befunde werden sie oft noch unter der früheren Gattungsbezeichnung Bacteroides zusammengefasst. Häufig sind B.vulgatus, B.fragilis, B.thetaiotaomicron und B.melaninogenicus. Diese gram-negativen Stäbchen können insbesondere für den Wirt unverdauliche Kohlenhydrate und Eiweiße sowie Fette verwerten. Ihre Stoffwechselprodukte, die kurzkettigen Fettsäuren Essig-, Milch-, Propion-, Buttersäure, sind in der Gesamtwirkung meist pH-neutral und tragen wesentlich zur Energieversorgung und Durchblutung der Dickdarmzellen bei. Einige Bacteroides-Arten können aus Gallensäuren mutagene Subtanzen (Fecapentaene) synthetisieren, die kanzerogen wirken. Bei Verzehr größerer Mengen Fett und tierischem Eiweiß werden vermehrt Fecapentaene gebildet.

Bacteroides sind unentbehrliche Keime. Ihre wichtigste Rolle ist die Kolonisationsresistenz. Der Normbereich liegt bei 10^9–10^{11} KbE/g. Von der Norm abweichende Keimzahlen betreffen nur Verminderungen, welche eingeschränkte Kolonisationsresistenz und Unterversorgung der Dickdarmzellen bedeuten.

Spezifische Therapieansätze bei Verminderung von Bacteroidetes sind nicht bekannt. Es gilt denkbare Störungen der intestinalen Ökologie auszuschalten. Pathogenetisch kommt dem Aufstieg von Bacteroidetes in den Dünndarm Bedeutung zu. Dort dekonjugieren Bacteroidetes Gallensäuren, welche dadurch unwirksam werden und somit die Fettverdauung beeinträchtigen.

Bifidobakterien

Die Gattung Bifidobacterium umfasst ca. 30 Arten, die häufigsten sind B.infantis, B.adolescentis, B.bifidum und B.longum. Diese gram-positiven Stäbchen verwerten Kohlenhydrate zu Essig-, Milch-, Propionsäure, welche das Darmmilieu ansäuern und bilden Bacteriocine, die ihre ökologische Nische offen halten.

Bifidobakterien sind unentbehrliche Keime. Neben der Kolonisationsresistenz bewirken sie durch Ansäuerung des Darm-Milieus eine Behinderung von Fäulniskeimen sowie von Enteropathogenen. Der Normbereich des gesunden Erwachsenen liegt bei 10^8–10^{10} KbE/g. Im Alter gehen die Keimzahlen zurück. Bei Säuglingen sind Bifidobakterien Hauptteil der Darmflora, wobei die Keimzahlen bei gestillten Babys deutlich über denen von Flaschenkindern liegen. Abweichungen des Befundes betreffen Verminderungen, die vor allem mangelhafte Säuerung des Milieus bedeuten.

Spezifische Therapieansätze sind die Einnahme probiotischer Präparate mit lebenden Keimen der Säuerungsflora (Bifidobakterien und Laktobazillen). Die wirksame Dosierung ist mindestens 10 Milliarden KbE/ml bzw. KbE/g täglich.

Clostridien

Die Gattung Clostridium umfasst ca. 90 Arten, unter ihnen bedeutsame und gefürchtete Erreger von Infektionen, wie z.B. Cl.perfringens (Lebensmittelvergiftung, Gasbrand), Cl.difficile (Enteritis), Cl.tetani (Wundstarrkrampf), Cl.botulinum (Lebensmittelvergiftung). Diese gram-positiven Stäbchen mit Sporen als Dauerformen verwerten Kohlenhydrate zu Butter-, Kapron-, Valeriansäure, Eiweiße und Fette zu biogenen Aminen, Schwefelwasserstoff und Ammoniak. Diese Stoffe sind alkalisch und toxisch. Zusätzlich können sie lokal oder systemisch wirkende Toxine bilden. Eine weitere Eigenheit sind Steroid-ähnliche Stoffwechselprodukte, die co-karzinogen und hormonell wirken.

Clostridien sind für den Körper entbehrlich, meist sogar belastend. Der Normbereich liegt unter der labortechnischen Nachweisgrenze von 10^6 KbE/g. Die bei älteren Menschen oft beobachteten erhöhten Clostridienzahlen sind wahrscheinlich deren veränderten Ernährungsgewohnheiten (weniger Ballaststoffe, mehr Kalorien, schlechteres Kauen, Darmträgheit) geschuldet. Einige Clostridien-Arten können Gallensäuren dekonjugieren und deren Steroidkern dehydrolysieren. Diese Arten (Cl. paraputrificum, Cl. indolis, Cl. innocuum, Cl. clostridiforme, Cl. rectum, Cl. tertium, Cl. cadaveris) werden NDH- (Nuclear-DeHydrogenating) Clostridien genannt. Sie werden mit der Entstehung von Colon- und Mamma-Karzinomen in Verbindung gebracht und bei diesen Patienten in signifikant höheren Keimzahlen nachgewiesen. Im Rahmen einer Routine-Stuhlflora-Untersuchung können diese Clostridien jedoch nicht sicher differenziert werden.

Abweichungen des Befundes betreffen jeden Nachweis, der als Vermehrung gesehen wird und vor allem mit Belastungen des Körpers bis hin zur Intoxikation einhergehen kann. Spezifische Therapieansätze sind nicht bekannt. Früher wurde der verminderte Verzehr bzw. die Verbesserung der Verdauung von Fett und Eiweiß zur Verminderung von Clostridien empfohlen. Da sie jedoch auch bei im Normbereich liegenden Verdauungsrückständen von Fett und Eiweiß und sogar bei vermehrtem Nachweis von Zucker und Ballaststoffen gesehen werden, ist dieser Ansatz als unwirksam anzusehen. Zur schnellen Entlastung der betroffenen Patienten mit Müdigkeits- bzw. Vergiftungssymptomatik sind Darmspülungen und andere Ausleitungs-Therapien geeignet.

Weitere Anaerobier

Bei der Stuhlfloraanalyse werden außer den oben angegebenen Keimgattungen viele weitere anaerobe Keime gefunden (z.B. Eubakterien, Megasphaera, Peptokokken, Peptostreptokokken, Veillonella), die jedoch nur ausnahmsweise im Stuhlflorabefund angegeben werden. Die Gründe sind vor allem geringe Kenntnisse über Normbereiche und Bedeutung dieser Keime und ihre schlechte Anzüchtbarkeit im Labor.

2.4.5.2 Mikroaerophile Flora

Laktobazillen

Die Gattung Lactobacillus umfasst ca. 50 Arten, die häufigsten sind L.acidophilus, L.casei, L.gasseri und L.reuteri. Diese gram-positiven Stäbchen verwerten Kohlenhydrate zu Essig-, Milch-, Propionsäure, die das Darmmilieu ansäuern. Sie bilden außerdem antibiotisch wirkende Lactocidine, die ihre ökologische Nische offen halten und Wasserstoffperoxyd, das als freies Radikal ebenfalls bakterizid wirkt.

Laktobazillen sind unentbehrliche Keime. Sie säuern das Darmmilieu an und hindern so aufgenommene Fremdkeime am Besiedeln, insbesondere des Dünndarms. Außerdem regen sie die lokale und systemische Körperabwehr an. Der Normbereich liegt bei 10^5–10^7 KbE/g. Abweichungen des Befundes betreffen Verminderungen, die vor allem mangelhafte antagonistische Kapazität im Dünndarm bedeuten.

Spezifische Therapieansätze sind die Einnahme probiotischer Präparate mit lebenden Keimen, oftmals zusammen mit Bifidobakterien (z.B. Probiotikum Vitasan®, Omniflora, Eugalan, Biocult, Lactobact, Paidoflor,

Joghurt). Die wirksame Dosierung ist täglich mindestens 10 Milliarden KbE/ml bzw. KbE/g.

2.4.5.3 Aerobe Flora

E. coli

Die Keimart Escherichia coli aus der Familie Enterobacteriaceae wird vor allem aus historischen Gründen eigens beschrieben. Fachlich und diagnostisch würde im Stuhlflorabefund die Beschreibung der Familie der Enterobactericeae ausreichen.

Die gram-negativen Stäbchenbakterien E.coli verwerten Kohlenhydrate zu Essig- und Milchsäure, die für den Körper eher günstig sind, und es entstehen große Mengen Kohlendioxid, was sich eher ungünstig auswirkt. Aus Eiweißen und Fetten bilden sie biogene Amine, wie Indol, Phenol, Skatol, Kadaverin und Putrescein, die alkalisch, toxisch und für die Leber belastend sind.

Über die Bildung antimikrobiell wirksamer Substanzen trägt E.coli zur Kolonisationsresistenz bei. Von E.coli produzierte Colizine wirken antagonistisch auf verschiedene enteropathogene Keime (z.B Salmonellen, Shigellen). Antigen wirksame Zellwandbestandteile (LPS = Lipopolysaccharide) regen das darmassoziierte Immunsystem an und tragen so zur Stabilisierung der Darmbarriere bei.

Das Postulat, dass die Anwesenheit physiologischer E.coli, die Körperabwehr am Darm trainiert und das Wachstum von Anaerobiern fördert, konnte durch Stuhlbefunde im Fachlabor VITATEST, bei denen bei ca. 20 % der Patienten E.coli völlig fehlte, nicht bestätigt werden.

Der Normbereich liegt bei 10^6–10^7 KbE/g. Abweichungen des Befundes betreffen Verminderung und Vermehrung von E.coli. Letzteres wird für den Körper als belastend angesehen. Von Bedeutung ist auch das vermehrte Vorkommen von E.coli im Dünndarm, die sogenannte „Bakterielle Dünndarm-Überwucherung", welche oft zusammen mit Bacteroides auftritt und Verdauungsstörungen bedingt.

Spezifische Therapieansätze sind nicht bekannt. Früher gebräuchliche Maßnahmen bei Verminderung wie „Substitution", „Wiederaufforstung" und „Symbioselenkung" mit kommerziellen Präparaten erwiesen sich meist als unwirksam. Bei Vermehrung kann mit antagonistischen Säurebildnern oder oraler Immunstimulierung eine Verminderung von E.coli versucht werden. Primär sollte jedoch ein umfassender Stuhlbefund veranlasst werden, um mögliche Ursachen für Keimzahlveränderungen aufzudecken und dann kausal zu behandeln.

E.coli Biovare

Die E.coli-Biovare sind Unterarten der „physiologischen" E.coli. Die sogenannten „Laktose-negativen" E.coli können keinen Milchzucker verwerten. Der Nachweis dieser Keime steht in keinem Zusammenhang mit einer etwaigen Laktose-Intoleranz des Wirtes. „Hämolysierende" E.coli können rote Blutkörperchen auflösen und sind potentiell pathogen, „muköse" E.coli besitzen eine schützende Schleimkapsel und „raue" Formen wachsen, wegen fehlender Zellwandbestandteile, meist in speziellen (rauen) Kolonieformen. Sie werden aus historischen Gründen erfasst und gelten als „atypisch" oder „entartet".
Stoffwechselmäßig sind sie mit den „physiologischen" E.coli vergleichbar, für den Körper meist belastend und somit entbehrlich. Der Normbereich liegt unter 10^5 KbE/g. Abweichungen des Befundes betreffen Vermehrungen, deren Konsequenzen mit denen der „physiologischen" E.coli vergleichbar sind. Spezifische Therapieansätze sind nicht bekannt. Therapieversuche können wie bei den „physiologischen" E.coli gemacht werden.

Enterobakteriazeen

Enterobacteriaceae sind eine große Familie aus Stuhl isolierter Bakterien mit zahlreichen Gattungen und ca. 200 Arten, am häufigsten im Stuhl sind Klebsiella, Proteus und Enterobacter. Wie bereits erläutert gehört auch E.coli zu den Enterobakteriazeen.
Stoffwechselmäßig sind die Enterobacteriaceae mit E.coli vergleichbar, Proteus bildet zusätzlich große Mengen Ammoniak. Sie sind für den Körper belastend, potentiell pathogen und somit entbehrlich. Der Normbereich liegt unter 10^5 KbE/g. Abweichungen des Befundes betreffen Vermehrungen, deren Konsequenzen mit denen bei E.coli vergleichbar sind. Spezifische Therapieansätze sind nicht bekannt. Therapieversuche können ähnlich denjenigen bei E.coli gemacht werden.

Enterokokken

Die Gattung Enterococcus umfasst 4 Arten, die häufigsten sind E.faecalis und E.faecium. Die gram-positiven Kokken verwerten Kohlenhydrate zu Essig- und Milchsäure, aus Eiweißen und Fetten entstehen für den Körper unbelastende Stoffe. Zusätzlich bilden sie Wasserstoffperoxid (freie

Radikale). Zusammen mit den Laktobazillen bilden sie einen wichtigen Teil der antagonistischen Kapazität insbesondere im Dünndarm. Sie sind für den Körper nützlich und unentbehrlich.

Der Normbereich liegt bei 10^6–10^7 KbE/g. Abweichungen im Stuhlbefund treten sowohl als Keimzahlverminderung als auch mit Keimzahlvermehrung auf. Keimzahlvermehrung kann zu Übersäuerung des Darmmilieus führen und wird manchmal bei chronischen Enteritiden beobachtet. Spezifische therapeutische Ansätze bei Verminderung und Vermehrung sind nicht bekannt. Mittels umfangreicher Stuhlbefunde sollte die Ursache der Abweichungen festgestellt und kausal behandelt werden.

Weitere Aerobier

Gelegentlich werden neben den beschriebenen Aerobiern weitere aerob wachsende Keime nachgewiesen. In geringen Mengen sind sie harmlos und stets für den Körper entbehrlich. Der Normbereich liegt unterhalb der labortechnischen Nachweisgrenze von 10^4 KbE/g.

Folgende Keime werden häufig nachgewiesen:

Beta-hämolysierende Streptokokken (Angina-, Scharlach-, Rheuma-Erreger) sind potentiell pathogen und streuen möglicherweise von Mandeln, Ulzera oder Hämorrhoiden. Die Therapiebedürftigkeit ergibt sich aus dem Vorliegen klinischer Symptome, ggf. sind weitere Untersuchungen wie bakteriologischer Rachenabstrich, Endoskopie oder die Bestimmung der Rheumafaktoren im Blut nötig. Die Therapie richtet sich nach der klinischen Diagnose, ggf. sollte Penicillin oder Ampicillin über 10 Tage eingenommen werden.

Bacillus ssp. sind ubiquitär vorkommende Sporenbildner, die aus allen Nährsubstraten u.a. große Mengen Gas bilden. Sie kommen als Lebensmittelvergifter vor und sind in der Regel harmlos. Therapeutische Maßnahmen (z.B. mit Bactisubtil oder Utilin) dürften nur in Ausnahmefällen nötig sein.

Staphylococcus ssp. sind meist Hautkeime, i.d.R. harmlos und nur ausnahmsweise therapiebedürftig (z.B. mit Augmentan oder Baypen). Der im Stuhl sehr selten vorkommende Eiter-Erreger Staphylococcus aureus ist potentiell pathogen, analog den β-hämolysierenden Streptokokken zu interpretieren und nur nach Antibiogramm zu behandeln.

Pseudomonas ssp. sind Umweltkeime, die insbesondere in Kliniken als Erreger nosokomialer Infektionen gefürchtet sind. Im Darm sind sie meist harmlos und nur selten nach Antibiogramm behandlungsbedürftig.

Vor der Behandlung von Patienten mit abweichenden Befunden bei diesen Keimen sollte stets Rücksprache mit dem Laborarzt erfolgen.

2.4.5.4 Pilze

Pilze werden in Hefen, Schimmelpilze und Hautpilze unterschieden. Hautpilze spielen im Darm keine Rolle. Am häufigsten kommen im Darm Hefen der Gattungen Candida mit ca. 60 Arten und Saccharomyces (Bier- oder Bäckerhefe) mit ca. 10 Arten sowie Schimmelpilze der Gattungen Geotrichum (Milch- oder Apfelschimmel) mit ca. 10 Arten, Aspergillus, Penicillium und Mucor vor. Die meisten dieser Umweltpilze verschiedenster Gattungen sind Darm-Passanten. Pilze bilden aus Kohlenhydraten Alkohole und Kohlendioxid. Sie können auch Eiweiße und Fette verwerten. Von Pilzen gebildete Giftstoffe, Mykotoxine, wirken immunsuppressiv und toxisch. Mykotoxine werden meist von Schimmelpilzen in unsachgemäß aufbewahrten Nahrungsmitteln gebildet, d.h. sie gelangen mit diesen Lebensmitteln in den menschlichen Körper. Pilz-Proteasen können das sekretorische Immunglobulin A zersetzen und so die Schleimhautabwehr beeinträchtigen. Größere Pilz-Mengen im Darm schaden dem Körper und sind entbehrlich.

Pilzbestimmungen im Stuhl müssen immer quantitativ durchgeführt werden. Bei niedrigen Keimzahlen handelt es sich meist um harmlose Passanten des Magen-Darm-Traktes, d.h. Pilze bzw. deren Sporen werden mit der Nahrung aufgenommen und mit dem Stuhl wieder ausgeschieden. Bei höheren Keimzahlen ist eine Kolonisierung anzunehmen und es sollte nach Ursachen der hohen Pilzzahlen gefahndet werden. Pilze besiedeln i.d.R. geschädigte Schleimhäute, d.h. der Wirt schafft die Bedingungen für eine intestinale Mykose. Gründe für das Ansiedeln von Pilzen liegen beim Patienten (z.B. einseitige Ernährung, Antibiotika-, Hormon-, Chemotherapie, Abwehrschwäche, Umweltbelastungen, Allergien, Diabetes). Außerdem muss der Pilz Eigenschaften aufweisen, die es ihm gestatten, sich auf der Darmschleimhaut festzusetzen, sich zu vermehren und sie dadurch zu schädigen (Adhäsion, Virulenz, Pathogenität). Diese Pilzeigenschaften, sogenannte Pathogenitätsfaktoren, können im Labor mit verschiedenen Testverfahren wie Enzymnachweisen und Gensonden geprüft werden. Die Laborkultur auf künstlichen Medien entspricht niemals den realen Bedingungen an der Darmschleimhaut des Patienten.

Pilze sind in der Lage, ihr Enzymspektrum unter verschiedenen Milieubedingungen zu verändern. Auch der Nachweis von „Pathogenitätsgenen" sagt noch nichts darüber aus, ob diese auch exprimiert werden. Die Tatsache, dass der Pilz genetisch pathogen sein könnte, sagt nicht, dass er es wirklich ist. Pilze mit etlichen Pathogenitätsfaktoren können von einem Gesunden symptomlos toleriert werden, während vergleichsweise harmlose Keime einen geschwächten Patienten krank machen.

Pilze zählen nicht zur residenten, physiologischen Darmflora. Der Normbereich liegt unterhalb der labortechnischen Nachweisgrenze von 10^2 KbE/g. Abweichungen betreffen jeden Nachweis von Pilzen, doch können geringe Mengen bis 10^2 KbE/g toleriert werden, da es sich bei diesen Pilzen zumeist um passagere Keime handelt. Die Beeinträchtigung des Körpers hängt davon ab, ob die Pilze die Schleimhaut nur oberflächlich besiedeln (Kolonisation), dabei können leberbelastende Alkohole und Meteorismus-verursachendes Kohlendioxid gebildet werden, oder ob sie in die Tiefe der Schleimhaut eingedrungen sind und dort klinische Entzündungssymptome ausgelöst haben. Die Gefahr, dass es vom Darm aus zu systemischen Mykosen kommt, besteht bei immunsupprimierten Patienten.

Im Rahmen einer antimykotischen Therapie wird vor Therapiebeginn eine Entleerung des Darmes empfohlen (Abführmittel, Klistier, Colon-Hydrotherapie), um damit die Gefahr der Herxheimer-Reaktion bei Zerfall größerer Pilzmengen zu vermeiden. Die sogenannte „Anti-Pilz-Diät" nach Rieth mit „Zucker"-Substrat-Entzug ist wenig wirksam, da die Pilze rasch andere Nährstoffquellen erschließen. Als alleinige Therapiemaßnahme ist sie unzureichend.

Die Therapiebedürftigkeit richtet sich sowohl nach der Pilzmenge, als relevant werden Keimzahlen über 10^4 angesehen, als auch nach der klinischen Symptomatik. Zur Therapie stehen bei Kolonisation allopatisch Nystatin und Amphotericin oral, naturheilkundlich Teebaumöl und andere ätherische Öle zu Verfügung, die hochdosiert über 14 Tage eingenommen werden sollen. Systemische Mykosen werden in der Regel in Kliniken mit der Gabe von systemisch wirkenden Antimykotika behandelt. Ist die antimykotische Therapie nicht wirksam oder es kommt zu Rezidiven liegt die Ursache meist in der Nichtbeachtung der möglicherweise primären Störungen des Körpers. Diese müssen immer erkannt und beseitigt werden.

2.5 Literaturhinweise zu Kapitel 2

Balter, M.:
> Taking stock of human microbiome and disease.
> Science, 336 (2012), 1246.

Bischoff, S.C.:
> Checkpoint für die Energiebalance – Zusammenhänge zwischen der Mikrobiota und dem Entstehen des metabolischen Syndroms sowie der Pathogenese der Adipositas.
> Aktuel Ernährungsmed 37 (2012), Supplement1: 515–518.

Blaut, M.:
> Vielfalt der Kulturen – Zusammensetzung und Funktion der Mikrobiota im Darm.
> Aktuel Ernährungmed 37 (2012), Supplement 1: 52–56.

Braun, O.H., Dehnert, HJ., Gedek, B., Haehnel, H., Hoffmann, H., Kienitz, M., Knothe, H., Mayer, J.B., Mossel, D.A.A., Reploh, H., Reuter, G., Seeliger, H.P.R., Werner, H.:
> Methoden und Ergebnisse der bakteriologischen Stuhluntersuchungen. Zbl.Bakt.1.Abt. Orig.A 203 (1967) 518–546.

Braune, A.:
> Für gesundes Gedeihen! Einflussfaktoren auf die Entwicklung und Zusammensetzung der Bakteriengemeinschaft im Darm. Aktuel Ernährungmed 37 (2012), Supplement 1: S7–S10.

Cani, P., Delzenne, N.M.:
> The gut microbiom as therapeutic targets. Pharmcology and Therapeutics, 130 (2011) 202–212.

Chenhong, Z., Menghui, Z., Xiaojan, P., Yufeng, Z., Linghua, W., Liping, Z.:
> Structural resilience of the gut microbiota in adult mice under high-fat dietry perturbations. The ISME Joural, 6 (2012) 1848–1857.

Clayton, T.A., Baker, D., Lindona, J.C., Everett, J.R., Nicholson, J.K.:
> Pharmacometagenomic identification of a significant host-microbiome metabolic interaction affecting human drug metabolism. PNAS 106 (2009) 14728–14733.

Costello, E., Stagaman, K., Dethlefsen, L., Bohannan, B.J.M., Relman, D.A.:
 The application of ecological theory toward an understanding of the human microbiom. Science, 336 (2012), 1255–1261.

Dobkin, J.F., Saha, J.R., Butler jr., V.P., Lindenbaum, J.:
 Digitoxin-inactivating bacteria: identification in human gut flora. Science, 220 (1983), 325–327.

Donaldson, R.M.:
 Normal bacterial population of the intestine and their relation to intestinal function. New Engl. J. Med.270 (1964) 938–945, 944–1050, 1050–1056.

Duchmann, R., Märker-Herrmann, E., Meyer zum Büschenfelde, K.-H.:
 Immune responses towards intestinal bacteria – current concepts and future perspectives. Z. Gastroenterol 1997, Vol. 35, 337–346.

Feldmeier, H.:
 Lebenswichtiges Getümmel im Darm. Pharmazeutische Zeitung 47, (2012). www.pharmazeutische-zeitung.de/index.php?id=44218.

Finegold, S.M.:
 Intestinal bacteria. The role they play in normal physiology, pathological physiology and infection. Calif. Med. 110 (1969) 455–459.

Finegold, S.M., Sutter, V.L., Mathiesen, G.E.:
 Normal indigenous intestinal flora. In: Hentges, D.J. (ed.): Human intestinal microflora in health and disease. (1983), Academiic Press, New York, London, Paris, 3–27.

Gedek, B.:
 Regulation der Darmflora über die Nahrung. Zbl.Hyg.. 191 (1991) 277–301.

Goeser, F.:
 Wie körpereigene Keime als „Superorgan“ agieren. Deutsches Ärzteblatt, 109 (2012) 1120–1121.

Gorbach, S.L., Goldin, B.R.:
 The intestinal microflora and the colon cancer connection. Rev.Infect.Dis. 12 (1990), 252–261.

Gordon, J.:
Honor thy gut symbionts redux, Science, 336 (2012), 1251–1252.

Grenham, S., Clarke, G., Cryan, J.F., Dinan, T.G.:
Brain-gut-microbe communication in health and disease.
Frontiers in Physiology, 2 (2011) 1–15.

Haenel, H.:
Mikroökologie und Ernährung. Ernährungsforsch. 16 (1971) 99–111.

Haiser, H.J., Turnbaugh, J.:
Is it time for a metagenomic basis of therapeutics. Science, 336 (2012), 1253–1265.

Haralambie, E.:
Bakteriologische und mykologische Untersuchungen des Stuhles. Stuhldeutung oder Diagnose? Therapiewoche 41 (1991) 1556–1562.

Hooper, L.V., Littmann, D.R., Mac Pherson, AS.J.:
Interactions between the microbiota and the immun system,
Science, 336 (2012), 1255–1261.

Hvistendahl, M.:
My microbiom and me. Science, 336 (2012), 1255–1261.

Knoke, M., Bernhardt, H.:
Mikroökologie des Menschen. Mikroflora bei Gesunden und Kranken. (1985) Akademie-Verlag Berlin.

Larsen, N., Vogensen, F.K., van den Berg, F.W.J., Nielsen, D.S., Andreasen, A.S., Pedersen, B.K., Al-Soud, W.A., Sorensen, S.J., Hansen, L.H., Jakobsen, M.:
Gut microbiota in human adults with type 2 diabetes differ from non-diabetic adults. Plos ONE volume 5, February (2010), Issue 2, 1–10.

Lencer, A., Lencer, H., Brilis, V., Brilene, T., Mikelsaar, M., Türi, M.:
Zur Abwehrfunktion der Laktoflora des Verdauungstraktes. Die Nahrung 31, (1987), 405–411.

Ljungberg, B., Nilsson- Ehle, I., Edlund, C., Nord, C.H.:
    Influence of Ciprofloxacin on the colonic microflora in young and eldery volunteers: no impact of the altered drug absorbtion. Scand.J.Infect.Dis. 22 (1990) 205–208.

Lodinova- Zadnikova, R., Sonnenborn, U.:
    Effect of preventive administration of a nonpathogenic Escherichia coli strain on the colonization of the intestine with microbioal pathogens in newborn infants. Biol. Neonate 71 (1997), 224–232.

Mitsuoka, T.:
    Intestinal flora and aging. Nutrition Rev. 50 (1992), 438–446.

Mitsuoka, T., Hayakawa,K.:
    Die Faecalflora des Menschen. 1.Mitteilung: Die Zusammensetzung der Faecalflora der verschiedenen Altersgruppen. Zbl.Bakt.Abt.1.Orig.A 223 (1972) 333–342.

Mitsuoka, T., Kaneuci, CV.:
    Ecology of bifidobacteria. Am.J.Clin.Nutrition 30 (1977), 1799–1810.

Moore, W.E.C., Holdeman, L.V.:
    Discussion of current bacteriological investigation of Relationship between intestinal flora, diet and colon cancer. Cancer Res. 35 (1975) 3418–3420.

Nicholson, J.K., Holmes, E., Kinross, J., Burcelin, R., Jia, W., Petterson, S.:
    Host-gut microbiota- Metabolic interactions, Science, 336 (2012), 1255–1261.

Nolting, S. (Hrsg.):
    Mykosen des Verdauungstraktes. (1994) Medi-Verlag, Hamburg.

Qin, J., Li, R., Raes, J., Arumugam, M., Burgdorf, K.S., Manichanh, C., Nielsen, T., Pons, N., Levenez, F., Yamada, T., Mende, D.R., Li, J., Xu, J., Li, S., Li, D., Cao, J., Wang, B., Liang, H., Zheng, H., Xie, Y., Tap, J., Lepage, P., Bertalan, M., Batto, JM., Hansen, T., Paslier, D.L., Linneberg, A., Nielsen, J.B., Pelletier, E., Renault, P., Sicheritz-Ponten, T., Turner, K., Zhu, H., Yu, C., Li, S., Jian, M., Li, Y., Zhang, X., Li, S., Qin, N., Yang, H., Wang, J., Brunak, S., Dore, J., Guarner, F., Kristiansen, K., Pedersen, O., Parkhill, J., Weissenbach, J., Bork, P., Ehrlich, S,D., Wang, J:
> A human gut microbial gene catalogue established by metagenomic sequencing. Nature 464 (2010) 59–67.

Raibaud, P.:
> Bacterial interactions in the gut. Proc.Meeting "Probiotics and Pathogenicity", Vedbaek, 13.–15.Mai 1993.

Rammelsberg, M., Radler, F.:
> Antibacterial polypeptides of Lactabacillus species. J.Appl.Bacteriol. 69 (1990), 177–184.

Rosler, P.:
> Stuhldiagnostik, Diagnostische und therapeutische Praxis. Haug Heidelberg (1998).

Savage, D.C., Dubios, R., Schaedler, R.W.:
> The gastro-intesinal epithelium and its autochthonous bacterial flora. J. Exp. Med.. 127 (1968) 67–76.

Schuler, R., Hilpert, R., Meier, H.:
> Eine Methode zur quantitativen Erfassung der Faecal-Flora im Routinelaboratorium. Ärztl.Lab. 32 (1986) 205–212.

Schuler, R., Schuler, A.:
> Physiologie und Pathologie der Intestinalflora. (1987), Mayr, Miesbach.

Schulze, J.:
> Pilze im Darm – von kommensalen Untermietern zu Infektionserregern. Dtsch. Ärztebl 106 (2009), 837–842.

Simon, G.L., Gorbach, S L.:
Intestinal flora and gastrointestinal function. In Johnson, R.J. (Ed.):
Physiology of gastrointestinal tract. 2nd. ed. Rave Press, New York,
1987, 1729–1747.

Smirnow, K.V., Lisko, N.N., Sysoev, A.B.:
Microflora and digestive enzymes in man and animals under
extreme environmental conditions. Microecology and Therapie,
Vol. 21 (1995), 82–87.

Sonnenborn, U., Greinwald, R.:
Beziehungen zwischen Wirtsorganismus und Darmflora. (1991),
Schattauer, Stuttgart, New York, 15–20.

Sonnenschein, B.:
Zusammensetzung und Bedeutung der Darmflora der Menschen.
Erfahrungsheilk. 33 (1984) 313–316.

Sonnenschein, B., Leimbeck, R., Rosler, P.:
Wie sinnvoll sind mikrobiologische und chemische
Stuhluntersuchungen ?. Naturheilpraxis 3 (1991) 250–259.

Sousa, T., Paterson, R., Moore, V., Carlsson, A., Abrahamsson, B.,Basit,
A.W.:
The gastrointestinal microbiota as a site for the biotransformation
of drugs. Int.J.Pharm. 363 (2008) 1–25.

Sundal, E.:
Ursachen und Folgen der Besiedlung des Dünndarms mit
Kolonkeimen. Therap. Umschau 37 (1970) 187–193.

Wallace, B.D., Wang, H., Lane, K.T., Scorr, J.E.:
Alleviating cancer drug toxicity by inhibiting a bacterial enzyme,
Science, 330 (2010), 831–835.

van der Waaij, D., Berhuis- de Vries, J.M.,
Lekkerkerk- van der Wees, J.E.C.:
Colonization resistance of the digestive tract in conventional an
antibiotic treated mice. J.Hyg. 69, (1971), 405–411.

Wang, Z., Klipfell, E., Bennett, B.J., Koeth, R.:
Gut flora metabolism of phophatidylcholine promotes
cardiovascular disease. Nature 472 (2011) 57–63.

3 Abwehrfunktion des Darmes

Nirgendwo im menschlichen Körper gibt es mehr Immunzellen als im Darm. Die spezielle Aufgabe des darmassoziierten Immunsystems (GALT = Gut associated lymphoid tissue) ist, die Induktion einer Immunantwort gegen Nahrungsantigene und Saprophyten zu verhindern (= Toleranz) und andererseits potentiell gefährliche Pathogene im Darmlumen zu beseitigen. Die physiologische Darmflora besiedelt im Verdauungstrakt die gleichen Orte, an denen sich pathogene Keime ausbreiten können. Das Darmimmunsystem hemmt immunologische Reaktionen gegen Keime der Darmflora, während es auf Fremdkeime reagiert. Das Immunsystem des Darmes kann in ein erworbenes (spezifisches) und in ein angeborenes (unspezifisches) System unterteilt werden. Das spezifische Immunsystem wird hauptsächlich durch Antigen- präsentierende Zellen, T- und B-Lymphozyten sowie lymphatisches Gewebe repräsentiert. Zum unspezifischen Immunsystem gehören Granulozyten, Makrophagen, Mastzellen und Epithelzellen. Neuere Studien zeigen, dass beide Systeme eng interagieren und einige Zellen, z.B. Mastzellen, an spezifischen und unspezifischen immunologischen Prozessen beteiligt sind.

3.1 Abwehrbarrieren am Darm

Die dauerhafte, erfolgreiche Trennung von Körperfremdem und Körpereigenem zur Bewahrung der Integrität des Körpers erfolgt am Darm mittels verschiedener Barrieren. Vom Darmlumen (dem Körperäußeren) aus zum Körperinneren gesehen sind dies:

Die **mikrobielle Barriere** wird durch die Zusammensetzung und den Stoffwechsel der physiologischen Darmflora bestimmt.

Die **schleimige Barriere** wird von den Globetzellen in den Krypten der Darmschleimhaut gebildet. Durch kontinuierliche Sekretion und fortwährende Quellung bildet er eine die Darmschleimhaut schützende, ca. 0,5 mm dicke Schicht aus Mukopolysacchariden, die sogenannte Glykokalix. Diese visköse Masse erschwert es Keimen, zu den Enterozyten durchzudringen, an ihnen zu haften bzw. in sie einzudringen oder gar die Enterozytenschicht zu überwinden.

Die **anatomische Barriere** der Darmschleimhaut bilden die **Darm-Epithelzellen,** die miteinander durch eine Reihe von Proteinkomplexen verbunden sind, zu denen die „Tight Junctions" gehören. Die wichtigsten Aufgaben der Tight Junctions sind die Zellkohärenz und die Abdichtung des intrazellulären Raumes zwischen den Epithelzellen. Die Dichtigkeit der Tight Junction ist nicht statisch, sondern wird u.a. durch im Darmlumen vorhandene Nährstoffe, Darmkeime oder durch Entzündungen beeinflusst. So erhöht sich z.B. die intestinale Permeabilität, wenn die Glukosekonzentration im Darm steigt. Diese temporäre, vom Nährstoffgehalt des Darmlumens abhängige parazelluläre Permeabilität ermöglicht eine effektive Nährstoffabsorption. Auch bei Entzündungen wird diese Barriere durchlässiger, z.B. bei Neurodermitis und Allergien. Die Darmepithelzellen haben nicht nur Barrierefunktion, sondern sind immunologisch aktiv, indem sie Antigene präsentieren sowie Zytokine (Interleukin 1, 5, 6, 8 und TNF-α) produzieren, die damit Entzündungszellen anlocken. Andererseits können Zytokine aus anderen Zellen im Rahmen von Entzündungen die Durchlässigkeit der Darmschleimhaut erhöhen.

Die **immunologische Barriere** besteht aus zahlreichen Komponenten des darmassoziierten Immunsystems, auf das im Folgenden näher eingegangen wird. Zwischen den Epithelzellen befinden sich in großer Zahl wichtige Träger der Körperabwehr. Intraepitheliale Lymphozyten bilden sekretorisches Immunglobulin A, das als „Abwehrfilm" die Darmschleimhaut und andere Körperschleimhäute überzieht. Insgesamt befinden sich 80 % der Abwehrkapazität des Körpers an den Schleimhäuten, überwiegend am Darm.
Die Wirksamkeit der Barrieren nimmt zum Körperinneren hin ab, ihre Spezifität hingegen nimmt zu. Sie stehen in innigem geweblichen wie funktionellem Kontakt und können ihre Funktionen nur im Zusammenwirken, im Fließgleichgewicht – der Homöostase – erfüllen. Störungen einer Barriere wirken sich unmittelbar auf die anderen Barrieren aus.

Der laufende Austausch zwischen den Barrieren umfasst vom Körperäußeren zum Körperinneren: Absorption von Nahrungsbestandteilen und Flüssigkeit, Persorption von Zellbestandteilen als Information und Training der Abwehr und Translokation lebender Keime, die von der Abwehr im Blut aufgefangen werden. In umgekehrter Richtung umfasst dieser Austausch die Desquamation von Epithelzellen, die Sekretion von Schleim und Komponenten der lokalen Abwehr und die Exkretion unverdauter Nahrungsbestandteile.

Funktionelle Barrieren zum Schutz der Integrität des Körpers sind Faktoren wie der niedrige pH-Wert des Magensaftes, die Darmperistaltik und die mikrobizide Wirkung von Verdauungssekreten. Komponenten der Gallenflüssigkeit bilden Mizellen, die an ihrer Oberfläche bakterielle Toxine (LPS = Lipopolysaccharide) binden. Auch sie sind somit Teil der intestinalen Barrriere.

3.2 Aufbau und Funktion des Darmimmunsystems

3.2.1 Grundlagen der spezifischen Abwehr

3.2.1.1 Spezifische zelluläre Abwehr

Die **spezifische zelluläre Immunabwehr** durch „bewaffnete" T- Effektorzellen wird relativ langsam (Tage) aktiviert und setzt voraus, dass Antigene durch „professionelle" antigenpräsentierende Zellen (APC) vorgezeigt werden (= **Präsentation**). Dabei werden Antigene in individuumspezifische Proteine der MHC-Klassen I und II eingebaut, die beim Menschen auch HLA-Klasse- I bzw. II (human leukozyte antigen; MHC = major histocompatibility complex, ist der zugehörige Genort) genannt werden. Als APC wirken infizierte dendritische Zellen, Makrophagen oder auch B-Zellen. Wenn eine für das Antigen spezifische T-Zelle andockt, wird die Bindung verstärkt und die T-Zelle durch ein **Doppelsignal** aktiviert, das die Klonbildung dieser, nun spezifischen, Abwehrzelle auslöst. Das Doppelsignal besteht aus der **Erkennung des Antigens** (HLA-I- oder -II-gebunden) durch den T-Zellrezeptor mit seinem Corezeptor, CD8 bei zytotoxischen Zellen bzw. CD4 bei T-Helferzellen sowie dem **Costimulationssignal,** das aus der spezifischen Bindung zwischen APC und T-Zelle besteht. Das APC-Doppelsignal löst in der T-Zelle die Expression von Interleukin (IL) 2 aus. IL-2 ist das eigentliche Signal für die klonale Expansion dieser monospezifischen T-Zelle.

Zytotoxische T-Zellen (T-Killerzellen) entstehen aus „naiven" **CD8-T-Zellen** nach HLA-I-assoziierter Antigenpräsentation, wobei HLA-I sein Antigen meist aus dem Zytosol der APC aufnimmt (Viren, gelöste Proteine). Die T-Killerzellen erkennen dann das zugehörige Antigen auf infizierten Körperzellen, auf Tumorzellen und ggf. auch auf Zellen transplantierter Organe wieder und lösen den programmierten „Selbstmord" dieser Zellen aus (Apoptose oder Nekrose).

Die „naiven" **CD4-T-Zellen** wandeln sich nach HLA-II-assozierter Präsentation des Antigens (aus intrazellulären Vesikeln, z.b. phagozytierte Bakterien, Virushüllproteine) in unreife T-Effektorzellen (TH0) um. Aus diesen entstehen bei der Differenzierung entweder **inflammatorische (Typ1, TH1) T-Zellen**, die Makrophagen aktivieren oder **Typ-2-T-Helferzellen (TH2)**, die für die B-Zellaktivierung erforderlich sind. TH1- und TH2-Zellen hemmen sich gegenseitig, so dass jeweils nur einer der beiden Typen vorherrscht.

3.2.1.2 Spezifische humorale Immunabwehr

Die spezifische humorale Immunabwehr nimmt ihren Ausgang von **B-Lymphozyten.** Auf deren Oberfläche sind IgD und Monomere des IgM verankert (gelöstes IgM liegt als Pentamer vor), von denen mehrere an das zugehörige Antigen binden. Dadurch entsteht Antikörper-Vernetzung, die die Aufnahme und Aufbereitung des Antigen-Antikörper-Komplexes in der B-Zelle auslöst. Zur anschließenden **Aktivierung der B-Zelle** ist noch ein zweites Signal notwendig. Bei sogenannten Thymus-unabhängigen (TI = thymus independent) Antigenen kann dieses Signal vom Antigen selbst herrühren (z.b. bakterielle Lipopolysaccharide). Bei Thymus-abhängigen (TD = thymus dependent) Antigenen stammt das Signal von TH2-Zellen, denen die B-Zellen das HLA-assoziierte TD-Antigen präsentieren. Erkennt der CD4-assoziierte T-Zell-Rezeptor der TH2-Zelle das Antigen, so exprimiert die T-Zelle auf ihrer Oberfläche den CD40-Liganden und sezerniert IL4 (später auch IL5 und6). Der CD40-Ligand und IL4 lösen die klonale Selektion der B-Zellen, die Sekretion von IgM sowie die Differenzierung zu **Plasmazellen** aus. Von der Expression des **IgM** kann durch die Aktivierung unterschiedlicher Genorte auf die Expression von **IgA** oder **IgE** umgeschaltet werden. Hierbei bleiben die Ig-Typen, die von einem B-Zell-Klon stammen, für das gleiche Antigen monospezifisch. Die ausdifferenzierten Plasmazellen produzieren dann, nach dem Klassenwechsel, nur einen Ig-Typ.

3.2.2 Grundlagen der immunologischen Funktionen des Intestinaltraktes

Bei der antigenspezifischen, erworbenen Immunantwort wird die Erkennung des Antigens durch zwei Gruppen von Rezeptormolekülen vermittelt: den von B-Zellen produzierten Immunglobulinen und den antigenspezifischen Rezeptoren der T-Zellen. Eine erworbene Immunantwort wird erst dann ausgelöst, wenn Pathogene durch die angeborenen, anti-genunspezifischen Abwehrmechanismen nicht eliminiert werden bzw. wenn eine bestimmte Antigenmenge überschritten wird. Voraussetzung für eine Immunantwort gegen ein Antigen ist die Präsentation dieses An-tigens auf der Oberfläche antigenpräsentierender Zellen (APC). Die wich-tigsten antigenpräsentierenden Zellen sind spezialisierte dendritische Zellen und Makrophagen.

Das Darmimmunsystem unterscheidet unter physiologischen Bedingun-gen mit hoher Selektivität pathogene von apathogenen Keimen, wobei pathogene Keime nach spezifischer Antikörperproduktion rasch eli-miniert werden und systemische Immunreaktionen auf Nahrungsmitte-lantigene und Antigene der physiologischen Darmflora unterdrückt wer-den. Das Darmimmunsystem kann in eine **induktive** (bzw. afferente) und in **eine ausführende** (bzw. efferente) **Seite** unterteilt werden. In den **Peyerschen Platten,** den **isolierten Lymphfollikeln,** Lymphozyten-gefüll-ten Villi, der **Appendix** vermiformis, aber auch in den **mesenterialen Lymphknoten** werden Immunantworten induziert. In den Peyerschen Lymphfollikeln können sowohl zelluläre als auch humorale Immunant-worten induziert werden. Antigene werden über intra- und subepitheliale **dendritische Zellen und M-Zellen** aufgenommen. In den genannten lym-phatischen Strukturen werden dann die Antigene den T- Lymphozyten präsentiert, die nach spezifischer Erkennung aktiviert und expandiert werden. In diesem induktiven Teil des Darmimmunsystems werden Anti-gene vom Darmlumen aufgenommen und die Immunantwort wird initi-iert. Die aktivierten Lymphozyten verlassen die Follikel und proliferieren in den mesenterialen Lymphknoten. Nach einer intestinalen Infektion (z.B. mit Salmonellen) können die Lymphfollikel des Darmes stark proli-ferieren.

Über den Ductus thoracicus, das größte Lymphgefäß, gelangen diese akti-vierten Zellen in den Blutkreislauf und migrieren zurück in die Lamina propria des Darmes. Diese Effektor-T- und auch B-Lymphozyten kehren nach ihrer Wanderung durch den Körper größtenteils wieder ins Darmlu-men zurück. Diesen Vorgang bezeichnet man als „Homing".

B-Lymphozyten reifen zu Plasmazellen in der Lamina propria und **sezer-nieren** dort IgA. Die IgA-Moleküle werden durch das Darmepithel in das Darmlumen geschleust, ohne dass daraus entzündliche, Antigen-zerstörende Immunreaktionen resultieren. Durch Bindung des IgA an die Antigene bilden sich Immunkomplexe, die dann aus der **Lamina propria** oder den **Enterozyten** wieder in das Darmlumen transportiert und dann ausgeschieden werden.

Auch **intraepitheliale T-Lymphozyten** werden durch Antigenkontakt aktiviert. Die ausführende Seite des Darmimmunsystems ist also in der Lamina propria und in der Epithelzellschicht des Darmes lokalisiert.

Der zentrale Bestandteil der antigenspezifischen Abwehr im Gastrointestinaltrakt ist die Bildung von **sekretorischem Immunglobulin A**. Neueste Erkenntnisse zeigen, dass die IgA-Zusammensetzung im Darm, trotz Infektionen und Antibiotika, ein Leben lang weitgehend konstant bleibt. Früh in der Entwicklung gebildete Gedächtniszellen halten das Antikörperprofil aufrecht, passen es aber auch individuellen Bedingungen an.

3.2.3 Sekretorische unspezifische Abwehr an der Darmschleimhaut

Der **Darmschleim (Mukus)** besteht aus langen Mucin-Glycoprotein-Ketten, die einen Biofilm bilden, der den Darm vor physikalischen und chemischen Schäden schützt. Er enthält Substanzen der angeborenen Abwehr (z.B. antibiotische Peptide) und der spezifischen Abwehr (IgA). Mucin-1 liegt direkt am Darmepithel und ist zäher. Mucin-2 ist dünnflüssiger und Bestandteil der serösen Darmflüssigkeit. Es kann an Bakterienmembranen haften und so deren Adhäsion an das Epithel verhindern.

Lysozym, auch Muramidase genannt, kann Murein aus Bakterienwänden spalten. Es wirkt gegen Gram-positive Bakterien, deren äußere Hülle Murein enthält. Andere bakterizide Substanzen, die von den Epithelzellen der Speicheldrüsen oder von Abwehrzellen gebildet werden sind: Laktoferrin, Defensine, Histatine, Cystatine und Peroxidasen.

Laktoferrin stammt aus neutrophilen Granulozyten und aus Epithelzellen. Es bindet zweiwertiges Eisen, einen wichtigen Cofaktor des Bakterienwachstums, und hemmt so das Wachstum von Fremdkeimen. Außerdem greift Laktoferrin Bakterienwände an.

α-**Defensine** werden von Neutrophilen Granulozyten gebildet, β-Defensine von Paneth-Zellen der Darm-Krypten. Sie wirken fungizid und bakterizid gegen Gram-positive Bakterien.

Histatine sind Histidin-reiche bakteriostatisch und antifungal wirkende Peptide, die z.B. gegen die Kolonisierung von Candida albicans wirken. Nimmt die Histatin-Konzentration ab werden Pilzbefall und HIV-Infektionen begünstigt. Außerdem können sie Pflanzen-Polyphenole binden, die als Gerbstoffe adstringierend wirken.

Cystatine stammen aus Monozyten bzw. Makrophagen. Sie binden bakterielle Geiseln und wirken so anti-adhäsiv.

Peroxidasen wirken besonders im Speichel gegen Karieserreger wie Streptococcus mutans.

Abb. 2: Darmassoziiertes Immunsystem (VITATEST)

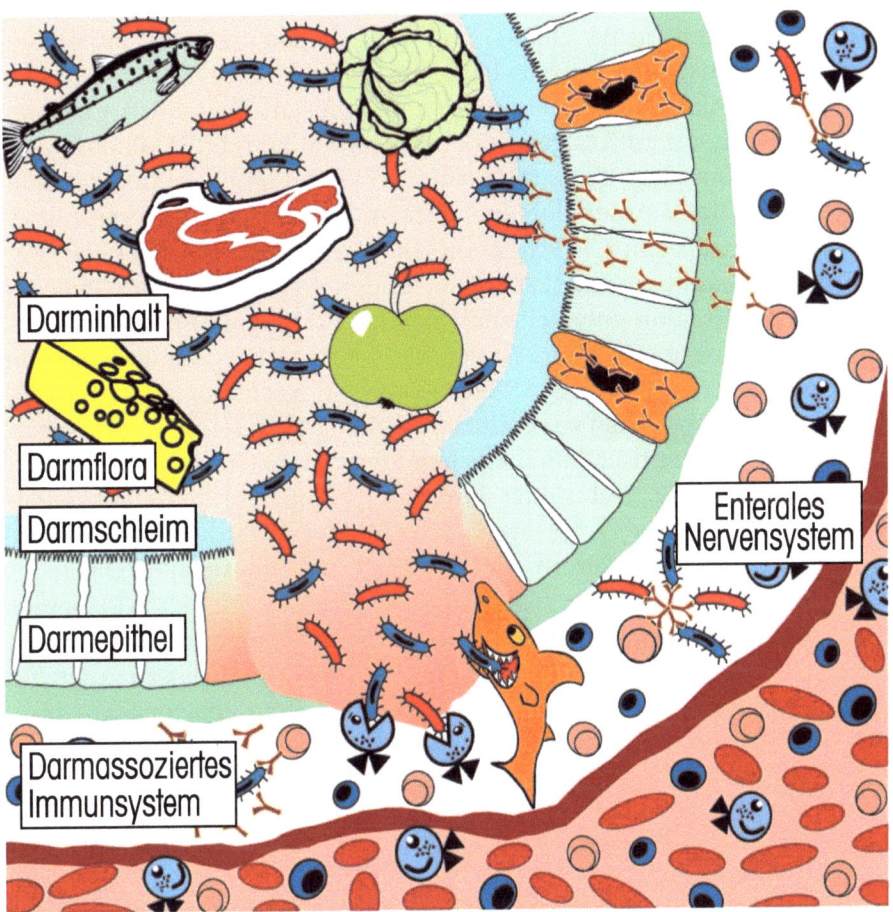

3.2.4 Sekretorische spezifische Abwehr an der Darmschleimhaut – das sekretorische Immunglobulin A

Im Gegensatz zu induzierten Immunreaktionen in anderen Organen findet man in der Darmschleimhaut hauptsächlich eine **IgA-vermittelte Immunantwort**. Dabei werden zwei Subtypen des IgA gebildet, das **IgA1** vorwiegend im Dünndarm und das **IgA2** vorwiegend im Dickdarm, welches resistenter gegen die Verdauung durch Bakterien ist als IgA1.

Wie auch andere Immunglobuline besteht IgA aus zwei gleichen schweren Proteinketten (heavy chains) und zwei gleichen leichten Proteinketten (light chains), die vom Typ kappa oder lambda sein können. Je eine schwere und eine leichte Kette bilden gemeinsam die beiden variablen Domänen, mit denen Antigene erkannt werden können (Fragment-antigen-binding-Domäne = Fab). Die beiden schweren Ketten bilden den konstanten Teil des Immunglobulins (Fragment constant or crysalilizable = Fc), die man beim IgA Fcα nennt. Die Verbindung zwischen den Ketten, den sogeannten Gelenksbereich, bilden Disulfitbrücken. Genau in dieser Gelenksregion unterscheiden sich IgA1 und IgA2. Entwicklungsgeschichtlich wird IgA1 als die erste vorhandene IgA-Klasse angesehen, die einen effektiven Schutz gegen viele Keime bot. Nachdem manche Bakterien begannen Proteasen zu produzieren, die IgA1 in seiner Gelenkregion spalten und damit unschädlich machen konnten, entstand als funktionelle Adaptation IgA2. Mit seiner kürzeren, kompakteren Gelenksregion stellt es heute 50% der IgA Subklassen an der Mukosa, während IgA1 größtenteils auch im Serum vorkommt. Insbesondere die TH3-Helfer-Lymphozyten können über TGF-β (transforming growth factor-β) Isotypswitch die IgA-Bildung in den B-Lymphozyten induzieren. Die Zytokine IL-5 und IL-25 aus TH2-Lymphozyten und Mastzellen steigern zusätzlich die IgA-Produktion und stimulieren eosinophile Granulozyten.

Im Serum kommt IgA1 meist als Monomer vor, IgA2 als Dimer in Sekreten. Beide können Antigene neutralisieren. Das IgA1-Monomer kann mit seinem freien Fc-Teil mit Zellen, die Rezeptoren für IgA tragen, kooperieren. Dies sind insbesondere eosinophile und neutrophile Granulozyten und dendritische Zellen.

IgA-vermittelte Antikörper-abhängige zelluläre Zytotoxizität bedeutet, dass nach Antigen-Erkennung durch IgA-Moleküle Abwehrzellen in einem aktiven Prozess degranulieren, d.h. aus ihren Granula werden Substanzen frei (bes. freie Radikale u.a. reaktive Sauerstoffverbindungen sowie antibakterielle Substanzen aus den Lysosomen), die zytotoxisch wirken. Auch durch Phagozytose können Granulozyten Pathogene abtöten.

IgA ist die Immunglobulinklasse, die **insgesamt am meisten produziert** wird. Viel IgA geht täglich über die Sekretion verloren. So werden täglich etwa 9,2 g IgA und 3 g IgG gebildet. Im Blut finden sich jeweils 2,1 g beider Immunglobuline. Der größte Anteil des IgAs ist im Verdauungstrakt zu finden (5.200 mg im Dünndarm, 1.200 mg im Dickdarm, 200 mg im Speichel, 400 mg in der Galle). Die restlichen 58 mg finden sich im Nasopharynx, den Tränen und im Urin.

Das IgA im Darm ist zusätzlich dadurch stabilisiert und vor Verdauung geschützt, dass es in den Epithelzellen an eine sekretorische Komponente (SC) bindet, wodurch das **sekretorische IgA (sIgA)** entsteht.

IgA-Mangel ist der häufigste Immundefekt. Er äußert sich in vermehrter Infektanfälligkeit im Gastrointestinaltrakt und an anderen Schleimhäuten. Überhäufig findet man bei IgA-Defizienz chronische Diarrhoe, Autoimmunerkrankungen, Nahrungsmittel-Unverträglichkeiten und chronisch-entzündliche Darmerkrankungen.

3.2.5 Orale Toleranz

Das Immunsystem der Darmschleimhaut wird ständig mit einer großen Zahl von Antigenen konfrontiert, die potentiell schädlich für den Gesamtorganismus sein können. Bedeutend ist, dass in der Regel alle Nahrungsmittel-Antigene von der Darmschleimhaut immunologisch toleriert werden (orale Toleranz). Die Aufnahme von Antigenen über die gastrointestinale Mukosa kann zur lokalen Abwehr (Produktion von sIgA oder aktivierten lokalen T-Zellen), systemischen Immunantwort oder aber, wie in den meisten Fällen, zur **Induktion einer Immuntoleranz** führen. Orale Toleranz kann für eine Vielzahl von löslichen Antigenen, einschließlich den meisten Proteinen, induziert werden. Nach heutigem Verständnis wird die oral induzierte Toleranz durch ein komplexes Zusammenspiel immunregulatorischer Mechanismen vermittelt, wobei die von T-Lymphozyten sezernierten Zytokine eine zentrale Rolle spielen.

Im Gegensatz zur systemischen Antigenapplikation kommt es hierbei nach oraler Gabe von Antigenen zur Bildung von antigenspezifischen T-Zellen, die vermehrt **supprimierende Zytokine** wie Interleukin-(IL)4, IL10 oder TGF-β (transforming groth factor-β) ausschütten. TGF-β scheint dabei besondere Bedeutung zu haben, da sich in verschiedenen experimentellen Studien in Abwesenheit dieses Zytokins keine orale Toleranz induzieren ließ. TGF-β produzierende Zellen stellen eine eigene T-Zell-Subklasse dar (TH3-Zellen), die nur nach oraler, nicht aber nach systemischer Antigengabe generiert werden. Die Induktion der oralen Toleranz wird weiterhin durch die Immunmechanismen der **klonalen Deletion** (T-Zellapoptose) und der **klonalen T-Zellanergie** vermittelt. Der Anteil der immunologischen Mechanismen, die zur oralen Toleranz führen, kann durch die Dosis oraler Antigene moduliert werden: hohe Antigendosen führen eher zur klonalen Anergie und Deletion, wiederholte Gaben niedriger Antigenmengen zur Induktion einer aktiven Suppression.

Regulationsstörungen der oralen Toleranz werden heute als mögliche Ursache bei chronisch-entzündlichen Darmerkrankungen, Nahrungsmittel-Allergien, Zöliakie u.a. Autoimmun-Erkrankungen angesehen. Die Frage, ob eine orale Immuntherapie durch Gabe von Proteinen, die eine Suppression systemischer Immunantworten nach sich zieht, Bedeutung bei der Therapie chronischer Entzündungen und Autoimmunerkrankungen erlangen kann, wird derzeit in zahlreichen Studien untersucht.

3.3 Literaturhinweise zu Kapitel 3

Bode, U., Pabst, R.:
> Aufbau und Funktion des Darmimmunsystems. In: Bischoff, S.C.:
> Probiotika, Präbiotika und Synbiotika. Georg Thieme Verlag, 2009.

Brandtzaeg, P.:
> The immunology of the gut. Z Gastroenterol 36 (1998), 341.

Canley, R.J.:
> Prevention of bacterial infections of mucosal surfaces by immune
> sercretory IgA. Adv.Exp.Med.Biol. 107 (1978) 461–470.

Cebra, J.J., Shroff, K.E.:
> Peyer's Patches as inductive sites for IgA commitment. In: Pearay,
> L.O. et al.: Handbook of Mucosal Immunology. Academic Press
> Inc., 1994, San Diego, New York, Boston, London, Sydney, Tokyo,
> Toronto, 151–158.

Frick, J.S., Auenrieth, I.B.:
> Wechselwirkung zwischen Darmflora und intestinalem
> Immunsystem. In: Bischoff, S.C.: Probiotika, Präbiotika und
> Synbiotika. Georg Thieme Verlag, 2009.

Haller, D.:
> Darmepithelzellen als interaktive Schnittstelle zwischen Bakterien
> und Immunsystem. In: Bischoff, S.C.: Probiotika, Präbiotika und
> Synbiotika. Georg Thieme Verlag, 2009.

Jensen-Jarolim, E.:
> Gastrointestinaltrakt: Mukosale Pathophysiologie und
> Immunologie (German Edition). Springer, 2006.

Kagnoff, M.F.:
> Immunolgy of the digestive system. In Johnson, R.J. (Ed.):
> Physiology of gastrointestinal tract. 2nd. ed. Rave Press, New York,
> 1987, 1699–1728.

Kraehenbuhl, J.-P., Neutra, M.R.:
Monoclonal secretory IgA for protection of the intestinal mucosa against viral and bacterial pathogens. In: Pearay, L.O. et al.: Handbook of Mucosal Immunology. Academic Press Inc., 1994, San Diego, New York, Boston, London, Sydney, Tokyo, Toronto, 403–114.

Lindner, C., Thomsen, I. et al.:
Diversification of memory B cells drives the continuous adaptation of secretory antibodies to gut microbiota. Nature Immunology, doi: 10.1038/ni.3213; 2015.

Marth, T., Zeitz, M.:
Orale Toleranz- Immunologische Mechanismen und potentielle klinische Anwendung. Deutsches Ärzteblatt 96, Heft 23, 11.Juni 1999 (53).

Mogans, K., Russell, M.W.:
Function of mucosal immunoglobulins. In: Pearay, L.O. et al.: Handbook of Mucosal Immunology. Academic Press Inc., 1994, San Diego, New York, Boston, London, Sydney, Tokyo, Toronto, 127–140.

Pabst, O.:
Der Einfluss der kommensalen Flora auf die intestinale Toleranz. In: Bischoff, S.C.: Probiotika, Präbiotika und Synbiotika. Georg Thieme Verlag, 2009.

Parlesak, A.:
Bakterielle Erkennungsstrukturen und intestinale Barriere. In: Bischoff, S.C.: Probiotika, Präbiotika und Synbiotika. Georg Thieme Verlag, 2009.

Silbernagel, S., Despopoulos, A.:
Taschenatlas Physiologie, 8. Auflage, Thieme, Stuttgart, New York, 2012.

Stallmach, A., Zeitz, M.:
Immunologie des Intestinaltraktes. In: Caspary, W.F., Stein, J. (Hrsg.): Darmkrankheiten. Springer, 1999.

4 Ernährung und Verdauung

4.1 Funktion der Organe des Magen-Darm-Traktes

Als **Verdauung** oder **Digestion** bezeichnet man den Aufschluss der Nahrung im Verdauungstrakt mit Hilfe von Verdauungsenzymen. Dabei entstehen aus hochmolekularen Kohlenhydraten, Fetten und Eiweißen niedermolekulare Verbindungen, wie Mono- und Disaccharide, Fettsäuren, Aminosäuren, Di- und Tripeptide.

Nahrung muss gekaut, geschluckt, aufbereitet und aufgespalten (**Verdauung**) sowie aus dem Darm aufgenommen (**Absorption**) werden. Die Passagezeiten der Nahrung durch die einzelnen Abschnitte des Verdauungstraktes sind individuell verschieden und hängen insbesondere von der Zusammensetzung der Nahrung ab.

4.1.1 Mund und Speiseröhre

Im Mund wird die Kost beim **Kauen** mit **Speichel** gemischt, dadurch gleitfähig gemacht und über den **Ösophagus** rasch in den Magen transportiert. Speichel enthält das Enzym Ptyalin (eine α-Amylase), welches Stärke zu Maltose, Maltotriose und Oligosacchariden abbaut. Auch Glykogen ("tierische Stärke") wird zu Maltose abgebaut. Dann wird der Bissen abgeschluckt und gelangt über die Speiseröhre in den Magen, wobei sich der untere Ringmuskel der Speiseröhre, der ansonsten einen Magensaftreflux verhindert, nur kurz öffnet.

4.1.2 Magen

Der **proximale Magen** dient vor allem der Speicherung der Nahrung. Zunächst läuft die Stärkeverdauung durch Amylase auch im Magen weiter. Die Schleimhaut des Magens ist stark gefaltet. Sie enthält drei Arten von Drüsenzellen: Nebenzellen, Hauptzellen und Belegzellen. Die Belegzellen produzieren Salzsäure, welche nach ca. 0,5 bis 1 Stunde den gesamten Mageninhalt durchsäuert. Die Säure inaktiviert die Speichelamylase, tötet eingedrungene Bakterien ab und denaturiert Proteine. Hauptzellen sezernieren Pepsinogen, welches durch die Salzsäure zu Pepsin, einem Eiweiß-spaltenden Enzym, aktiviert wird. Dabei entstehen aus Proteinen kleinere Peptide. In den Nebenzellen wird ein hydrogenkarbonatreicher, zäher Schleim abgesondert, der die Magenschleimhaut schützt (Magen-pH = 1!) und die Magensäure lokal neutralisiert. Der Tonus des proximalen Magens bestimmt den Nachschub für den **distalen Magen**, in dem die

Nahrung aufbereitet, Eiweiße durch den Magensaft angedaut und der Chymus portioniert wird. Außerdem sezernieren die Belegzellen den Intrinsic Factor, der für die Vitamin-B-12-Resorption im Ileum bedeutsam ist.

Abb. 3: Verdauungsapparat des Menschen (wikipedia.org/Verdauung, 2016)

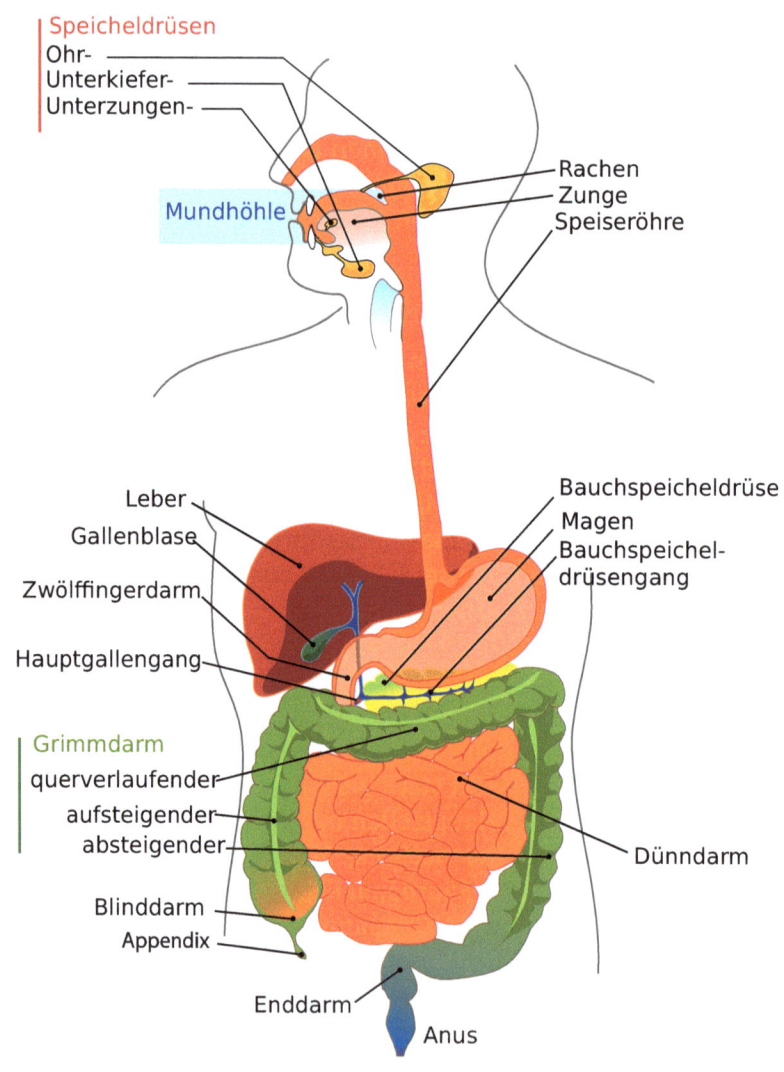

4.1.3 Dünndarm

Im Duodenum wird die **Magensäure durch Hydrogenkarbonat neutralisiert** und mit Gallen- und Bauchspeicheldrüsensekret versetzt. Der weitere enzymatische Aufschluss der Nahrungsbestandteile und deren Absorption wird im Dünndarm abgeschlossen. **Enzyme aus Pankreas und Dünndarmschleimhaut** spalten die Nahrungsbestandteile in absorbierbare Bruchstücke. **Kohlenhydrate**, die z.T. schon zu Oligosacchariden und Maltose abgebaut waren, werden durch Enzyme wie Lactase, Sucrase oder Maltase **bis zu Einfachzuckern** (Glukose, Fruktose, Galaktose, Mannose) **gespalten und absorbiert.** Die ebenfalls vorverdauten **Proteine,** die nun als Peptide vorliegen, werden durch Peptidasen wie Trypsin, Chymotrypsin, Elastase und Carboxipeptidasen weiter abgebaut. Die meisten Di- und Tripeptide werden über spezielle Transportmechanismen in die Zellen der Darmschleimhaut geschleust und dort durch cytoplasmatische Peptidasen **zu Aminosäuren** zerlegt. Die noch nicht verdauten **Fette** (Lipide) liegen als Fetttröpfchen vor, die mittels Lecithin und Gallensäuren emulgieren (**primäre Mizellen**). Dann werden sie durch Pankreaslipase und Gallensalz-aktivierte Lipase aus der Dünndarmschleimhaut zu Glyzerin und freien Fettsäuren abgebaut. Die Salze der Gallensäure bilden nun mit den Fettsäuren sogenannte **sekundäre Mizellen,** in denen Glyzerin eingeschlossen ist. Diese **diffundieren in die Darmschleimhaut.** Von den zurückbleibenden Salzen der Gallensäuren werden 90 % wieder im Ileum aufgenommen (**enterohepatischer Kreislauf der Gallensäuren**).

Außerdem wird dem Speisebrei etwa 80 % des **Wassers** entzogen. Das geschieht im Zusammenhang mit der **Aufnahme von Salzen,** die passiv, dem Konzentrationsgefälle folgend, in die Zellzwischenräume diffundieren. Dort werden sie durch Na^+-K^+-Pumpen in die Zelle aufgenommen. Das Wasser folgt dem durch die Salze erzeugten osmotischen Druck und diffundiert von dort in das Blut. Im Dünndarm findet somit die Resorption von Verdauungsspaltprodukten, Wasser, Mineralstoffen und Vitaminen statt, die über das Blut und die Lymphe in den Körper gelangen und so den größten Anteil energiereicher Stoffe für den Körper bereitstellen.

4.1.4 Exokrines Pankreas

Der exokrine Teil des Pankreas produziert täglich 1–2 l **Pankreassaft,** der ins Duodenum abgegeben wird. Er enthält vor allem **Hydrogenkarbonat,** das der Neutralisierung (pH 7–8) des Chymus aus dem Magen dient, sowie die größtenteils inaktiven Vorstufen der **Verdauungsenzyme** (Proteasen, Pankreaslipase, α-Amylase). Die **Steuerung der Pankreassaft-Sekretion** erfolgt durch den Nervus vagus und Cholezystokinin sowie Sekretin. Pankreasenzyme haben ein pH-Optimum von 7–8. Ist die Hydrogenkarbonat-Sekretion ungenügend, bleibt der Chymus zu sauer und eine Verdauungsinsuffizienz (Maldigestion) ist die Folge. Der Proteinspaltung dienende Enzyme, Proteasen, werden in ihrer inaktiven Form, als **Proenzyme,** sezerniert: Trysinogen, Chymotrypsinogen, Pro-Elastase und Pro-Carboxipeptidasen. Sie werden **erst im Darm aktiviert,** wobei eine Enteropeptidase erst Trysinogen in Trypsin überführt, das dann die anderen Proenzyme in die aktive Form umwandelt. Geschieht die Enzymaktivierung schon innerhalb des Pankreas, daut sich das Organ selbst an (akute Pankreasnekrose).

4.1.5 Galle und Leber

Gallenflüssigkeit enthält Elektrolyte, Salze der Gallensäuren, Cholesterin, Lecithin, Bilirubin, Steroidhormone, Medikamente u.a. Die Gallensalze dienen der Fettverdauung, während die meisten anderen Bestandteile mit den Fäzes ausgeschieden werden (**exkretorische Funktion der Leber**).

Aus Cholesterin synthetisiert die Leber primäre Gallensäuren: Cholat und Chenodesoxycholat. Darmbakterien wandeln sie in sekundäre Gallensäuren um: Desoxycholat, Litocholat, u.a. Die Gallensäuren werden in der Leber mit Taurin oder Glycin konjugiert und in dieser, für die Mizellenbildung benötigten Form, in die Galle sezerniert.

Unkonjugierte Gallensäuren werden gleich in der Leber rückresorbiert (**cholehepatischer Kreislauf**), während die konjugierten Gallensäuren nach ihrer Verwendung in der Fettverdauung aus dem terminalen Ileum rückresorbiert werden und erneut in die Leber gelangen (**enterohepatischer Kreislauf**).

Durch diesen enterohepatischen Kreislauf der Gallensäuren ist die Gallensalzkonzentration in der Pfortader während der Verdauung sehr hoch. Dadurch wird die hepatische Gallensäuresynthese gehemmt und es kommt zu einer **gallensalzabhängigen** Erhöhung des Gallenflusses (**Cholerese**). Die Sekretion anderer Gallenbestandteile sowie die von Hydrogenkarbonat und Wasser in die Galle wird weitgehend gallensalzunabhängig über den Nervus vagus und Sekretin reguliert.

Die laufend produzierte Lebergalle gelangt in die Gallenblase, wo sie auf ca. ein Zehntel eingedickt und gespeichert wird. Wird Galle zur Fettverdauung benötigt, kontrahiert sich die Gallenblase und ihr Inhalt mischt sich im Duodenum portionsweise mit dem Speisebrei. Die **Gallenblasenkontraktion** wird durch Cholezystokinin, Substanz P und andere gastrointestinale Hormone sowie den Nervus vagus reguliert.

4.1.6 Dickdarm

Im **Dickdarm** wird noch Unverdautes (z.B. Zellulose oder nicht vollständig absorbierte Disaccharide) durch die physiologische Darmflora zu kurzkettigen, absorbierbaren Fettsäuren und zu Gasen (Methan, Wasserstoff, Kohlendioxid) abgebaut. **Wasser und Elektrolyte** werden **rückresorbiert**. Die **Faeces** werden **gespeichert**, so dass der Stuhl, trotz häufiger Nahrungsaufnahme, physiologischerweise 1–3 mal täglich bis 3 mal wöchentlich abgesetzt wird.

4.1.7 Regulation der Funktion der Verdauungsorgane

Drei Äste der Bauchaorta versorgen Magen, Darm, Leber, Bauchspeicheldrüse und Milz mit Blut. Die **Durchblutung** wird durch lokale Reflexe, das vegetative Nervensystem, Signalstoffe des Magen-Darm-Traktes und Hormone geregelt. Sie steigt nach der Nahrungsaufnahme und sinkt bei körperlicher Arbeit. Das venöse Blut gelangt mit den aus dem Darm absorbierten Substanzen über die Pfortader in die Leber. Absorbierte Fettbestandteile werden größtenteils in die Darmlymphe aufgenommen und erreichen so den Blutkreislauf unter Umgehung der Leber.
Motilität und **Sekretion der Verdauungssäfte** werden durch Hormone, Signalstoffe des Verdauungstraktes sowie nerval gesteuert. Im **Darmnervensystem,** das etwa gleich viel Nervenzellen wie das Gehirn besitzt, laufen endogene, lokale Reflexe ab, die durch **Dehnungsrezeptoren** in der Wand von Speiseröhre, Magen und Darm oder **Chemosensoren** im Mukosaepithel ausgelöst werden. Dadurch wird die Peristaltik sowie Menge und Zusammensetzung von Verdauungssäften reguliert. Parasympathische und sympathische Anteile des vegetativen Nervensystems senden Impulse überregionaler Reflexe an das „Bauch- bzw. Darmhirn". Das Nervennetzwerk des Darmes wird auch deshalb so genannt, weil seine Größe, die Vielfalt der Verschaltungsarten, Nerven-Isolationsmaterialien und Signalstoffe ähnlich komplex ist wie das menschliche Gehirn. Wäre der Darm nur dafür zuständig, Nahrung aufzuspalten und zu transportieren, wäre dies mit dem riesigen Netzwerk an verschalteten Neuronen nicht erklärbar. Der Darm ist das größte sensorische Organ des Körpers – er

empfindet unser Innenleben und arbeitet im Unterbewusstsein. Die Forschung entdeckt erst langsam, was Menschen seit Urzeiten wissen: das **Bauchgefühl hat einen großen Anteil daran, wie sich ein Mensch fühlt.** Er hat bei Angst „Schiss" oder „die Hosen voll", kommt bei Stress „nicht zu Potte", „schluckt Enttäuschungen herunter", muss Niederlagen „verdauen" oder hat bei Verliebtheit „Schmetterlinge im Bauch". Das „Ich" besteht aus **Kopf und Bauch,** was mittlerweile auch immer häufiger durch Forschungsergebnisse bestätigt wird. Signale aus dem Darm gelangen in verschiedene Hirnbereiche, wie das limbische System, die Amygdala, die Insula, den präfrontalen Cortex oder auch den Hippocampus, und haben über diesen Weg die Möglichkeit, Gefühlsverarbeitung, Angstempfinden, Gedächtnis und Motivation zu beeinflussen.

Im Labor ist man dabei solche Möglichkeiten genauer zu testen. So wurden 2011 im Rahmen der Motivations- und Depressionsforschung Experimente mit **schwimmenden Mäusen** durchgeführt, bei der eine Maus in ein Becken mit Wasser gesetzt wird in dem sie sich nur schwimmend fortbewegen kann. Depressive Mäuse schwimmen nicht sehr lange. Normalerweise kann man mit diesem Versuchsaufbau neuartige Antidepressiva testen: schwimmt die Maus nach der Einnahme länger, könnte die Substanz funktionieren. Die Idee, das Verhalten der Mäuse über den Darm zu beeinflussen, brachte irische Forscher dazu, der Hälfte der Mäuse einen Bakterienstamm von Lactobacillus rhamnosus zu füttern. Diese Mäuse schwammen daraufhin länger, sie erzielten bessere Ergebnisse in Lern- und Gedächtnistests und in ihrem Blut fanden sich weniger Stresshormone. Durchtrennten die Wissenschaftler den Nervus vagus, gab es zwischen den Mäusen keinen Unterschied mehr.

Einem anderen Experiment dienten **Mäuse aus zwei verschiedenen Stämmen, deren Verhalten vorher genau untersucht** wurde. Die Tiere des einen Stammes waren ängstlicher und handelten schüchterner, während die des anderen Stammes erkundungsfreudiger und mutiger waren. Die Wissenschaftler verabreichten den Tieren ein Gemisch aus drei verschiedenen Antibiotika, das dort alle Darmbakterien abtötete. Anschließend bekamen die Tiere typische Darmbakterien des jeweils anderen Stammes verabreicht. In Verhaltenstest waren dann die Rollen vertauscht, ängstliche Mäuse wurden mutiger, mutige ängstlicher. Ein Beleg dafür, dass der Darm das Verhalten von Mäusen beeinflussen kann, auch wenn hierzu noch viel Wissen über die verschiedenen Bakterien sowie das Darmhirn und die Darm-Hirn-Achse fehlt.

Bei Menschen mit Reizdarm kann die Verbindung vom Darm zum Hirn sehr belastend sein. In einem Experiment wurde **bei Versuchspersonen ein kleiner Ballon innerhalb des Darmes aufgeblasen und gleichzeitig die Hirnaktivität gemessen.** Während die EEGs beschwerdefreier Testpersonen unverändert blieben, wurde bei Reizdarmpatienten eine Aktivitätserhöhung in einem Hirnbereich, in dem unangenehme Gefühle verarbeitet werden, ausgelöst. Die Patienten fühlten sich bei dem Versuch unwohl. Beim Reizdarmsyndrom scheint die Schwelle des Darmes für die Reizleitung zum Gehirn niedriger zu sein. Die Patienten leiden, wie auch solche mit chronisch-entzündlichen Darmerkrankungen, überdurchschnittlich oft unter Angstzuständen und Depressionen.

Die Funktion des Verdauungssystems wird nicht nur nerval sondern auch hormonell geregelt. In endokrinen Zellen der Schleimhaut des Verdauungstraktes werden nach Reizung von Dehnungs- und Chemo-Sensoren **endokrine Hormone des Magen-Darm-Kanals** ausgeschüttet. Das sind u.a.: **Gastrin,** das im Magenantrum und im Zwölffingerdarm gebildet wird und die Bildung von Magensäure und das Mukosawachstum des Magens stimuliert. **Cholecystokinin** wird in der gesamten Dünndarmschleimhaut gebildet. Es löst die Gallenblasenkontraktion aus, hemmt die Magenentleerung und fördert Wachstum sowie Enzym- und Hydrogenkarbonat-Sekretion des Pankreas. **Sekretin,** vor allem im Duodenum gebildet, hemmt Säuresekretion und Mukosawachstum des Magens und stimuliert die Pufferfunktion des Pankreas und den Gallenfluss in der Leber. **GIP** (glucose- dependent insulinotrope peptide; früher: gastric inhibitory peptide = Enterogastron) wird in Duodenum und Jejunum gebildet. Es stimuliert die Insulinfreisetzung und hemmt die Säuresekretion. Im Dünndarm gebildetes **Motilin** steuert verdauungsabhängige Bewegungen des Darmes. **Parakrin wirksame Signalstoffe** (= Stoffe, die von verschiedenen Zellen in Geweben gebildet werden und durch Diffusion vom Bildungs- zum nahen Wirkungsort gelangen) **des Magen-Darm-Traktes** sind z.B. Histamin, Somatostatin und Prostaglandine.

Tab. 4: Funktionen und Passagezeiten der Organe des Magen-Darm-Traktes

Organ	Funktion	Entleerungszeit ab Nahrungsaufnahme
Mundhöhle	Schmecken Kauen Bissenformung Einspeicheln	kurz individuell
Ösophagus	Transport	10 s

Magen	proximal: Speicherung
	distal: Aufbereitung,
	                   Verdauung,
	                   Portionierung
		1–3 h

Dünndarm	Verdauung Absorption	7–9 h
Leber	Galle: Ausscheidung, Fettverdauung Stoffwechsel Entgiftung	ständig nach Bedarf
Gallenblase	Speicherung der Galle	nach Bedarf
Pankreas exokrin	Verdauungsenzyme Hydrogenkarbonat $= H^+$-Puffer	nach Bedarf
Dickdarm Rektum	Speicherung Ausscheidung	25–30 h 30–120 h

4.2 Richtige Ernährung

Die Beschäftigung mit dem Thema Ernährung ist heutzutage **verwirrend**. Es existieren **zahlreiche Ernährungslehren,** die sich zum Teil widersprechen. So gibt es beispielsweise die Makrobiotik, vegane Rohkost, Instinkto-, Urkost- und Blutgruppenernährung, Ernährungsempfehlungen nach Ayurveda, TCM und Drüsentypologie, Glyx- und Low-Carb-Diät in verschiedenen Varianten, Vollwertkost, Trennkost, Metabolic Balance u.v.m. Makrobiotiker, Ayurveda- und TCM-Anhänger sehen in gekochtem Getreide essentielle Grundnahrungsmittel, viele Rohkostlehren dagegen sprechen von den verheerenden schleimbildenden Wirkungen von Getreide. Die Low-Carb-Lehren sehen im hohen Früchtekonsum vieler Rohköstler ein ebenso großes Übel wie in dem hohen Stellenwert, den Reis bei Makrobiotikern hat, während Veganer die Betonung von Fleisch in den Low-Carb-Lehren für falsch halten. Anhänger der Blutgruppenernährung sagen, dass pauschale Richtlinien nicht sinnvoll sind, weil jeder Mensch gemäß seiner Blutgruppe eine spezielle Ernährung braucht, die aber zu vielen Menschen, die sich nach der individualisierten Dosha-Ernährung des Ayurveda ernähren, nicht passt. Vollwertkost sieht Frischkornbrei als unentbehrlich an, während fast jede andere Ernährungsform rohes Getreide ablehnt. Alle diese Ernährungsformen haben Erfolge aufzuweisen. Gesundheitliche Verbesserungen lassen sich offensichtlich mit vielen Arten der Ernährung erzielen, wenn man sich bewusst ernährt. Traditionelle Ernährungslehren enthalten viel Weisheit, aber auch Begrenzungen aufgrund kultureller Gegebenheiten.

Vielleicht sollte ich dieses Kapitel in **„Gesundes Leben"** umbenennen, um zu verdeutlichen, dass **„richtige Ernährung"** nur in Verbindung mit „richtigem Lebensstil" zu mehr Lebensqualität und gesundem Leben führen kann.

Basis eines gesunden Lebens ist immer **ausreichende Bewegung,** für uns Mitteleuropäer gut durch Ausdauersportarten wie Schwimmen, Radfahren, Walken, Joggen oder Aerobic realisierbar. Sie fördern die Durchblutung, stärken Herz und Kreislauf, erhöhen Kraft und Elastizität der Muskulatur, stärken das Immunsystem, verbessern die Blutfettwerte, senken den Blutzucker, fördern die Verdauung, heben die Stimmung und sind gut gegen Übergewicht. Schon dreimal wöchentlich (besser täglich) je 30 Minuten Bewegung sind wirksam, auch zum aktiven Stressmanagement.

Bei Überlegungen zu gesundem Leben und gesunder Ernährung lässt sich Wesentliches aus der **Entwicklungsgeschichte des Menschen** ableiten. In seiner jetzigen Form gibt es den Menschen **seit ca. 300 000 Generationen**. Den weitaus größten Teil dieser Zeit haben die Menschen als **Jäger und Sammler** gelebt. Erst **vor 500 Generationen** begann die Entwicklung der **Landwirtschaft**. **Seit 10 Generationen** spricht man vom Industriezeitalter, und erst seit **zwei Generationen**, praktisch erst nach dem 2. Weltkrieg, haben wir uns daran gewöhnt, **hochgradig verarbeitete Lebensmittel** zu verzehren. Genetisch unterscheidet sich der Mensch der Gegenwart nur in sehr geringem Maß vom Menschen der Urzeit, d.h. die physiologischen und biochemischen Abläufe in unserem **Stoffwechsel** sind optimal **angepasst** an die **Lebens- und Ernährungsgewohnheiten** der **Steinzeit**. Ob dabei die Ketolysefähigkeit des Gehirns, d.h. seine Fähigkeit Fettabbauprodukte zu verwerten, bedeutsam ist, bleibt umstritten.

Es wird empfohlen, ca. 2 Liter **Wasser** über den Tag verteilt zu trinken, am besten Quellwasser (d.h. still, mineralarm, schadstoff- und kohlensäurefrei). Andere Getränke, wie z.B. Tee, Kaffee, Gemüsesaft, Softdrinks oder Milch können die Wirkung von Wasser im menschlichen Stoffwechsel nur unzureichend ersetzen.

Wichtigster Grundsatz der Nahrungsmittelauswahl ist, täglich frische und unerhitzte Lebensmittel, regional, saisonal, schadstoffarm produziert, essen! Nur so können, wie schon Hippokrates wusste, unsere Nahrungsmittel unsere Heilmittel sein. Der Mensch benötigt täglich **Nährstoffe im Verhältnis von 35 % Fett, 25 % Eiweiß und 40 % Kohlenhydrate.** Auch Mikronährstoffe wie Vitamine, Mineralstoffe und Spurenelemente sind bedeutsam. Fette sind als Energielieferanten, Träger ungesättigter Fettsäuren und fettlöslicher Vitamine, Ausgangsverbindungen für Gallensäuren und Hormone u.a. essentiell. Aufgenommene Eiweiße dienen hauptsächlich dem Aufbau körpereigener Proteine. Die Qualität der Eiweiße wird durch den Gehalt an essentiellen Aminosäuren bestimmt. Je natürlicher die Nahrung zubereitet wird, desto höher ist die biologische Wertigkeit, d.h. zumeist: je weniger erhitzt, desto hochwertiger sind Eiweiße für den Organismus. Kohlenhydrate sind wichtige Energielieferanten. Sie sind beispielsweise in Brot, Kartoffeln, Nudeln, Reis, Zucker, Obst und Gemüse enthalten. Zuckerhaltige Speisen, wie Kuchen oder Süßigkeiten und Weißmehlprodukte, lassen den Blutzuckerspiegel rasch ansteigen und wirken somit im Stoffwechsel eher ungünstig.

Genussmittel, z.B. alkoholische Getränke, Kaffee, schwarzer Tee, Gemüse- und Fruchtsäfte, sollten nur **in Maßen** getrunken werden. Gleiches gilt für Milch und Milchprodukte, die oft weniger gut verstoffwechselt werden.

Am besten niemals sollten **Fast Food, Süßigkeiten und industrielle Fertigprodukte** verzehrt werden, die Farb- und Konservierungsstoffe, Geschmacksverstärker (Glutamat), Süßstoffe (Aspartam u.ä.) enthalten. Auch auf die Zubereitung von Nahrung mit der **Mikrowelle** sollte verzichtet werden, da dies nachweislich erhebliche Auswirkungen auf die Gesundheit hat.

Präventivmedizinische Lebensführung, vegetarische Ernährung sowie besondere und belastende Lebensumstände erfordern die **zusätzliche Einnahme von Mikronährstoffen** (z.B. Vitamine, Mineralstoffe, Aminosäuren). Schon der einmal wöchentliche Verzicht auf das Abendessen **(Dinner-Cancelling),** bei dem die nachfolgende Unterzuckerung während des Schlafes die Bildung von Wachstumshormonen fördert, ist aktive Präventivmedizin.

Der menschliche Stoffwechsel ist individuell verschieden. Deshalb sieht optimale Ernährung nicht für alle Menschen gleich aus und kann nicht für alle Menschen in unterschiedlichen Lebenssituationen gleich sein. Man sollte versuchen im Alltag mit drei Mahlzeiten im Abstand von vier bis sechs Stunden auszukommen.

Abb. 4: Pyramide des gesunden Lebens (VITATEST)

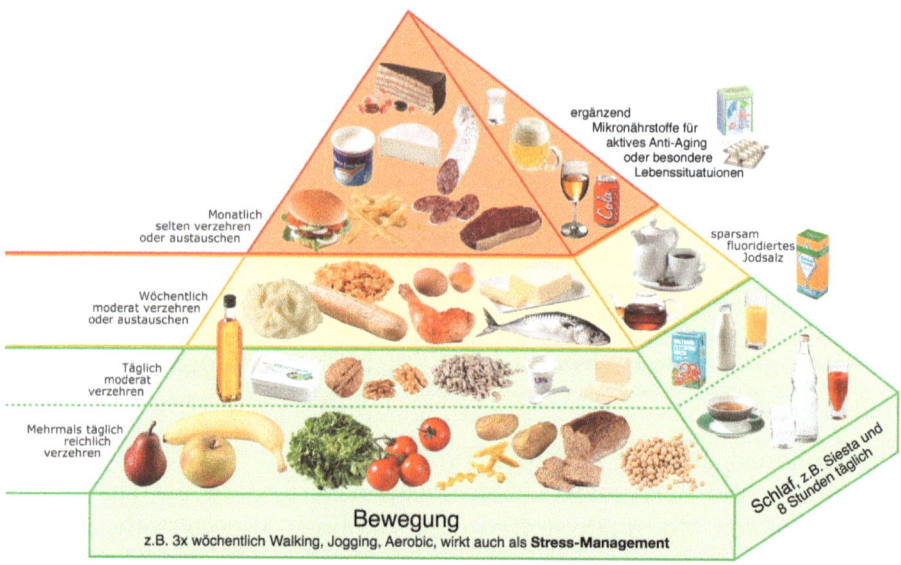

4.2.1 Verdauliche Kohlenhydrate und Ballaststoffe

Kohlenhydrate zählen, wie Eiweiße und Fette, zu den Grundnahrungsstoffen. Man unterscheidet sie in für den Menschen verwertbare Kohlenhydrate (Zucker und Stärke) und für den Menschen nicht verwertbare Kohlenhydrate (Ballaststoffe). Zu den verwertbaren Kohlenhydraten zählen:

* **Monosaccharide** (Einfachzucker) wie Glukose (syn. Traubenzucker, Dextrose), Fruktose (Fruchtzucker) und Galaktose,

* **Disaccharide** (Zweifachzucker) wie Saccharose (aus Glukose und Fruktose), Maltose (aus Glukose und Glukase) und Laktose (aus Glukose und Galaktose) und

* **Polysaccharide** (Vielfachzucker) wie pflanzliche Stärke und tierische Stärke (Glykogen), die enzymatisch in Glukoseeinheiten gespalten werden können.

Dextrine sind Abbauprodukte der Stärke und des Glykogens, die beim enzymatischen Abbau oder bei der Verarbeitung stärkehaltiger Lebensmittel (z.B. Erhitzen > 150 °C) entstehen.

Pflanzen enthalten auch für den Menschen unverdauliche Zellulose. Sie besteht ebenfalls aus Glukoseeinheiten, deren Bindungen zwischen den Zuckermolekülen lassen sich jedoch nicht enzymatisch spalten. Weitere unverdauliche Kohlenhydrate sind Hemizellulose, Pektin, Lignin und Inulin. Sie werden als **Ballaststoffe** (syn. Nahrungsfasern, Pflanzenfasern, Faserstoffe, Füllstoffe, unverdauliche Polysaccharide, pflanzliche Hydrokolloide) bezeichnet und sind für eine gute Darmfunktion unverzichtbar.

Wichtigste Aufgabe der verdaulichen Kohlenhydrate ist die **Bereitstellung von Energie** für den Stoffwechsel. Überschüssige Kohlenhydrate werden in der Leber und im Muskel als **Glykogen** gespeichert. Glykogen kann bei Bedarf wieder in Glukose abgebaut und an das Blut abgegeben werden. Glykogen gleicht kurzfristige Energiedefizite aus, während bei Überangebot an Kohlenhydraten durch Umbau von Kohlenhydraten in Fettsäuren Fettreserven gebildet werden.

Obwohl der Körper auch aus Eiweiß und Fett Energie gewinnen kann, führt das Fehlen von Kohlenhydraten zu unerwünschten Stoffwechselveränderungen (z.B. verminderte Glukosetoleranz, Hypoglykämie, Blutdruckabfall, Azidose, Ketose, Störungen des Wasser- und Elektrolyt-Haushaltes, Muskel- und Konzentrationsschwäche) und Verdauungsstörungen (z.B. Darmträgheit).

Der **Bedarf** an Kohlenhydraten ist abhängig von der Gesamtenergiezufuhr. Die Deutsche Gesellschaft für Ernährung (DGE) empfiehlt einen Anteil von 55–60 % der Nahrungsenergie, d.h. etwa 350 g pro Tag, jedoch mindestens 140–180 g. Der Hauptanteil an Kohlenhydraten sollte aus langsam resorbierbaren Polysacchariden (Stärke) bestehen. Dazu sollten mindestens 30 g Ballaststoffe pro Tag verzehrt werden.

Ballaststoffe werden in lösliche und unlösliche Ballaststoffe eingeteilt. **Lösliche Ballaststoffe** bilden mit Wasser Gele, deren Umfang von der Molekülstruktur bestimmt wird. Dazu gehören Pflanzenextrakte wie **Pektin** (in Obst, Gemüse, Zellwandextrakte von Zitrusfrüchten, Apfeltrestern), **Meeresalgenextrakte** wie Alginate, Agar-Agar und Carrageen, **Samenschleime** von Johannisbrotkernen, Guarkernen, Psyllium („Flohsamen") und Leinsamen, **Pflanzenexsudate** wie Gummi arabicum und Traganth sowie **Zellulosederivate**, sprich synthetische Hydrokolloide auf Basis wasserlöslicher Zellulose (z.B. Methyl-, Ethyl- und Carboxy-Methyl-Zellulose) und mikrokristalline Zellulose. In die Hohlräume dieser Moleküle kann ein Vielfaches des Eigenvolumens an Wasser eingelagert werden, viel mehr als bei den sogenannten unlöslichen Ballaststoffen. Ein Gramm Weizenkleie beispielsweise bindet drei Gramm Wasser, während ein Gramm Apfelpektin bis zu 60 g Wasser einlagern kann. Die **Mikroflora** des Dickdarmes baut diese Gele zum Teil zu, für die Darmschleimhaut wichtigen, „kurzkettigen Fettsäuren" ab.

Unlösliche Ballaststoffe sind aufgrund ihrer Struktur wasserunlöslich, können aber dennoch etwas Wasser einlagern. Dazu gehören **Zellulose** (z.B. Weizenkleie), **Lignin** (Mais), **Hemizellulosen** (Hülsenfrüchte) und **Glucane** (Hafer, Gerste), die kaum fermentativ abgebaut werden. Sie füllen den Darm dadurch räumlich besser als lösliche Ballaststoffe und können zur Vorbeugung und Behandlung von Darmerkrankungen eingesetzt werden. Wichtig ist bei Verzehr von Ballaststoffen, genügend Flüssigkeit aufzunehmen, da dem Darminhalt sonst Flüssigkeit entzogen wird. Dies führt dann nicht, wie gewünscht zu beschleunigter, sondern zu verzögerter Darmpassage (**Obstipation**).

Ballaststoffe wirken nicht nur im Magen-Darm-Trakt sondern direkt oder indirekt auf den Gesamtstoffwechsel. Da es sich um eine komplexe Stoffgruppe handelt, die auch in Verbindung mit anderen Nahrungsbestandteilen wirkt, sind isolierte Ballaststoffe anders zu werten als im natürlichen Verband der Nahrungsmittel. **Im Mund** fördern unlösliche Ballaststoffe Kauen und Speichelbildung, wodurch sich Vorverdauung und Sättigung verbessern. **Im Magen** bilden lösliche Ballaststoffe wie Pektin eine viskose Gelschicht, was die Magensäure puffert und die Magenentleerung verzögert. Auch dadurch hält das Sättigungsgefühl länger an. **Im Dünndarm** erhöhen Ballaststoffe Volumen und Viskosität des Speisebreis. Dadurch werden Verdauungsenzyme verdünnt und teilweise an Ballaststoffe gebunden bzw. gehemmt, was die Verdauungs- und Resorptionszeit erhöht. Das ist vor allem für die erwünschte Verzögerung der Kohlenhydratverdauung wichtig, die starke **Blutzuckerschwankungen vermeidet** und das Sättigungsgefühl fördert. Ballaststoffe können Kationen binden und somit dazu beitragen, dass **weniger** in der Nahrung vorhandene **Schadstoffe** (z.B. Schwermetalle) resorbiert werden. Umstritten ist die durch die Kationenbindung **verminderte Bioverfügbarkeit essentieller Mineralstoffe** wie Eisen, Zink oder Kalzium. Da jedoch ballaststoffreiche Lebensmittel gleichzeitig einen höheren Gesamtmineralstoffgehalt haben (z.B. Vollkornmehl im Vergleich zu Weißmehl), ist kein negativer Effekt zu erwarten. Auch **Gallensäuren** werden von Ballaststoffen gebunden und damit vermehrt über den Stuhl ausgeschieden. Dadurch wird die Bildung sekundärer Gallensäuren vermindert und vermutlich Dickdarmkrebs vorgebeugt. Damit wird auch der **Gesamtcholesterinspiegel** um bis zu 20 % gesenkt. **Im Dickdarm** vermehren Ballaststoffe die Stuhlmenge sowie die Stoffwechselaktivität der Darmflora (kurzkettige Fettsäuren). Das größere Stuhlvolumen sowie die weichere Konsistenz ermöglichen **kürzere Darmpassage** und **erleichterte Ausscheidung,** beugen also Verstopfung vor. Als Folge werden auch belastende Stoffwechselprodukte der Darmflora (z.B. Ammoniak, Schwefelwasserstoff) schneller ausgeschieden und dadurch Schleimhaut, Leber und Nieren entlastet. Lösliche Ballaststoffe werden mikrobiell zu kurzkettigen Fettsäuren und Gasen (Methan, Kohlendioxid) abgebaut. Die Fettsäuren tragen zur Energieversorgung des Darmepithels sowie zur pH-Regulation im Dickdarm bei.

Ballaststoffreiche Kost wird zur Vorbeugung und Behandlung von Übergewicht, Verstopfung, Diabetes, Fettstoffwechselstörungen, Arteriosklerose, Nieren- und Gallensteinen, Divertikulose, chronischen Darmentzündungen, Leberfunktionsstörungen und Dickdarmkrebs empfohlen.

Die von der DGE empfohlenen Richtwerte für den Verzehr von 30g Ballaststoffen pro Tag sind eher als niedrig einzustufen. International werden Richtmengen von 25–60 g/d angegeben, wobei das Verhältnis von unlöslichen zu löslichen Ballaststoffen 2 : 1 ist. Um Unverträglichkeitsreaktionen zu mindern, sollte die Umstellung der Kost auf höheren Gehalt an Ballaststoffen langsam erfolgen. Anpassungsreaktionen mit vermehrter Bildung von Darmgasen sind normal.

4.2.2 Eiweiße

Proteine bestehen aus **Aminosäuren,** die langkettige Moleküle bilden. Von den zwanzig Aminosäuren kann der Organismus acht nicht selbst synthetisieren. Diese **essentiellen Aminosäuren** sind Threonin, Valin, Leucin, Isoleucin, Lysin, Methionin, Phenylalanin und Tryptophan. Bei Neugeborenen und urämischen Patienten müssen auch Tyrosin und Histidin zugeführt werden.

Nahrungseiweiße dienen hauptsächlich dem Aufbau körpereigener Eiweiße in Form von Gerüst- und Strukturproteinen (z.b. Kollagene, Elastine), Funktionsproteinen (z.b. Hormone, Enzyme), Transportproteinen (z.b. Albumin im Blut), für die Immunabwehr (z.b. Immunglobuline) u.a. Da die Zusammensetzung der Körper-Eiweiße genetisch determiniert ist, stört der Mangel an essentiellen Aminosäuren in der Nahrung ggf. die Eiweißsynthese.

Nach Empfehlungen der DGE soll die **tägliche Zufuhr von Eiweiß beim Erwachsenen 60–80 g** (1 g / kg Körpergewicht) betragen. Im Wachstumsalter ist der Bedarf, bezogen auf das Körpergewicht, erhöht. Eiweißmangelerscheinungen treten bei uns gegenwärtig nur Extremfällen, z.b. bei einseitiger Ernährung von Veganern, bei Alkoholikern oder zehrenden Krankheiten, auf. Regelmäßiger Verzehr überhöhter Eiweißmengen (> 100 g/d) kann zu gesundheitlichen Schäden mit erhöhter Blutharnsäurekonzentration, wie Gicht, Osteoporose, Arteriosklerose und Eiweißspeicherung in der Matrix, führen. Tierische Eiweiße sind im Allgemeinen, aufgrund ihrer Aminosäuren-Zusammensetzung, biologisch hochwertiger. Bei sorgfältiger Zusammenstellung der Nahrung lässt sich der Proteinbedarf auch ausschließlich mit pflanzlichen Eiweißen decken.

4.2.3 Fette

Auch Fette gehören zu den Grundnahrungsstoffen. Fette sind **Energielieferanten** und können in **Fettdepots** gespeichert werden. Sie bieten Organen mechanischen Schutz, sind Träger fettlöslicher Vitamine, Ausgangsverbindungen für Gallensäuren und Hormone, sind beteiligt an der Bildung von Vitamin D und Prostaglandinen sowie Struktur- und Funktionsbestandteil von Zellmembranen.

Neutralfette (Triglyceride) bestehen aus Glycerin und Fettsäuren (FS). Die Fettsäuren unterscheiden sich in der Anzahl ihrer Kohlenstoffatome (Kettenlänge) und der Anzahl ihrer „Doppelbindungen" (Sättigungsgrad). Entscheidend für die ernährungsphysiologische Bedeutung der Fette sind die enthaltenen Fettsäuren. Je höher der Anteil ungesättigter Fettsäuren, desto geeigneter für die menschliche Ernährung ist das Fett. Fettsäuren mit nur einer Doppelbindung, **„einfach ungesättigte" Fettsäuren**, die z.b. in Olivenöl, Rapsöl oder Avocado in größeren Mengen vorkommen, müssen nicht mit der Nahrung zugeführt werden. Sie wirken sich im Fettstoffwechsel günstiger aus als gesättigte Fettsäuren, die keine Doppelbindungen enthalten. **Gesättigte Fette** können im menschlichen Stoffwechsel aus Kohlenhydraten aufgebaut werden und erscheinen im Blut als Triglyceride.

Essentielle Fettsäuren, die der Mensch nicht selbst synthetisieren kann, sind mehrfach ungesättigte Ω-6- und Ω-3-Fettsäuren wie Linolsäure, Linolensäure, Eicosapentaensäure und Docasapentaensäure. Besonders den Ω-3-Fettsäuren wird eine günstige Beeinflussung des Fettstoffwechsels, der Fließeigenschaften des Blutes sowie entzündungshemmende Wirkung zugeschrieben.

Etwa 25 % der Nahrungsenergie sollte aus Fett gedeckt werden, also 50–80 g pro Tag. Der tatsächliche Verzehr in Deutschland liegt derzeit bei ca. 130 g pro Tag (40 %). Wichtiger als die verzehrte Fettmenge ist die Qualität der verzehrten Fette. Die Regel: höchstens 1/3 gesättigte Fettsäuren, mindestens 1/3 einfach gesättigte Fettsäuren und höchstens 1/3 mehrfach ungesättigte Fettsäuren, wobei ein Ω-6 zu Ω-3-FS-Verhältnis < 5 : 1, beachtet werden sollte.

4.3 Literaturhinweise zu Kapitel 4

Aguilera, M. et al.:

Stress and Antibiotic Alter Luminal and Walladhered Microbiota and Enhance the Local Expression of Visceral Sensory-Related Systems in Mice. Neurogasroenterol Motil.
2013 August; 25 (8), S. e515–e529.

Anonym:

http://de.wikipedia.org/w/index.php?title=Verdauung, 2016.

Bercik, P. et al.:

The Intestinal Microbiota Affect Central Levels of Brain-Derived Neurotropic Factor and Behavior in Mice. Gastroenterology, August 2011; 141 (2), S. 599-609.

Bravo, J.A. et al.:

Ingestion of Lactobacillus Strain regulatees Emotional Behavior and central GABA Receptor Expression in a Mouse via the Vagus Nerve. Proc Natl Acad Sci USA, 2011, September 20; 108 (38), S. 16 050–16 055.

Craig, A.D.:

How do you feel – now? The anterior insula and human awareness. Nat Rev Neurosci, 2009, January; 10 (1), S. 59–70.

Grimm, H.-U.:

Die Ernährungslüge – Wie uns die Lebensmittelindustrie um den Verstand bringt. Droemer Verlag München, 2003.

Enders, G.:

Darm mit Charme – alles über ein unterschätztes Organ. Ullstein Verlag Berlin, 21. Aufl., 2014.

Keller, J. et al.:

S3-Leitlinie der Deutschen Gesellschaft für Verdauungs- und Stoffwechselkrankheiten (DGVS) und der Deutschen Gesellschaft für Neurogastroenterologie und Motilität (DGNM) zu Definition, Pathophysiologie, Diagnostik und Therapie intestinaler Motilitätsstörungen. Z Gasroenterol, 2011; 49, S. 374–390.

Mayer, E.A.:

Gut Feelings: The Emerging Biology of Gut- Brain Communication. Nat Ren Neurosci, 2011, July 13; 12 (8), S. 453–466.

Mersch, P.:

Klüger werden und Demenz vermeiden. Printed in Germany by Amazon Distribution GmbH, 3. Aufl., 2013.

Opitz, Ch.:

Befreite Ernährung – wie uns der Körper zeigt, welche Nahrung er wirklich für Gesundheit und Wohlbefinden braucht. Hans-Nietsch-Verlag, 5. Aufl., 2013.

Paul, S.:

Paläopower – Das Wissen der Evolution nutzen für Ernährung, Gesundheit und Genuss. C.H. Beck Verlag, München, 2.Aufl., 2013.

Rosler, P.:

Praxisinformationen. www.vitatest.de, 2014.

Silbernagel, S., Despopoulos, A.:

Taschenatlas Physiologie, 8. Auflage, Thieme, Stuttgart, New York, 2012.

Varea, V. et al.:

Malabsorption of Carbohydrates and Depression in Children and Adolescents. J Peditr Gastroenterol Nutr., 2005, May; 40 (5), S. 561–565.

5 Entzündungen des Magen-Darm-Traktes

5.1 Begriffsbestimmungen

Entzündung (Inflammation) ist eine charakteristische Antwort von Gewebe auf einen äußeren oder innerlichen, potenziell schädigenden Reiz mit der Funktion, diesen Reiz zu beseitigen, dessen Ausbreitung zu unterbinden und ggf. eingetretene Schäden zu reparieren.

Jeder das physiologische Maß übersteigende Reiz kann eine Entzündung auslösen:

- physikalische Reize:
  - mechanisch (z.B. Druck, Verletzung, Fremdkörper)
  - thermische (z.B. Wärme, Kälte)
  - Strahlung (UV, Infrarot, radioaktiv)
- chemische Reize (z.B. Säuren, Laugen, Toxine, entgleiste Enzyme wie z.B. bei Pankreatitis, Allergene und Autoallergene)
- biologische Reize (Mikroorganismen)
  - Bakterien, Viren, Pilze, Parasiten

Eine Entzündung kann in einem umschriebenen Gebiet lokal oder als systemische Entzündungsreaktion vorliegen. Die Entzündungsreaktion wird vom Bindegewebe (Matrix), den Blutgefäßen und dem Immunsystem getragen. Nach zeitlichem Ablauf unterteilt man Entzündungen in akut, subakut, chronisch oder rezidivierend.

Nach Lokalisation der Entzündung wird eine **Entzündung des Verdauungstraktes** als Gastritis (Magen-Entzündung), Gastro-Enteritis (Magen-Darm-Entzündung), Enteritis (Dünndarm-Entzündung), Colitis (Dickdarm-Entzündung) oder Enterocolitis (Dünn- und Dickdarm-Entzündung) bezeichnet.

Die **klinischen Symptome** einer Darmschleimhautentzündung sind wenig spezifisch. Meist werden Durchfall, Verstopfung, Änderung der Stuhlkonsistenz, Stuhl-Beimengungen / -Auflagerungen (Schleim, Blut), Schmerzen, Blähungen oder ggf. Schleimhautläsionen (Ulcera / Geschwüre) beobachtet.

Um Entzündungen der Darmschleimhaut von anderen Darmstörungen und um unterschiedliche Arten der Entzündung voneinander abzugrenzen, ist die gezielte **Untersuchung von Entzündungsmarkern und weiteren Parametern im Stuhl** sinnvoll. Entzündung ist die häufigste Ursache von Darmstörungen. Selbst die Analyse aller Entzündungsmarker und ggf. deren Kombination mit weiteren diagnostischen Verfahren, wie Ultraschall, Enzymbestimmungen oder Koloskopie, beantwortet die Frage Entzündung ja/nein nur zu ca. 80 %. Es bleibt eine diagnostische Lücke, insbesondere bei chronischen Enteritiden.

5.2 Akute Gastroenteritis

Akute Magen-Darm-Entzündungen unterschiedlicher Genese sind die häufigste Ursache von Durchfall und Übelkeit bei Kindern und Erwachsenen. Noch 1980 waren Durchfall-Erkrankungen mit mehr als 4,5 Millionen Todesfällen pro Jahr weltweit der häufigste Grund für Kindersterblichkeit. Seit der Einführung der oralen Rehydratationstherapie als Standardbehandlung konnte diese Zahl auf etwa 1,5 Millionen im Jahr 2000 gesenkt werden.

Umgangssprachlich wird die akute Gastroenteritis als Magen-Darm-Grippe, Brechdurchfall oder Bauchgrippe bezeichnet. Die häufigsten Ursachen für eine Magen-Darm-Grippe sind Infektionen mit Viren oder Bakterien (siehe 5.5.) und akute Reaktionen auf unverträgliche Nahrungsmittel (siehe 5.6.).

5.3 Chronische Gastroenteritis

Unter chronisch-entzündlichen Darmerkrankungen (CED; engl.: inflammatory bowel disease = IBD) versteht man rezidivierende oder kontinuierliche entzündliche Erkrankungen des Darms. Am häufigsten sind die Colitis ulcerosa und der Morbus Crohn. Seltener ist die mikroskopische Colitis, die histologisch in kollagene und lymphozytäre Colitis unterschieden wird. Auch bei Divertikulose ist die Darmschleimhaut chronisch entzündet. Veränderungen ausgewählter Laborwerte weisen darauf hin, dass auch das Reizdarmsyndrom mit, teilweise subklinischen, Entzündungen einhergeht. Das Auffinden der Ursachen chronischer Enteritiden bzw. deren Zuordnung zu definierten Krankheitsbildern gelingt nicht in jedem Fall. Oft handelt es sich um multifaktorielle pathogenetische Prozesse.

Chronisch entzündliche Darmerkrankungen, Reizdarm, Nahrungsmittel-Unverträglichkeiten, chronische Pankreatitis, NSAID-Abusus, bakterielle

Fehlbesiedlung, Darminfektionen und verschiedene Immundefekte sind zumeist mit einer Schädigung der Darmmukosa verbunden. Die Permeabilität für Moleküle unterschiedlicher Größe nimmt infolge dessen zu und die Schutzfunktion des Darmes wird gestört. Es entwickelt sich das sogenannte „**Leaky-Gut-Syndrom**", das zu Störungen der Nährstoffresorption mit Müdigkeit und Blähungen, zur Absorption von höhermolekularen Stoffen mit Unverträglichkeitsreaktionen, Immunkomplexbildung und beeinträchtigter Darmentgiftungsfähigkeit führt. Dadurch erhöht sich die Gefahr von Infektionen mit Bakterien, Viren, Parasiten und Pilzen. Ebenso können z.B. Darminfektionen oder Nahrungsmittel-Unverträglichkeiten/-Allergien Ursache chronischer Gastroenteritis sein.

5.3.1 CED – Morbus Crohn, Colitis ulcerosa, Mikroskopische Kolitis

Morbus Crohn und Colitis ulcerosa sind nicht-ansteckende, chronisch-entzündliche Erkrankungen des Darmes, deren **Ursache bis heute nicht geklärt** ist. In Deutschland sind etwa 320.000 Menschen von einer CED betroffen. Etwa ein Fünftel von ihnen ist jünger als 15 Jahre. Die Erkrankung tritt familiär gehäuft auf. Familienangehörige von CED-Patienten entwickeln 30–50-mal häufiger eine CED als die Allgemeinbevölkerung. Neben der genetischen Veranlagung werden Veränderungen der Darmflora, Infektionen, das Ernährungsverhalten und andere Lebensstil-Faktoren für die Krankheitsentstehung verantwortlich gemacht.

Aus Tierexperimenten ist bekannt, dass Mikroben im Darm primäre Ursache für die Entstehung chronischer Entzündungen sind. Bei Tieren, die keimfrei gehalten werden, gelingt es nicht, eine Entzündung des Darmes zu induzieren. Dabei basiert die Kommunikation zwischen Mikroorganismen und Wirt auf Entzündungsprozessen, die permanent dadurch stattfinden, dass bestimmte Signalwege in der Zelle die Erkennung von Bakterien melden. Der Begriff Entzündung steht für einen multizellulären Vorgang im Gewebe, der mit pathologischen Veränderungen einhergeht. Die Aktivierung von Darmepithelzellen oder Immunsignalen muss jedoch nicht zu pathologischen Veränderungen im Darmgewebe führen. Zusätzliche Faktoren, wie z.B. bestimmte Mustererkennungsrezeptoren (Toll-Like-Rezeptoren), NF-κB, bakterielle Proteasen und Eisen, scheinen die Aktivierungskaskade der Entzündung maßgeblich zu beeinflussen. Eine leichte aktivierende Entzündung im Darmepithel ist positiv zu werten. Erst wenn Entzündungsfaktoren permanent aktiviert sind, wird der Mensch krank. Probiotika beispielsweise lösen eine schwache Entzündungsreaktion der Darmschleimhaut aus und können so protektiv wirken. Dauern Entzündungen an, ist das sensible Gleichgewicht zwischen Barriereerhaltung und Immunaktivierung an der Darmschleimhaut gestört und es entstehen chronische Darmentzündungen.

Eine aktuelle polnische Studie zeigte, dass bei Morbus-Crohn-Patienten die absoluten Keimzahlen und der prozentuale Anteil von Faecalibacterium prausnitzii vermindert waren, wobei die Keimzahlen bei stärkerer Krankheitsaktivität stärker verringert waren. Auch die Anteile kurzkettiger Fettsäuren im Stuhl waren verändert. Die Konzentration von Essigsäure war auf 70 % der Gesamtmenge kurzkettiger Fettsäuren angestiegen, während die Anteile von Propion- und Buttersäure auf etwa 15 % und 8 % absanken. Bei Gesunden liegt die Konzentration der Essigsäure relativ konstant bei etwa 60 %, die der Propionsäure bei 20–25 % und die der Buttersäure bei 15–20 %. Von den kurzkettigen Fettsäuren hat Buttersäure die größte Bedeutung für die Darmgesundheit. Sie wird von Darmbakterien gebildet, ist Hauptenergiequelle der Darmepithelzellen und reguliert die Proliferation und Differenzierung der Epithelzellen sowie die Apoptose. Buttersäure wirkt anti-inflammatorisch und unterstützt die Aufrechterhaltung der Darmbarriere, indem sie die Verbindungen zwischen den Zellen (tight junctions) stärkt. Ob die Veränderungen der Darmflora dabei Ursache oder Folge einer CED sind, ist unklar.

Beim **Morbus Crohn** handelt es sich um eine chronisch-granulomatöse Entzündung, die im gesamten Verdauungstrakt auftreten kann. Bevorzugt befallen sind der untere Dünndarm (terminales Ileum) und der Dickdarm (Colon), seltener die Speiseröhre und der Mund. Charakteristisch für Morbus Crohn ist der diskontinuierliche segmentale Befall der Darmschleimhaut, d.h. es können gleichzeitig mehrere Darmabschnitte erkrankt sein, die durch gesunde Darmabschnitte voneinander getrennt sind.

Die **Colitis ulcerosa** ist durch einen Befall des Mastdarms und des Dickdarms gekennzeichnet. Anders als beim Morbus Crohn ist meist nur der Dickdarm von der Entzündung kontinuierlich betroffen und die Entzündung ist auf die Darmschleimhaut (Mukosa und Submukosa) beschränkt.

Bei beiden Erkrankungen kann psychosozialer Stress in erheblichem Maße zur Symptomauslösung oder -verstärkung führen. Auch treten beide Krankheiten meist in Schüben auf, wobei akute, z.T. auch fulminante

Verläufe, und Symptom-freie bzw. -arme Phasen im Wechsel auftreten. Die Art und das Empfinden der Symptome ist bei den Patienten oft unterschiedlich und korreliert nur teilweise mit erhobenen Befunden aus bildgebenden Verfahren (Sonographie, Röntgen, MRT), Koloskopie, Labor bzw. Histologie.

Anhand klinischer Symptome und Krankheitsverlauf lassen sich CED nicht eindeutig voneinander abgrenzen. Es können auch verschiedene CED bei einem Patienten vorhanden sein. In der folgenden Tabelle sind typische Symptome und differentialdiagnostische Hinweise zur Abgrenzung von Morbus Crohn und Colitis ulcerosa zusammengefasst. Die exakte Diagnose kann nur durch eine Darmspiegelung mit Biopsie und anschließender histologischer Untersuchung gestellt werden. Differentialdiagnostisch sind auch Erkrankungen mit ähnlichen endoskopischen Befunden, wie infektiös oder medikamentös bedingte Kolitis, pseudomembranöse Kolitis, ischämische Kolitis oder Divertikulitis, abzugrenzen.

Tab. 5: Typische Symptome und Differentialdiagnostik von Morbus Crohn und Colitis ulcerosa (nach wikipedia.org / chronisch-entzündliche Darmerkrankungen)

Differential-Diagnostik	Morbus Crohn	Colitis ulcerosa
Klinik		
blutiger Stuhl	selten	häufig
Fisteln	häufig	selten
Abzesse	häufig	gelegentlich
toxisches Megakolon	selten	gelegentlich
Röntgen / Ultraschall		
Befall	diskontinuierlich	kontinuierlich
Befall Kolon	häufig	immer
terminales Ileum	steif, eng	weit
Dünndarm	oft befallen	normal
Koloskopie		
Rektum betroffen	ca. 50 %	> 90 %
Pathologie		
makroskop.-morphologisch	„Pflastersteinrelief", Ulzera sog. „snail trails"	Fibrosen, Pseudopolypen, „Fahrradschlauchphänomen"
mesenteriale Lymphknoten	ödematös	nicht befallen
Fistel	häufig	selten
Histologie		
Tiefe des Befalls	alle Schichten (transmural)	Mukosa u. Submukosa
Granulome	häufig	häufig
Kryptenabszesse	selten	häufig
Malignome	selten (Dünndarm)	gelegentlich (Dickdarm)

Typisch für CED ist das Auftreten extraintestinaler Symptome bei bis zur Hälfte aller Patienten. Am häufigsten sind dabei Gelenke betroffen (Arthritiden, Arthralgien). Außerdem werden Hauterkrankungen (Erythema nodosum, Pyoderma gangraenosum, Rosazea) und Augenentzündungen beobachtet.

Bei der **Therapie** von Morbus Crohn und Colitis ulcerosa unterscheidet man zwischen Schubtherapie und Remissionserhaltung. Ziel der Schubtherapie ist die Linderung der akuten Symptome. Mit der remissionserhaltenden Therapie soll die Zahl der Schübe verringert werden. Zur Behandlung stehen laut aktuellen Leitlinien zahlreiche Medikamente zur Verfügung, die, vor allem bei längerer Anwendung, mitunter starke Nebenwirkungen haben können. Dazu gehören Glukokortikoide, Amino-Salizylsäure-Präparate, Antibiotika, TNF-Blocker und Immunsuppressiva. Probiotika haben sich bei der Remissionserhaltung bewährt. In schweren Fällen können Darm-Teilresektionen nötig werden. Entzündungshemmende Nahrungsmittel wie Omega-3-Fettsäuren oder Heidelbeermuttersaft können etwas helfen. Oft hilft auch das Weglassen bestimmter Nahrungsmittel. Welche Nahrungsmittel schlecht vertragen werden, ist von Patient zu Patient unterschiedlich. Diäten, eventuell mit parenteraler oder voll resorbierbarer Nahrung, können in schweren Schüben Symptome lindern. Mangelerscheinungen erfordern Laborkontrollen und individuelle Substitution von Wasser, Mineralstoffen und Vitaminen. Komplementärmedizinisch werden entzündungshemmend Myrrhe (oft in Kombination mit Kaffeekohle und Kamille) und Weihrauch (Boswellia) eingesetzt. Mikroverkapseltes Lecithin und die orale Einnahme von Eiern des Schweinepeitschenwurmes (Trichuris suis) haben sich in Therapiestudien erfolgreich dargestellt. Auch Akupunktur und Cannabis zeigen positive Wirkungen.

Morbus Crohn und Colitis ulcerosa haben eine hohe Rezidivrate. Auch die operative Therapie führt nicht zur definitiven Heilung. Bei fast der Hälfte der Patienten nimmt die Stärke der Erkrankung im Laufe der Zeit deutlich ab. Bei etwa jedem Dritten treten immer wieder Schübe mit dazwischenliegender Beschwerdefreiheit auf. Es gibt jedoch auch Patienten mit dauerhafter Aktivität ohne Phasen der Beschwerdefreiheit.

Der Begriff **Mikroskopische Kolitis** fasst zwei verschiedene Erkrankungen des Dickdarms zusammen, die als **kollagene und lymphozytäre Kolitis** bezeichnet werden. Die Erstbeschreibung erfolgte 1976. Beide Krankheiten sind durch wässrige Durchfälle gekennzeichnet. Zur Sicherung der **Diagnose** hat es sich bewährt, Patienten mit länger als vier Wochen bestehenden wässrigen Durchfällen zu koloskopieren und Proben von mit bloßem Auge unveränderten Schleimhautbereichen aus dem gesamten Dickdarm mikroskopisch zu untersuchen. Die Untersuchung dieser Gewebeproben ergibt für beide Erkrankungen charakteristische Ergebnisse: Bei kollagener Kolitis wird eine starke kollagene Verdickung der

Basalmembran beobachtet, während bei einer lymphozytären Kolitis vermehrt Lymphozyten in der Darmschleimhaut gefunden werden. Die mikroskopische Kolitis tritt ähnlich häufig auf wie Morbus Crohn und Colitis ulcerosa. Oft treten die Durchfälle nachts auf (ca. 30 %) und werden von Gewichtsverlust (> 40 %), Bauchschmerzen (ca. 40 %), Übelkeit (ca. 20 %) und Blähungen (ca. 10 %) begleitet. Parallel treten oft **Symptome** wie rheumatische Gelenkbeschwerden, Psoriasis, Schilddrüsenfunktionsstörungen, Durchblutungsstörungen, Sprue und trockene Schleimhäute auf. Die **Ursachen** beider Erkrankungen sind nicht bekannt. Es werden verschiedene Theorien diskutiert. Einige Untersuchungen sehen Ursachen von kollagener Kolitis im vermehrten Gebrauch bestimmter Medikamente wie nicht-steroidale Antirheumatika, Cholesterinsenker, Mitteln zur Diabetestherapie oder Gerinnungshemmern. Bei etwa der Hälfte der Patienten mit lymphozytärer Kolitis finden sich vermehrt Autoantikörper, was auf eine mögliche Autoimmunerkrankung hindeutet. Als am besten wirksame medikamentöse **Therapie** wird über die Gabe von Budesonid und Weihrauchextrakt über 6–8 Wochen berichtet. Bei leichteren Durchfällen ist es häufig ausreichend, durch Stopfmittel oder Gallensäurebinder die Stuhlfestigkeit zu erhöhen und dadurch die Stuhlhäufigkeit zu vermindern. Erste Untersuchungen zum **Langzeitverlauf** zeigen, dass ein Teil der Patienten nach erfolgreicher Ersttherapie über lange Zeit symptomfrei blieben (nach 10 Jahren noch 23 %), während bei bis zu zwei Dritteln der Patienten nach Absetzen der Therapie innerhalb von 2 Monaten erneut Durchfälle auftraten. Mikroskopische Kolitis führt nicht zum gehäuften Auftreten von Darmkrebs.

5.3.2 Divertikulose

Kolondivertikel sind erworbene Ausstülpungen der Mukosa und Submukosa durch muskelschwache Lücken in der Kolonwand. In Deutschland treten sie bei etwa 30–45 % der Gesamtbevölkerung und über 60 % der über 70-Jährigen auf (**Prävalenz**). Meist sind sie harmlos. Wenn diese Divertikel Beschwerden machen, d.h. wenn sie sich entzünden, spricht man von **Divertikulitis**. Die Entzündung der Divertikel kann auf die Darmwand übergreifen (fokale Perikolitis) und schwere Komplikationen wie Abszess- und/oder Fistelbildung, Darmperforation, Stenosierung oder Divertikelblutung nach sich ziehen. In westlichen Ländern wird in den letzten Jahrzehnten eine ständige Zunahme der Hospitalisierungsrate wegen **Komplikationen der Divertikelkrankheit** beobachtet, die immer häufiger auch jüngere Patienten betrifft und zu den häufigsten Erkrankungen des Darmes gehört. Grund für die Zunahme sind Lebens- und Ernährungsgewohnheiten der modernen Industriegesellschaft: zu wenig Ballaststoffe, zu viel rotes Fleisch, keine ausreichende Bewegung, Tabak- und Alkoholkonsum.

Bei Verdacht auf Divertikulitis sollte klinisch (Beschwerden, Abdominalbefund, Temperatur) und labordiagnostisch (CRP, Leukozyten, Urinanalyse) untersucht werden. Entzündungswerte im Stuhl sind meist erhöht und schwanken je nach Stadium und Medikation. Bei akuten Bauchschmerzen sollte, auch bei jüngeren Patienten (< 40 Jahre), Divertikulitis als Differentialdiagnose erwogen werden. Insbesondere Ultraschall- und/oder Computertomografie werden als Diagnoseverfahren empfohlen.

Regelmäßige körperliche Aktivität, Erhalt von Normalgewicht sowie ballaststoffreiche, überwiegend vegetarische Kost dienen der Primär-**Prophylaxe.** Bei akuter Divertikulitis kann der Einsatz von Antibiotika nötig sein. Patienten mit schwerem, kompliziertem Verlauf sollten stationär behandelt werden.

5.3.3 Reizdarmsyndrom

Der Begriff Reizdarm-Syndrom (RDS) bezeichnet eine Gruppe funktioneller Darmerkrankungen mit hoher Prävalenz, welche bis zu 50 % der Besuche bei Gastroenterologen ausmachen. Das Reizdarm-Syndrom ruft klassische Magen-Darm-Symptome wie Bauchschmerz, Durchfall oder Blähungen hervor, welche auch bei allen anderen Darmerkrankungen vorkommen. RDS ist jedoch, vorausgesetzt spezifische Erkrankungen werden ausgeschlossen, ungefährlich. Synonyme für RDS sind Reizkolon, Irritables Darmsyndrom (IDS, engl.: IBS = Irritable Bowel Syndrome), Colon irritabile und auch „nervöser Darm".

In westlichen Ländern, Indien, Japan und China beträgt die **Punktprävalenz** des RDS ca. 10–20 % bei einer wesentlich höheren **Lebenszeitprävalenz.** In Thailand und dem ländlichen Afrika ist das RDS weniger häufig. Man rechnet allein in Deutschland mit ca. 5 Millionen Betroffenen, wobei oft keine medizinische Hilfe gesucht wird. In westlichen Ländern (aber z.B. nicht in Indien oder Sri Lanka) haben Frauen ein etwa doppelt so hohes Risiko, am Reizdarm-Syndrom zu erkranken, als Männer. Die Krankheit tritt meist zwischen dem 20. und 40. Lebensjahr erstmals auf.

Die einzelnen **Symptome** des Reizdarm-Syndroms sind wenig charakteristisch, in ihrer Gesamtheit jedoch typisch für das Krankheitsbild. Im Vordergrund steht ein Wechsel von Bauchschmerzen und Bauchkrämpfen, Stuhlunregelmäßigkeiten wie Diarrhoe und Obstipation im Wechsel, Blähungen sowie Völlegefühl. Die Schmerzen können an verschiedenen Stellen im Bauch auftreten und sind meist schlecht zu lokalisieren. Die Stuhlabgabe selbst ist oft schmerzhaft und wird häufig vom Gefühl einer unvollständigen Darmentleerung begleitet. Häufig finden sich Schleimbeimengungen im Stuhl. Oft bessern sich die Bauchschmerzen nach dem Stuhlgang. Die Nacht ist meist beschwerdefrei.

Formen des RDS:
- Durchfall-dominantes Syndrom, selten Bauchschmerzen,
- Verstopfungs-dominantes Syndrom, oft Bauchschmerzen,
- Schmerz-dominantes Syndrom, hauptsächlich Bauchschmerzen,
- Blähungs-dominantes Syndrom, hauptsächlich Gasbildung.

Die Beschwerden beschränken sich meist nicht ausschließlich auf den Magen-Darm-Trakt. Die Betroffenen fühlen sich oft auch müde und abgespannt, klagen über Rücken-, Kopf- und Gliederschmerzen, Schlafstörungen, Angstgefühle, Nervosität oder Beschwerden im Bereich von Genitalien und Harnblase.

Die Rom-II-Konsensus-Kriterien der American Gastroenterological Association **definieren** ein Reizdarm-Syndrom, wenn innerhalb der letzten 12 Monate mindestens 12 Wochen, die nicht in Folge seien müssen, abdominelle Schmerzen oder Unwohlsein mit mindestens zwei der folgenden drei Eigenschaften auftraten:

1. Linderung durch Stuhlgang
2. Beginn der Schmerzen verbunden mit einer Veränderung der Stuhlhäufigkeit
3. Beginn der Schmerzen verbunden mit einer Veränderung der Stuhlkonsistenz.

Die genauen **Ursachen** des Reizdarm- Syndroms sind nicht bekannt. Wahrscheinlich wirken bei der Krankheitsentstehung mehrere Faktoren. In der Regel finden sich Störungen der Darmmotorik, die sich in einer verzögerten oder beschleunigten Darmpassage äußern.

Patienten mit RDS zeigen erhöhte Schmerzempfindlichkeit gegenüber Dehnungsreizen in Kolon und Rektum. Die verstärkte Schmerzwahrnehmung im Darm kann durch Überempfindlichkeit des Magen-Darm-Traktes, durch gestörte Schmerzverarbeitung im Gehirn oder durch gestörte Kommunikation zwischen ZNS und dem Nervensystem des Darmes entstehen. Dieses sogenannte „Darmhirn" ist für geregelte Verdauung und normalen Transport von Nahrungsbrei und Stuhl verantwortlich. Der Neurotransmitter **Serotonin** spielt bei der Steuerung der Darmfunktion und der Schmerzwahrnehmung eine Schlüsselrolle. In wissenschaftlichen Untersuchungen wurde bei RDS eine veränderte Reaktion des Darmes auf Reize wie Nahrungs-Aufnahme, Nahrungs-Zusammensetzung (Nahrungsmittel-Unverträglichkeiten: Histaminose, Laktose, Fruktose, Sorbitol, Gluten; Nahrungsmittel-Allergien: Ei, Milch, Hefe), Hormone (Sekretin, Kortikosteroide) oder Aromastoffe (z.B. Ersatz für Thymian, Gewürznelken, Muskatnuss) festgestellt.

Darüber hinaus wurden überhöhte Mengen von Lymphozyten in der Darmwand betroffener Patienten nachgewiesen. Diese Veränderungen sprechen für Entzündung. Einem RDS geht anamnestisch oft eine akute Enteritis voraus, bei jedem zehnten Patienten eine Darminfektion.

Emotionaler Stress wie Krisen, Konflikte, Ärger, Angst, Depression, Anspannung und körperlicher Stress wie übermäßiger Sport, unregelmäßige Arbeitszeiten, können bei Patienten mit RDS zu gesteigerter Empfindlichkeit des Darmes und Darmmotilitäts-Störungen führen, wobei die Beschwerden durch diesen Stress ausgelöst oder verstärkt werden. Stress als alleinige Ursache des Reizdarmes wird jedoch als unwahrscheinlich angesehen.

Klinisch wird die **Diagnose** RDS i.d.R. aufgrund der typischen Beschwerden gestellt, soweit keine Hinweise für organische Ursachen nachgewiesen werden. Alarmsymptome, die auf organische Erkrankungen hinweisen können sind: Blut im Stuhl, Gewichtsverlust, Anämie, Fieber oder Störung der Nachtruhe wegen Durchfall oder Bauchschmerzen. **Differentialdiagnostisch** sollten Karzinome des Magen-Darm-Traktes, chronisch-entzündliche Darmerkrankungen, Magen- und Duodenal-Geschwüre, Leber-Erkrankungen sowie extraenterale Neubildungen mittels Darm- / Magenspiegelung bzw. Ultraschalluntersuchungen des Abdomens ausgeschlossen werden.

Zum Ausschluss von Malabsorptions-Störungen wie Laktose- oder Fruktose-Intoleranz können H_2-Atemtests oder genetische Tests durchgeführt werden.

Labordiagnostisch liefern Blut- und Stuhl-Untersuchungen Hinweise zu möglichen Ursachen der Reizdarm-Symptomatik. Mittels Blutuntersuchung auf Blutbild, Leberenzyme, Elektrolyte, Nierenwerte, Entzündungsmarker, Hormone (TSH, Cortisol) oder Nahrungsmittel-Allergien können andere internistische Erkrankungen ausgeschlossen werden. Untersuchungen auf Verdauungs- und Entzündungs-Parameter im Stuhl, insbesondere vermindertes Serotonin, weisen auf das RDS hin und zeigen individuell sinnvolle Therapie-Ansätze auf.

Wichtig ist, dem Patienten zu versichern, dass keine bedrohliche Erkrankung vorliegt, denn das ist meist die größte Sorge der RDS-Betroffenen. Da kausale **Therapie** nicht möglich ist, steht die Beseitigung der Kollateralschäden im Vordergrund, insbesondere naturheilkundliche Darmsanierung mit Ernährungsberatung, mikrobiologische Therapie und Entzündungstherapie. Die Behandlung zielt hauptsächlich darauf ab, individuelle Beschwerden zu lindern. Je nach Symptomen können Spasmolytika, Dyspeptika oder Karminativa (Iberogast, Fenchel, Kümmel, Anis, Pfefferminz) hilfreich sein. Gemäß Befund können Entzündungshemmer (z.B. Glutamin, Vit.C), Laxantien (Kleie, Flohsamen, Leinsamen) oder Schonkost (inkl. Verzicht auf Milch, Ei, Getreide, Alkohol, Kaffee) eingesetzt werden. Probiotika sollen nicht nur die Darmflora positiv verändern, sondern möglicherweise auch direkt auf das enterische Nervensystem wirken und in die Darm-Entzündungskaskade eingreifen. Lokale Wärme, Bauchmassagen, ausreichendes Trinken und Ess-Hygiene tragen zur Linderung bei.

Bei Serotonin-Mangel steht die kausale Therapie im Vordergrund, d.h. Beseitigung aller Störungen bzw. Störungs-Möglichkeiten im Rahmen der Darmsanierung. Zusätzlich kann die Einnahme von 5-HTP / Hydroxy-Tryptophan und / oder der Verzehr von Käse, Nüssen und Bananen hilfreich sein.

Wenn die Beschwerden durch Stress oder Konflikte verstärkt auftreten, sind weitere Maßnahmen sinnvoll. Die Betroffenen sollten zunächst selbst versuchen, den Alltagsstress abzubauen, z.B. durch regelmäßigen Tagesablauf, ausreichende körperliche Bewegung und ausgeglichene

Freizeitgestaltung. Daneben können Entspannungsübungen (z.B. autogenes Training, Meditation) oder gezielte Psychotherapie (z.B. Gesprächs- oder Verhaltenstherapie, Hypnose) hilfreich sein.

Das RDS ist weder tödlich noch mit der Entwicklung einer anderen ernsthaften Darmerkrankung verbunden. Dennoch ist die Lebensqualität bei einer Reihe von Betroffenen drastisch eingeschränkt, u.a. durch ständige Schmerzen, unangenehme Stuhlgewohnheiten, Krankschreibungen und die Entwicklung sozialer Phobien. Patienten, deren Symptome erfolgreich behandelt werden, können ein normales Leben führen.

5.4 Literaturhinweise zu den Kapiteln 5.1 bis 5.3

Anonym:
> http://www.netdoctor.at/krankheiten/fakta/colitis_ulcerosa.htm. 09.11.2014.

Anonym:
> http://de.wikipedia.org/wiki/Colitis_ulcerosa. 12.11.2014.

Anonym:
> http://de.wikipedia.org/wiki/Chronische_Enteritis. 24.10.2014.

Anonym:
> http://de.wikipedia.org/w/index.php?title=Chronisch-entzündliche_Darmerkrankungen&oldid=123772819. 26.08.2014.

Anonym:
> http://de.wikipedia.org/wiki/Colitis_ulcerosa. 12.11.2014.

Anonym:
> http://de.wikipedia.org/wiki/Kollagene_Colitis. 20.11.2014.

Böschen, T.:
> Molekül zur Regulation von Autoimmunität auch an chronisch-entzündlichen Darmerkrankungen beteiligt. http://idw-online.de/de/news613283.2014.

Böschen, T.:
> Wenn der Darm nicht zur Ruhe kommt – Familienstudie zu chronisch-entzündlichen Darmerkrankungen. http://idw-online.de/de/news598945.2014.

Caspary, W.F., Stein, J. (Hrsg.):
> Darmkrankheiten. Klinik, Diagnostik und Therapie. Springer Verlag 1999.

Galecka, M. et al.:
> Faecalibacterium prausnitzii and Crohn's disease—is there any connection? Pol J Microbiol. 62(1): 91–95. 2013.

Haller, D.:

Der Darm als Grenzfläche zur Umwelt- Epithelzellen als Sensor und Signalgeber. Aktuel Ernährungsmed 2012;37, Supplement 1: 526–529.

Leifeld, L. et al.:

S2K Leitlinie Divertikelkrankheit/ Divertikulitis. AWMF Registriernummer 021/20. 31.12.2013.

Meier, R.:

Das geheime Leiden – Reizdarm als Folge mangelnder Darmgesundheit. Aktuel Ernährungsmed 2012;37, Supplement 1: 530–533.

Neurath, M.:

TH9 cells that express the transcription factor PU.1 drive T cell-mediated colitis via IL-9 receptor signaling inintestinal epithel cells. Nature Immunology, doi: 10.1038/nl.2920; 2014.

Rosler, P.:

Entzündung an der Darmschleimhaut – Sinnvolle Diagnostik – erfolgreiche Therapie. Praxisinformationen, Comed, Mai 2012/www.vitatest.de, 2014.

Rosler, P.:

Reizdarm. www.vitatest.de/infothek/Aufsätze/zivilsationskrankheiten, 2014.

Tromm, A.:

Mikroskopische Kolitis- Kollagene und lymphozytäre Kolitis. Patienteninformationen der Klinik für Innere Medizin, Evangelisches Krankenhaus Hattingen, http://www.klinik-gastroenterologie.de/mikroskopische-kolitis/2014.

5.5 Infektionen des Magen-Darm-Traktes

5.5.1 Bedeutung infektiöser Enteritiden

Infektiöse Enteritiden sind in Deutschland die häufigsten meldepflichtigen Infektions-Krankheiten (vgl. Tabelle 6). Auch weltweit haben sie große Bedeutung und sind in Entwicklungsländern eine der Haupt-Todesursachen.

Infektiöse Darmerkrankungen sind etwa 10-mal häufiger als alle anderen meldepflichtigen Infektionskrankheiten zusammen. In Tabelle 6 sind gemeldete Infektionskrankheiten von 2012 nach Anzahl der gemeldeten Erkrankungen sortiert. Fast die Hälfte der gemeldeten Fälle von infektiöser Enteritis betreffen Norovirus-Infektionen, gefolgt von Campylobacter, Rotaviren, Salmonellen sowie darmpathogenen E.coli.

5.5.2 Überblick zu enteropathogenen Erregern

Die wichtigsten enteropathogenen Viren, Bakterien und Parasiten sind in Tabelle 7 aufgelistet. Die Mehrzahl viraler und bakterieller Darminfektionen verläuft klinisch als akute Durchfall-Erkrankung. Diese Erkrankungen sind nach kurzer Dauer meist selbstlimitierend, d.h. die Erreger werden nach wenigen Tagen mit heftiger Symptomatik ausgeschieden. Therapeutisch ist meist nur Flüssigkeits- und Elektrolytersatz nötig. Auch bei bakteriellen Infektionen kann mehrheitlich auf den Einsatz von Antibiotika verzichtet werden, während parasitäre Infektionen meist länger persistieren und die Gabe antiparasitärer Mittel erfordern.

Pilze kolonisieren in der Regel nur an geschädigter Darmschleimhaut. Ihr Nachweis muss stets quantitativ erfolgen.

Tab. 6: Statistik meldepflichtiger Infektionskrankheiten 2012
(Epidemiologisches Bulletin, RKI)

Meldepflichtige Infektionskrankheiten 2012 (ohne Darmerkrankungen)	Anzahl Erkrankungen	Meldepflichtige infektiöse Darmkrankheiten 2012 Erreger	Anzahl Erkrankungen
Influenza	11.477	Norovirus	112.364
TBC	4.210	Campylobacter	62.626
Hantavirus	2.797	Rotavirus	39.056
Adenovirus-Konjunktivitis	2.053	Salmonella	20.699
Virushepatitis (A,B,C)	6.369	darmpathogene E.coli außer EHEC	7.027
Summe weiterer meldepflichtiger Infektionskrankheiten	3.702	Giardia	4.326
		Yersinia	2.687
		EHEC ohne HUS	1.529
		Kryptosporidien	1.379
		Shigella	524
Summe meldepflichtiger Infektionskrankheiten 2012 (ohne Darmerkrankungen)	<u>24.239</u>	Summe meldepflichtiger infektiöser Darmkrankheiten 2012	<u>252.220</u>

Tab. 7: Überblick zu enteropathogenen Bakterien, Viren und Parasiten

Bakterien	Viren	Parasiten
Campylobacter (jejuni, coli)	Noro-	Blastocystis ssp.
Enteritis-Salmonellen S. Typhimurium S. Enteritidis, u.a.	Rota-	Giardia lamblia
Salmonella Typhi	Adeno-	Entamoeba (histolytica)
Salmonella Paratyphi	Astro-	Kryptosporidien (Kokzidien)
Clostridium difficile	Cytomegalie-	Mikrosporidien
Darmpathogene E.coli: EHEC, ETEC, EIEC, EPEC, EAggEC, ShigEC		
Yersinia • enterocolitica • pseudotuberculosis		Nematoden (Rundwürmer): • Askaris (Spul-) • Ancylostoma, Necator (Haken-) • Trichuris (Peitschen-) • Oxyuris (Maden-) • u.a.
Shigella		
Vibrio spp. (V.cholerae, V.parahämolyticus)		Cestoden (Bandwürmer): • Taenia • Diphyllobotrium, u.a.
Aeromonas		
Plesiomonas		
„Lebensmittelvergifter" Cl.perfringens Bacillus cereus Staph.aureus Pseudomonas aeruginosa		

5.5.3 Erläuterungen zu bakteriell bedingten Magen-Darm-Infektionen

5.5.3.1 Helicobacter-pylori-Infektionen

Helicobacter pylori ist ein gramnegatives, mikroaerophiles Stäbchenbakterium, dass den menschlichen Magen besiedeln kann. Mit einer Häufigkeit von weltweit ca. 50 % ist die Helicobacter-pylori-Infektion eine der häufigsten chronischen bakteriellen Infektionen. Hierbei ist die Infektionsrate in Entwicklungsländern sehr viel höher als in Industrienationen. In Deutschland sind insgesamt etwa 33 Millionen Menschen infiziert, von denen ungefähr 10–20 % Duodenal- und / oder Magen-Ulzera entwickeln. Dabei gibt hier die Anzahl der Lebensjahre die ungefähre Prävalenz in Prozent an. Hauptkeimreservoir ist der menschliche Magen. Die Keime werden bevorzugt innerhalb von Familien weitergegeben.

Infektionen mit H.pylori werden für eine Reihe von Magenerkrankungen verantwortlich gemacht, die mit einer verstärkten Sekretion von Magensäure einhergehen. Dazu gehören die die Typ-B-Gastritis, ca. 75 % der Magengeschwüre und praktisch alle Zwölffingerdarm-Geschwüre. Die Untersuchung auf H.pylori ist daher ein wesentlicher Bestandteil der Diagnostik von Magenerkrankungen. Eine Infektion mit H.pylori ist ein Risikofaktor für die Entstehung des Magenkarzinoms und des MALT-Lymphoms.

H.pylori sezerniert eine Reihe von Schleimhaut-schädigenden und Immunabwehr-schwächenden Enzymen. Die daraus resultierende Entzündung führt zu vermehrter Gastrin- und infolge dessen zu vermehrter Magensäureproduktion. Trotzdem verlaufen viele Typ-B-Gastritiden symptomlos. Oft lässt erst eine zusätzliche Schwächung der Magenschleimhaut-Barriere (z.B. durch Alkohol, Nikotin, Arzneimittel, Stress), die den Keim zu einer vermehrten Ammoniakbildung veranlasst, ein Geschwür entstehen. Mit Hilfe molekularbiologischer Methoden werden H.pylori-Stämme vom Typ I und II mit unterschiedlichen Pathogenitätsfaktoren unterschieden. Typ-I-Stämme können ein vakuolisierendes Zytotoxin (VacA) und / oder Peptidoglycan (über die „Zytotoxin-assoziierte Gene-Pathogenitätsinsel" = cag) exprimieren und gehen häufiger mit Ulcuskrankheit einher als Infektionen mit Typ-II-Stämmen, die paradoxerweise vor Magenkrebs zu schützen scheinen.

Die **Diagnostik** von Helicobacter pylori kann direkt durch Probenahme (Biopsien mittels Gastro-Duodenoskopie) und anschließende Mikroskopie (Histologie) oder mittels Urease-Test erfolgen. Auch ein Atemtest nach Einnahme von Isotopen-markiertem Harnstoff weist das Bakterium nach. Diagnostisch ebenso sicher, für den Patienten weniger belastend und kostengünstiger ist der Nachweis von H.pylori-Antigen im Stuhl. Der Antikörpernachweis im Serum wird nur zum Erstnachweis genutzt.

Therapeutisch steht die Eradikation von H.pylori im Vordergrund. Sie ist indiziert bei symptomatischer Gastritis, atrophischer Gastritis, gastroduodenalen Ulcera, Magenfrühkarzinomen, positiver Familienanamnese eines Magenkarzinoms, Magenteilresektion, MALT-Lymphom oder Dauertherapie mit NSAR.

Allopathisch wird die „italienische" oder „französische" Tripeltherapie über 7 Tage als Kombination eines Protonenpumpenhemmers (z.B. Omeprazol, Pantoprazol) mit den Antibiotika Clarithromycin und Amoxicillin bzw. Metronidazol empfohlen. Die Therapiekontrolle nach 4–6 Wochen ist dringend zu empfehlen.

Für **Therapie-Versager** der Triple-Therapie, existiert eine effektive aber nebenwirkungsbehaftete „Quadruple-Therapie", bei der ein Protonenpumpenhemmer, Tetracyclin, Metronidazol und ein Bismutsalz über 10 Tage kombiniert werden.

Homöopathisch werden Fortakehl, Mucokehl, Sanukehl, Nigersan, Alkala und Liquiritae eingesetzt.

Naturheilkundlich gut wirksam und verträglich ist eine 7-Tage-Kur mit Paracid von Vitasan®, einem Nahrungsergänzungsmittel aus 7 antibakteriellen Pflanzenextrakten.

Neuere Untersuchungen weisen darauf hin, dass Stoffwechselprodukte lebender Laktobazillen in der Lage sind, das Wachstum von Helicobacter pylori zu unterdrücken, insoweit ist der Aufbau der Darmflora nach der Paracid-Kur mit Probiotika empfehlenswert.

Bei Therapieversagern, schon nach der ersten erfolglosen Behandlung, bei Patienten über 45 Jahre mit Alarmsymptomen (Anämie, Gewichtsverlust, Dyspepsie, Malabsorption) und in Gebieten mit hohem Anteil **antibiotikaresistenter H.pylori** sollte unbedingt eine Gastroskopie mit anschließender Erregeranzüchtung und Antibiogramm durchgeführt werden. Primärresistenzraten von H.pylori lagen für Metronidazol bei 31 %, für Clarithromycin bei 7 % und für Chinolone bei 14 %. Bei 4 % der nicht vorbehandelten Patienten fanden sich doppelresistente Stämme. Nach bereits einer einzigen erfolglosen Therapie stiegen die Resistenzen bei Metronidazol auf 49 %, bei Clarithromycin auf 60 % und auf 21 % bei den

Chinolonen. Doppelresistenzen stiegen nach zwei Behandlungen bereits auf 31 % und nach drei Behandlungen auf 66 % an (ResiNet 2001–2012, Stand 31.12.2012).

Die Eradikation von H.pylori scheitert bei Parodontitis-Patienten oft an Reinfektionen über orale Plaques, so dass bei diesen Parienten die medikamentöse Eradikation mit der Parodontitis-Behandlung kombiniert werden sollte.

Da Helicobacter im Magen eine ständige Belastung und Gefahr darstellt, ist aus ganzheitlich präventiv-medizinischer Sicht immer an Eradikation zu denken, vorzugsweise mit naturheilkundlichen Mitteln.

5.5.3.2 Invasive Erreger – Campylobacter, Salmonellen, Yersinien, Shigellen, Enteroinvasive E.coli

Campylobacter spp.-Infektionen sind in Deutschland die häufigsten bakteriell bedingten Gastroenteritiden. Sie treten gehäuft in ländlichen Gebieten bei Kindern im Schulalter auf. In dieser Altergruppe werden 10–20 % der akuten Durchfallerkrankungen durch Campylobacter verursacht. Ein Teil der Campylobacter-Infektionen sind aus dem Ausland eingeschleppt (insbesondere Südeuropa und Südostasien). Die Erregerreservoirs sind freilaufendes Geflügel, wilde Vögel und Rinder (die Tiere sind i.d.R. symptomlos!) sowie Oberflächenwasser. Der Mensch infiziert sich meist über Geflügelfleisch, Rohmilch oder Wasser. Die krankheitsauslösende Infektionsdosis beträgt nur ≥ 500 Keime. Nach einer Inkubationszeit von 2 bis 5 Tagen beginnt die schwer verlaufende Campylobacter-Infektion mit Kopfschmerzen, Fieber und starken Bauchkrämpfen, gefolgt von massiven, häufig blutigen Durchfällen. Die akute Erkrankung geht nach ca. 5 Tagen in eine 3-wöchige symptomlose Ausscheidungsphase über. Spätkomplikationen sind das Guillain-Barre-Syndrom (1–3 ‰) und vereinzelt reaktive Arthritis. Insbesondere bei Erwachsenen sind leichtere und asymptomatische Verläufe häufig.

Salmonellen werden in drei Spezies, S. enterica, S. bongori und S. subterranea, eingeteilt. Enterale Infektionen des Menschen werden hauptsächlich durch S. enterica verursacht. S. enterica umfasst sechs Subspezies und etwa 2.500 Serovare. Dabei wird zwischen Enteritis-Salmonellen mit breitem Wirtsspektrum und ausschließlich menschenpathogenen Salmonellen der Typhus-Paratyphusgruppe unterschieden. Die Salmonella-Serovare sind keine Spezies; die Typennamen beginnen deshalb mit

Großbuchstaben (z.B. S. Typhimurium). In Deutschland sind Salmonellen die zweithäufigsten Erreger bakterieller Darminfektionen. Die am meisten gefundenen Salmonellen-Serovare sind derzeit S.Enteritidis und S.Typhimurium. Tiere, insbesondere industriell gehaltenes Geflügel, Rinder und Schweine, bilden das Haupterregerreservoir für Infektionen des Menschen.

Klinische Symptome sind Durchfall, Erbrechen und ggf. Fieber, beginnend etwa 8–72 Stunden nach der Erregeraufnahme. Die Erregerausscheidung nach klinischer Gesundung beträgt etwa 4 Wochen. Eine antimikrobielle Therapie der unkomplizierten Salmonellen-Enteritis ist i.d.R. nicht erforderlich.

Infektionen mit Salmonellen der Typhus-Paratyphus-Gruppe sind in Deutschland selten. Sie führen nach Vermehrung im lymphatischen Gewebe des Darmes zu einer Septikämie mit Befall zahlreicher Organe. Die Inkubationszeit beträgt meist 8–14 Tage. Erregerreservoir ist der Mensch. S.Paratyphi kommt auch bei Tieren vor und kann sowohl enterische als auch systemische Verlaufsformen hervorrufen.

Bei der Gattung **Yersinia** werden 10 Spezies unterschieden, von denen drei Krankheitserreger des Menschen sind: Y.pestis (nicht in Mitteleuropa vorkommend), Y.pseudotuberculosis (in Mitteleuropa selten) und Y.enterocolitica. Weltweit und in Mitteleuropa sind die Y.enterocolitica- Serogruppen O:3, O:9 und O:5,27 als Krankheitserreger vorherrschend. Die übrigen Y.enterocolitica-Stämme sowie andere Yersiniaspezies kommen in Wasser, Erdboden, Lebensmitteln sowie als symptomlose Infektionen bei Mensch und Tier vor.

Y.enterocolitica und Y.pseudotuberculosis rufen eine mesenteriale Lymphadenitis mit krampfartigen Unterbauchschmerzen hervor, die eine Appendizitis vortäuschen können. Durchfälle mit und ohne Fieber können hinzukommen. Die Infektion erfolgt fäkal-oral durch Lebensmittel und Wasser, vorrangig in der kalten Jahreszeit. Die Inkubationszeit beträgt 1–11 Tage, die Bakterienausscheidung nach Enteritis persistiert 14–90 Tage. Septikämien können auftreten. Reaktive Arthrtiden werden insbesondere bei Patienten mit mit bestimmter genetischer Disposition (HLA B27-positiv) beobachtet. Im Labor lassen sich durch Bestimmung von verschiedener Virulenzfaktoren pathogene von apathogenen Y.enterocolitica-Stämmen unterscheiden.

Shigellen sind Erreger der bakteriellen Dysenterie oder Ruhr. Nach oraler Aufnahme und einer Inkubationszeit von 12–96 Stunden kommt es zu schweren kolikartigen Leibschmerzen mit wässrigen oder schleimig-blutigen Durchfällen und Fieber. Selten (< 3 %) kann nach Infektion mit S.dysenteriae Serovar 1 ein hämolytisch-urämisches Syndrom (HUS) auftreten. Weitere mögliche Komplikationen der Shigellose sind Arthritiden und das Reitersyndrom. Die Infektionsdosis ist sehr gering (hohe Kontagiosität!). Die Übertragung erfolgt von Mensch zu Mensch und über kontaminierte Lebensmittel, Wasser oder Fliegen.

Die Gattung Shigella wird unterteilt in: S.dysenteriae, S.flexneri, S.boydii und S.sonnei. In Deutschland werden hauptsächlich S.sonnei (60–80 %) und S.flexneri (10–30 %) beobachtet. Serologische und molekularbiologische Labormethoden gestatten eine Untergliederung der Shigellen in verschiedene Pathovare.

Shigellen kommen weltweit vor. 50 % der in Deutschland gemeldeten Fälle stammen von Reiserückkehrern, meist aus Indien, Ägypten, Marokko und der Türkei. Die importierten Stämme sind gehäuft resistent gegen zwei oder mehrere Antibiotika.

Enteroinvasive E.coli (EIEC) ähneln in ihren Virulenzeigenschaften den Shigellen und rufen ein Ruhr-ähnliches Krankheitsbild hervor. Sie gehören i.d.R. zu bestimmten E.coli-Serogruppen. In Deutschland werden sie selten nachgewiesen, in warmen Klimazonen kommen sie mit 2–6 % bei Durchfallerkrankungen vor.

5.5.3.3 Toxinbildende Erreger – Clostridium difficile, EHEC, ETEC, Vibrio

Clostridium difficile ist fakultativ pathogen. Der Keim kann bei ca. 5 % der gesunden Erwachsenen, bei 60 % gesunder Säuglinge und 30 % der stationären Patienten nachgewiesen werden. Nur Stämme, die über die genetische Information verfügen, spezifische Toxine A oder (und) B zu bilden, können eine C.difficile-Infektion auslösen. Die Besiedlung mit C.difficile löst keine infektiöse Erkrankung aus. Hauptrisikofaktor für die C.difficile-Infektion ist eine gestörte enterale Mikroflora, meist nach antibiotischer Therapie. Weitere Risikofaktoren sind höheres Alter, chronisch konsumierende Erkrankungen und die Therapie mit Protonenpumpenhemmern. C.difficile ist der häufigste Erreger nosokomialer Durchfallerkrankungen. Außerdem ist C.difficile ein typischer ambulant erworbener Durchfall-Erreger.

Die Symptome reichen von einer milden, selbstlimitierenden Diarrhoe, über blutig-schleimige Durchfälle, bis zum Vollbild der pseudomembranösen Colitis und schwerst verlaufenden Infektionen mit toxischem Megacolon.

Wichtig für eine erfolgreiche Therapie ist die frühzeitige Diagnostik. Rückfälle der Infektion, die als Rezidive oder Neu-Infektionen auftreten können, sind mit 20 % (bis 50 %) sehr häufig. Die Diagnose erfolgt mikrobiologisch oder klinisch, während der Koloskopie, durch den Nachweis pathognomonischer Pseudomembranen.

EHEC (Enterohämorrhagische E.coli) sind eine Subgruppe der Shiga- bzw. syn. Vero-Toxin-1- oder/und -2-bildenden E.coli. Sie können wässrige und blutige Durchfallerkrankungen, eine hämorrhagische Colitis sowie das hämolytisch-urämische Syndrom (HUS) verursachen. Klassische EHEC sind meist mit bestimmten Serogruppen (O157, O26, O111, O103, O145, u.a.) assoziiert. Infektionen mit EHEC kommen in allen Altersgruppen vor, Kinder und alte Menschen erkranken jedoch häufiger und schwerer.

Hauptreservoir für EHEC sind große und kleine Wiederkäuer, die den Erreger mit dem Kot ausscheiden ohne selbst zu erkranken. Infektionen werden durch nicht-pasteurisierte Milch und Milchprodukte, rohes oder unzureichend gegartes Rindfleisch, fäkal verunreinigtes Trinkwasser oder andere kontaminierte Lebensmittel, selten von Mensch zu Mensch, übertragen.

ETEC (Enterotoxische E.coli) gehören zu bestimmten Serotypen von E.coli. Sie bilden ein hitzestabiles und/oder hitzelabiles Enterotoxin, welche wässrige, nichtblutige Durchfallerkrankungen von eher kurzer Dauer verursachen. Schwere Diarrhoen mit bedrohlichem Flüssigkeits- und Elektrolytverlust sind selten.

ETEC sind die wichtigsten Erreger der „Reisediarrhoe" (40–75 % der Fälle). In Deutschland sind sie selten. Die Übertragung erfolgt über kontaminierte Lebensmittel und Trinkwasser.

Vibrio cholerae, genauer bestimmte Serogruppen des Erregers (O:1, O:139), die auch spezifische Virulenzfaktoren (Choleratoxin, Zonula-occludens-Toxin, Toxin-regulierende Pili) besitzen, sind die Erreger der typischen Cholera. Die Krankheit kann mild und selbstlimitierend verlaufen. Typisch sind jedoch Durchfälle mit starken Wasser- und Elektrolytverlusten, die über die Therapie ausgeglichen werden müssen. Daneben werden Antibiotika eingesetzt. Wegen der häufigen Resistenzen muss eine Empfindlichkeitsprüfung vorangehen. Die Bakterienausscheidung in der Rekonvaleszenz dauert meist 7–10 Tage, gelegentlich Monate. Erregerreservoir sind Kranke, Träger sowie natürliche Gewässer (> 20 °C, NaCl 0,25–3 %, pH alkalisch), in denen sich das Bakterium vermehren kann. Ändern sich diese Umweltbedingungen, lebt das Bakterium in einem nicht anzüchtbaren Zustand weiter. Die Übertragung auf den Menschen erfolgt durch kontaminiertes Wasser oder Lebensmittel, z.B. über Meeresfrüchte. Daneben leben ubiquitär im Wasser sogenannte Nicht-Cholera-Vibrionen, die nur selten Toxine produzieren und nur leichte Durchfälle oder extraintestinale Infektionen verursachen.

5.5.3.4 Erreger mit pathogenen Adhärenzeigenschaften – EPEC, EAEC

EPEC (Enteropathogene E.coli) verursachen leichte bis schwere Durchfallerkrankungen vor allem bei Säugligen, die z.T. länger als 2 Wochen anhalten. Der Durchfall ist breiig oder wässrig. Früher häufige Ausbrüche in Kinderkrippen oder Säuglingstationen sind heute selten geworden. Die Übertragung erfolgt meist durch Schmierinfektion von Mensch zu Mensch. Auch kontaminierte Lebensmittel (Milch) und Wasser sind als Infektionsquellen beschrieben.

Klassische EPEC sind häufig mit bestimmten O-Serogruppen assoziert, allerdings sind nicht alle Angehörigen dieser O-Gruppen pathogen. Die Pathogenität wird u.a. durch Anheftungsfaktoren vermittelt. Bei schweren Krankheitsverläufen und Häufungen von Krankheitsfällen kann die molekulargenetische Bestimmung der Virulenzfaktoren im Labor durchgeführt werden.

EAEC (Enteroaggregative E.coli) verursachen akut beginnende, persistierende wässrige Durchfälle (> 21 Tage) bei Kindern und Erwachsenen. Bei HIV-Patienten sind sie die häufigsten bakteriellen Krankheitserreger. Oft geht der Infektion eine Reiseanamnese in wärmere Klimazonen voraus. Die Infektionen können mit Fieber (> 38 °C), blutigen Durchfällen und Erbrechen einher gehen. Die persistierende Erkrankung kann zu fortschreitendem Gewichtverlust und sekundärem Laktasemangel führen. Die Bestimmung von Pathogenitätsfaktoren erfolgt mit molekularbiologischen Methoden. Bei einer großen landesweiten Epidemie (Deutschland 2011) wurden erstmals Mosaikformen aus EAEC mit Shiga-Toxinbildung beobachtet (EAEC / EHEC O104:H4).

5.5.3.5 „Fakultativ enteropathogene" Bakterien

„Fakultativ enteropathoge" Bakterien können als Enteritis-Erreger in Betracht gezogen werden, wenn andere Ursachen einer Diarrhoe nicht gefunden werden und sie in hohen Konzentrationen im Stuhl vorkommen. Insbesondere wenn Faktoren wie eine allgemeine Resistenzminderung des Wirts (z.B. Immunschwäche, Greise, Säuglinge), Antibiotikatherapie, Darmoperationen, Cholangitis, verminderte Darmmotilität oder Magensäure-Mangel das physiologische Gleichgewicht der Darmflora beeinträchtigen, können fakultativ enteropathogene Bakterien aufwuchern und zu Enteritis führen. Als „fakultativ enteropathoge" Bakterien wurden Pseudomonas, Xanthomonas, Plesiomonas, Klebsiella, Citrobacter, Enterobacter, Edwardsiella, Hafnia, Proteus, Providencia, Morganella, Staphylococcus aureus, Clostridien und Bacteroides beschrieben.

5.5.3.6 Lawsonia intracellularis-Infektion?

Weltweit wird Lawsonia intracellularis (LI) bei Haus-Schweinen nachgewiesen. Darüber hinaus wurde der Erreger bei zahlreichen weiteren Haus- und Wildtieren gefunden. Seine Pathogenität ist für Schwein und Pferd nachgewiesen. Beim Schwein verursacht LI eine proliferative Enteropathie mit pathomorphologisch unterschiedlichen Krankheitsbildern: im Vordergrund steht die porzine intestinale Adenomatose (PIA) sowie die proliferative hämorrhagische Enteropathie. Eine nekrotisierende Enteritis und regionale Ileitis gelten als Folgeerscheinungen der PIA. Am häufigsten verläuft die Infektion jedoch subklinisch.

Der Verlauf der PIA zeigt Ähnlichkeiten zu Darmerkrankungen des Menschen wie Morbus Crohn, Colitis ulcerosa, Adenomatose, Zöliakie, Darmkrebs und dem Reizdarmsyndrom. Trotz vielfältiger Übertragungsmöglichkeiten vom Schwein bzw. anderen Tieren zum Menschen wurde Lawsonia intracellularis bisher nicht beim Menschen gefunden.
Deshalb untersuchten wir in unserem Labor menschliche Stuhl- und Blutproben auf LI. Bereits 2005 konnten wir nachweisen, dass beim Menschen Serum-Antikörper gegen LI vorkommen. In den Jahren 2009–2012 wurden 131 humane Stuhlproben mittels PCR auf LI untersucht. 14 dieser Proben waren jeweils einmal in der nested-PCR mit Voranreicherung positiv. Aus dem PCR-Produkt von 13 dieser 14 Proben wurde eindeutig LI sequenziert. Außerdem konnte gezeigt werden, dass LI beim Menschen immunologische Reaktionen auslöst, bei Patienten mit LI-Nachweis deut-

lich häufiger. **Damit gelang im Labor VITATEST erstmals der Nachweis von Lawsonia intracellularis beim Menschen.**

Für das weitere Verständnis von Lawsonien-Infektionen und zur Klärung der Frage ob und welche Bedeutung die Infektion mit diesem Erreger beim Menschen hat, sind weitere Untersuchungen nötig. Ob Infektionen mit LI mit den sogenannten „chronisch-entzündlichen Darmerkrankungen" des Menschen in Verbindung stehen, bleibt zu untersuchen. Für „austherapierte Problempatienten" bietet das Labor VITATEST, nach individueller Absprache, die Möglichkeit, Stuhlproben auf LI zu untersuchen. Gemeinsam mit diesen Patienten und natürlich deren Therapeuten möchten wir klären, ob LI beim Menschen Erkrankungen hervorruft, um ggf. spezifische Diagnose- und Therapieverfahren entwickeln zu können.

5.5.3.7 „Lebensmittelvergifter"

Lebensmittel sind die Hauptüberträger von Enteritis-Erregern. Lebensmittelvergifter, im engeren Sinne, sind Erreger, die entweder Exotoxine im Lebensmittel bilden und zu einer Vergiftung des Menschen führen **(Staphylococcus aureus, Bacillus cereus mit hitzestabilem Toxin, Clostridium botulinum, Pseudomonas, Schimmelpilze)** oder nach Aufnahme großer Keimmengen, ohne Entwicklung einer Infektion im Darm, Toxine bei der Sporulation freisetzen **(Clostridium perfringens, Bacillus cereus mit Hitze- labilem Toxin).** S.aureus und B.cereus ST bilden hitzestabile Toxine, die gegen Erhitzen auf 100 °C resistent sind, so dass im krankheitsauslösenden Lebensmittel u.U. nicht mehr die Erreger selbst, sondern nur noch deren Toxine nachweisbar sind.

Da die genannten Keimarten (außer C.botulinum) auch bei gesunden Menschen gefunden werden, ist bei Ausbrüchen ein quantitativer Erregernachweis in Stuhlproben und der Nachweis der Lebensmittelvergifter und ihrer Toxine im Lebensmittel nötig.

5.5.4 Enteropathogene Viren

Enteropathogene Viren, die eine sporadische oder epidemische Gastroenteritis auslösen können, sind insbesondere Noro- und Rotaviren sowie Adeno- und Astroviren. Bei Immunsuppression, wie z.B. AIDS, können auch Zytomegaliviren und das HI-Virus selbst eine Enteritis auslösen.

Erregerreservoir für virale Enteritiserreger ist meist der Mensch. Erregerübertragung erfolgt durch direkten oder indirekten Kontakt. Noroviren werden auch aerogen beim Versorgen erbrechender Patienten übertragen. Indirekt werden insbesondere Viren der Gattungen übertragen, die eine hohe Tenazität aufweisen und deren Infektionsdosis niedrig ist, vornehmlich Noro-, Adeno- und Rotaviren. Vehikel sind Lebensmittel, Trink- und Badewasser.

Noroviren sind die mit Abstand häufigsten Enteritiserreger, sowohl in Deutschland als auch bei großen weltweiten Ausbrüchen (vgl. Tabelle 6). **Rotaviren** werden etwa ein Drittel so häufig wie Noroviren gemeldet. Insbesondere Noro- und Rotaviren bedingen Infektionsausbrüche. Im ambulanten Bereich sind diese meist Lebensmittel-assoziiert (häufig kontaminiert sind Muscheln und Salate) oder dem Zusammenleben auf engem Raum geschuldet. Dabei betreffen Rotavirus-Ausbrüche besonders häufig Kindergärten; Norovirus-Ausbrüche hingegen Altenheime, Ferienlager, Kreuzfahrtschiffe und Krankenhäuser. Kennzeichen dieser Ausbrüche ist, dass meist ebenso viele Patienten wie betreuendes Personal erkranken. Quellen für Ausbrüche sind oft asymptomatische Personen kurz nach einer überwundenen Infektion, die oft zwei und mehr Wochen nach der Erkrankung infektiöse Erregermengen mit dem Stuhl ausscheiden. Auch die Tatsache, dass Adeno-, Noro- und Rotaviren eine hohe Beständigkeit gegen zahlreiche regulär in medizinischen Einrichtungen verwendete Desinfektionsmittel aufweisen, begünstigt die nosokomiale Erregerübertragung.

Klinische Symptome setzen meist nach 1–2 Tagen Inkubationszeit rasch und häufig drastisch ein. Kardinalsymptome sind häufige (bis 10-mal tgl.), dünnflüssige dann wässrige Stühle für 1–3 Tage sowie Übelkeit und Erbrechen, besonders zu Beginn der Erkrankung. Auch Erbrechen ohne Diarrhoe ist möglich. Der Flüssigkeits- und Elektrolytverlust kann so gravierend sein, dass eine Hospitalisierung unumgänglich wird. Die Therapie erfolgt symptomatisch.

5.5.5 Darmparasiten

Neben Bakterien und Viren spielen Protozoen eine bedeutende Rolle als Erreger intestinaler Infektionen, vor allem in warmen Reiseländern und bei bestimmten Risikopopulationen. Eine Zusammenstellung der wichtigsten Protozoen des Darmtraktes zeigt Tabelle 8. Infektionen mit darmpathogenen Würmern sind in Deutschland, mit Ausnahme der Oxyuris-Infektion von Kindern, sehr selten.

Madenwürmer (syn. **Oxyuris** vermicularis, **Enterobius** vermicularis) kommen weltweit mit einer Prävalenz von ca. 10 % vor. Typische Übertragungsorte sind Kindergärten, Grundschulen, Behindertenheime sowie der familiäre Bereich, in dem die Infektion durch direkten (Schmierinfektion) und indirekten Kontakt (Staub, kontaminierte Gegenstände) weitergegeben wird. Die Würmer leben im Darm. Sie kriechen zur Eiablage nachts aus dem Anus und deponieren Ihre Eier am äußeren Analring. Dies erzeugt Juckreiz, der Kratzen veranlasst. Dadurch gelangen die Eier auf die Finger und unter die Fingernägel. Durch Fingerlutschen oder Essen mit ungereinigten Händen kommt es so zu Selbstinfektion. Die Übertragung erfolgt außerdem aerogen durch eihaltigen Staub, der beim Bettenschütteln entsteht. Die Würmer sind ca. 1 cm groß, werden häufig mit dem Stuhl ausgeschieden und können dort oder in der Analregion mit bloßen Auge erkannt werden. Geeignet zum Nachweis von Oxyuren-Eiern sind Anal-Tesafilm-Abklatschpräparate, die am besten morgens von den Eltern entnommen und auf einen Objektträger geklebt an das Labor geschickt werden. Zur Behandlung werden handelsübliche Anthelmintika auf der Basis von Mebendazol, Albendazol, Pyrantelembonat oder Pyrviniumembonat empfohlen. Wegen häufig unvermeidbaren Reinfektionen (z.B. durch die sogenannten Staubeier) ist die Behandlung im Abstand von 3 Wochen zweimal zu wiederholen und durch Hygienemaßnahmen eine Unterbrechung der Infektkette anzustreben.

Tab. 8: Die wichtigsten Protozoen der Darmtraktes (nach KIST et al. 2013)

Erreger	Relevanz / Epidemiologie	Nachweisverfahren
Blastocystis ssp. fakultativ pathogen	chron. reziv. Diarrhoe weltweit gehäuft bei Reiserückkehrern Übertragung fäkal-oral, durch Wasser	Stuhlmikroskopie • angereichert o. direkt ELISA
Giardia lamblia	chron. reziv. Diarrhoe weltweit gehäuft bei Reiserückkehrern Übertragung fäkal-oral, durch Wasser u. LM	Mikroskopie • Stuhl angereichert • Duodenalsaft frisch ELISA
Entamoeba histolytica 2 Spezies: • E.histolytica (pathogen) • E.dispar (apathogen)	Amöbenruhr u. extraintestinale Abszesse (v.a. Leber) gehäuft in Tropen Übertragung fäkal-oral, durch Wasser u. LM	Stuhlmikroskopie • angereichert • warmer Stuhl Speziesdifferenzierung: PCR, ELISA
Cryptosporidium parvum	am häufigsten bei AIDS-Pat. gehäuft bei Kindern Übertragung durch Wasser und LM	Stuhlmikroskopie (modifizierte Ziehl-Neelsen-Färbung) Immunfluoreszenz
Cyclospora cayetanensis	chron. reziv. Diarrhoe weltweit; gehäuft Nepal, Südamerika, Karibik Übertragung durch Wasser u. LM	Stuhlmikroskopie (modifizierte Ziehl-Neelsen-Färbung)
Isospora belli	chron. reziv. Diarrhoe weltweit; gehäuft Tropen gehäuft bei AIDS-Patienten	Stuhlmikroskopie (direkt oder modifizierte Ziehl-Neelsen-Färbung)
Mikrosporidien	weltweit gehäuft bei AIDS-Patienten Ursache von chron. rezidivierender Diarrhoe gehäuft bei Reiserückkehrern	Mikroskopie Stuhl o. Duodenalsaft (mod. Trichromfärbung), ggf. nach Screening mit Uvitex B-Fluoreszenz (PCR)

Legende: LM = Lebensmittel

5.5.5.1 Blastocystis- ein häufiger darmpathogener Einzeller

Blastocystis ist ein fakultativ darmpathogener Einzeller, der weltweit im Intestinaltrakt von Mensch und Tier vorkommt. Die Biologie des Keimes in Darm und Umwelt ist nur teilweise bekannt. Noch vor einigen Jahren glaubte man, dass eine Art den Menschen und andere Arten Tiere infizieren würden. Man nannte deshalb die den Menschen infizierenden Blastocysten Blastocystis hominis und benannte andere Arten nach dem Vorkommen bei Tieren z.B. Blastocystis ratti bei der Ratte. Da Genanalysen zeigen, dass Blastocystis hominis als einheitliche Art nicht existiert und dass 9 Subtypen den Menschen infizieren können, wird heute der Terminus Blastocystis ssp. anstelle der bisherigen Bezeichnung verwendet. Taxonomisch ordnet man Blastocystis der heterogenen Gruppe der „Stamenopile" zu.

Die Infektion des Menschen erfolgt **fäkal-oral über kontaminiertes Wasser,** begünstigt durch schlechte Hygienebedingungen, häufig nach Reiseanamnese. Die Prävalenz kann in Gebieten oder Bevölkerungsgruppen mit mangelnder Hygiene bis zu 70 % erreichen; in Europa betragen die Nachweisraten meist um 15 %. Blastocystis ssp. wurde bei VITATEST 2010 bei 1298 ambulanten Patienten mit chronischen Magen-Darm-Beschwerden in 12,6 % (n = 164) der parasitologischen Stuhluntersuchungen nachgewiesen. Nur bei ein bis zwei Drittel der Infizierten treten Symptome auf.

Im Stuhllabor von VITATEST erfolgt der **Nachweis von Blastocystis** ssp. mikroskopisch nach Anreicherung. Seit kurzem ist ein ELISA-Test auf der Basis polyklonaler Antikörper verschiedener Blastocystis-Subtypen auf dem Markt. Die Sensitivität wird mit 83 %, die Spezifität mit 94 % angegeben (CoproELISA™ Blastocystis, Savyon Diagnostics LTD., November 2010). Mikroskopisch werden im Stuhl überwiegend Zysten nachgewiesen. Sie sind rund oder ovoid, verschieden groß und haben eine relativ dicke Wand, an der innen oft Granula erkennbar sind. Die Blastocystis-Zysten sind durchschnittlich 6–7 µm groß, enthalten 1–4 Zellkerne und z.T. bis 6 verschieden große Vakuolen. Da Blastocystis-Zysten mit dem Stuhl unregelmäßig ausgeschieden werden, empfehlen wir, 3 Stuhlproben innerhalb von 8–12 Tagen zu untersuchen.

Klinisch werden vorrangig chronisch-rezidivierende Durchfälle, Bauchschmerzen, Müdigkeit und Meteorismus beobachtet. Außerhalb von Entwicklungsländern wird Blastocystis besonders häufig bei Patienten mit Reizdarm-Syndrom gefunden. Die **Therapie wird bei Erregernachweis im Stuhl und persistierenden Symptomen, nach Ausschluss anderer Ursachen,** empfohlen. Bisher bewährt hat sich die Behandlung mit Tinidazol, Metronidazol oder Paromomycin. Metronidazol ist das am häufigsten beschriebene Therapeutikum. Bei Einsatz von Metronidazol ist mit ca. 30 % Therapieversagern zu rechnen. Tinidazol wirkt ähnlich wie Metronidazol, ist aber oft besser verträglich. Besser wirksam, gemessen an weniger Therapieversagern und Rezidiven, ist Paramomycin.

Im Rahmen der Traditionellen Chinesischen Medizin gibt es einen Hinweis auf die 10- bzw. 50-fach höhere Wirksamkeit im Vergleich zu Metronidazol bei Rohextrakten aus Coptis chinensis bzw. Brucea javanica. Auch die Anwendung folgender 13 Pflanzenextrakte nacheinander für jeweils 4–5 Tage wird beschrieben: Schwarze Walnuss (300 mg), Wermut (500 mg), Nelken (300 mg), Oregano-Öl (5 Tropfen), Bitterholz (Quassi amara, 200 mg), Enzian (100 mg), Coptis Chinensis Extrakt (10 : 1, 100 mg), Forsythia suspense Extrakt (20 : 1, 50 mg), Lonicera japonica Extrakt (7 : 1, 150 mg), Knoblauch Extrakt (Allicin 13 mg/g; 200 mg), Echtes Myrrhen-Pulver (200 mg), Echinacea angustifolia (4 % phenolics, 250 mg) sowie Citrus Bioflavonoid Komplex 40 % (200 mg) ergänzt mit Zink-Citrat (10 mg), Vitamin A (10.000 IE) und Vitamin C (500 mg). VITATEST empfiehlt „Paracid" von Vitasan® (3 × 2 Kapseln täglich über 7 Tage, enthält 7 Pflanzenextrakte und Propolis).

Insuffiziente Diagnostik, versagende Therapie, Reinfektionen unklarer Herkunft sowie Fragen zur individuellen Therapiebedürftigkeit erschweren gegenwärtig den Umgang mit dieser parasitären Infektion.

5.5.6 Pilze im Darm

Im Rahmen von Stuhlflorauntersuchungen werden häufig Pilze isoliert, **insbesondere Hefen der Gattung Candida und verschiedene Schimmelpilze.** Hefen und Schimmelpilze zählen nicht zur physiologischen, residenten Darmflora. Sie sind zumeist transiente Keime, d.h. sie werden mit der Nahrung aufgenommen und mit dem Stuhl ausgeschieden. Insbesondere pflanzliche Lebensmittel und Milchprodukte sind regelmäßig mit Pilzen besiedelt. Bei intakter Kolonisationsresistenz, stabilem Darmmilieu und intakter Abwehr an der Darmschleimhaut werden sich diese Pilze weder exzessiv vermehren noch länger an der Schleimhaut anheften.

Kommen diese Pilze jedoch in ein gestörtes „Ökosystem Darm", können sie es besiedeln und sich dort vermehren. Meist kommt es zu oberflächlichen, lokalen Infektionen, aus denen sich nur sehr selten, z.B. bei Immunsuppression, tiefe Mykosen mit Septikämie entwickeln. Pilze besiedeln (vor-) geschädigte Schleimhäute oder anders herum: **Bedingungen für eine Darmmykose werden vom Wirt, nicht vom Pilz, geschaffen.** Die intestinale Mykose ist somit kein eigenständiges Krankheitsbild, sondern verbunden mit einer Schwächung der Abwehr. Die Bestimmung von Pathogenitätsfaktoren der Pilze, wie Adhäsine oder Enzyme, im Labor hat sich nicht bewährt, da die tatsächliche Ausprägung dieser Merkmale durch Milieubedingungen bestimmt wird. In meist geringen Keimzahlen, als Passanten, werden auch beim Gesunden Pilze gefunden.

Pilzinfektionen im Verdauungstrakt wurden in der Mundhöhle, im Ösophagus, im Magen, im Dünn- und im Dickdarm nachgewiesen. Am häufigsten ist der mittlere und untere Dünndarm, oft in Form diskreter Schleimhautveränderungen, befallen. Dabei wurden katarrhalische, z.T. auch hämorrhagisch-nekrotisierende bis ulzeröse Entzündungen beobachtet. Histologisch wurde auch invasives Wachstum von Pseudo-Hyphen festgestellt.

Da Hefen bei der Spaltung von Kohlenhydraten große Mengen an Kohlendioxid bilden, verursachen sie Blähungen. Außerdem produzieren Hefen Fuselalkohole, die, insbesondere bei chronischen Intestinalmykosen, durch Erschöpfung der Entgiftungskapazität der Leber zu Leberschäden führen können. Der besiedelte Darm kann das Erregerreservoir für rezidivierende Vaginalmykosen sein. Auch der Zusammenhang zwischen Darmmykosen und Hauterkrankungen wie Neurodermitis und Psoriasis ist seit langem bekannt, wobei die Hautveränderungen i.d.R. multifaktorielle Ursachen haben, die multifaktorielle Therapie erfordern.

Zur Erhebung aussagekräftiger Befunde muss die Anzüchtung von **Pilzen aus Stuhl quantitativ und bei 37 °C** (Körperkern-Temperatur) erfolgen. Keimzahlen ab 10^4 KBE/g Stuhl sind verdächtig für die Kolonisierung von Pilzen an der Darmschleimhaut. Ob eine, ggf. therapiebedürftige, Besiedlung der Schleimhaut vorliegt, entscheidet der Therapeut anhand des Vorberichtes, der klinischen Beschwerden und der weiteren Untersuchungsbefunde des Patienten. Insbesondere unter immunsuppressiver Therapie, nach Antibiotikatherapie, bei Diabetes oder anderen Schwächen der Körperabwehr können auch geringere Pilzzahlen eine antimykotische Therapie erfordern. Passen Pilznachweis und klinisches Bild bei einem Patienten nicht zusammen, sollte der Laborbefund durch wiederholten Nachweis erhöhter Mengen des gleichen Pilzes verifiziert werden. Da die Pilzbesiedlung der Darmschleimhaut generell als sekundär gewertet wird, hat eine alleinige antimykotische Behandlung zumeist keine Aussicht auf Erfolg. Um eine kausale Therapie einzuleiten, sollte die Ursache für die Kolonisation des Pilzes gefunden werden.

5.5.7 Meldepflicht laut Infektionsschutzgesetz (IfSG)

Die Meldepflicht übertragbarer Erkrankungen, auch infektiöser Enteritiden, ist im „Gesetz zur Verhütung und Bekämpfung von Infektionskrankheiten beim Menschen (Infektionsschutzgesetz – IfSG vom 20.07.2000, zuletzt geändert am 10.12.2015)" geregelt. Es melden nach **§6 IfSG behandelnde Ärzte** oder **Angehörige anderer Heil- oder Pflegeberufe,** die eine staatlich geregelte Anerkennung erfordern (d.h. ggf. auch Heilpraktiker!) und im Falle des **§7 Leiter von medizinischen Laboratorien** sowie bei Nosokomial-Infektionen Hygienebeauftragte bzw. bei Zoonosen auch Tierärzte, an das zuständige Gesundheitsamt. Nach §6 ist Krankheitsverdacht, Erkrankung und Tod für folgende von Darminfektionen ausgehende Erkrankungen meldepflichtig: Botulismus, Cholera, enteropathisch-urämisches Syndrom (HUS), Typus abdomnalis / Paratyphus sowie der Verdacht und die Erkrankung an einer mikrobiell bedingten Lebensmittelvergiftung. Nach §§7 und 8 IfSG meldet der Therapeut zusätzlich die Erkrankung an einer akuten Gastroenteritis, wenn eine Person betroffen ist, die eine Tätigkeit ausübt, bei der unmittelbarer Kontakt zu Lebensmitteln besteht oder wenn mehr als zwei Erkrankungen mit epidemiologischem Zusammenhang auftreten. Das Untersuchungslabor meldet den Nachweis von darmpathogenen Campylopbacter sp., Clostridium botulinum oder Toxinnachweis, humanpathogen Cryptosporidium sp., enterohämorrhagischen E.coli (EHEC), enteropathogen E.-coli, Giardia lamblia, Norovirus, Rotavirus, Salmonella typhi und paratyphi, sonstigen Salmonella, Shigella sp., Vibrio cholerae O1 und O 139 sowie darmpathogenen Yersinia enterocolitica. Dabei besteht in einigen Fällen doppelte Meldepflicht.

5.5.8 Gestufte mikrobiologische Stuhluntersuchung

Das Erregerspektrum infektiöser Magen-Darm-Erkrankungen ist sehr umfangreich. Die Untersuchung jeder Patientenstuhlprobe auf das gesamte mögliche Spektrum wäre ökonomisch unsinnig und aus medizinischer Sicht nicht gerechtfertigt. Die Wahrscheinlichkeit, dass ein bestimmter Erreger als Ursache einer Darminfektion infrage kommt, sollte in die Untersuchung mit einbezogen werden und wird sowohl von der Häufigkeit des Erregers am Infektionsort als auch von individuellen Risikofaktoren des Patienten, seinem Alter, der Abwehrlage, Alimentären Risiken, Antibiotikaeinnahme und Auslandsreisen (den „5 A" des Patienten), beeinflusst. Pathogenese der Gastroenteritis und das klinische Bild der Erkrankung liefern weitere diagnostische Hinweise zur möglichen Ursache der infektiösen Gastroenteritis.

Das **Krankheitsbild**, gekennzeichnet durch Stuhlbeschaffenheit, typische Schmerzen sowie Begleitsymptome wie Fieber, Übelkeit und Erbrechen gibt Hinweise auf die wahrscheinliche Ätiologie einer akuten Durchfallerkrankung. **Wässrige Stühle** deuten auf vorwiegend im Dünndarm ablaufende Infektionen durch eher nicht invasive Erreger hin. Dies sind Noro-, Rota- und Adenoviren sowie EPEC oder auch leichte Verläufe einer Clostridium difficile-, Campylobacter- oder Salmonellen-Infektion. Nach Auslandsaufenthalt ist bei wässrigen Stühlen auch an Lamblien, Cryptosporidien und Cyclospora zu denken. **Schleimige Stühle mit Blutbeimengungen,** insbesondere wenn sie mit Bauchkrämpfen und Fieber einhergehen, sind typisch für invasive vor allem im Colon lokalisierte Darminfektionen durch Campylobacter, Salmonellen, C.difficile, EHEC und Shigellen. Für Shigellosen sprechen kürzliche Auslandsreisen, für EHEC und C.difficile ein eher fieberarmer Verlauf.

Yersinia enterocolitica-Infektionen können auch ohne typische Diarrhoe nur mit unklaren abdominellen Beschwerden verlaufen. Pseudoappendizitis, Hauterscheinungen wie das Erythema nodosum oder eine Arthritis an Sprung-, Knie- oder Ileosakralgelenk können auf Yersiniose hinweisen.

Bestimmte **Komplikationen** nach Durchfallerkrankungen wie das **Hämolytisch-Urämische-Syndrom** sind bis zu über 90 % mit einer EHEC-Infektion verbunden, während das **Guillain-Barree-Syndrom** zu bis zu 50 % nach Campylobacter jejuni-Infektionen auftritt.

Chronische Durchfälle, die länger als drei Wochen dauern, haben beim nicht immunsupprimierten Patienten ohne Reiseanamnese meist nicht-infektiöse Ursachen. Reiserückkehrer haben ein erhöhtes Risiko für intestinale Parasitosen wie Giardia lamblia, Entamoeba histolytica, Cyclospora cayetanensis, Isospora belli oder Blastocystis. Ohne Reiseanamnese sind auch Infektionen mit C.difficile, Yersinia enterocolitica, EPEC, Aeromonaden und Shigellen als Ursache chronischer Diarrhoe möglich. Bei immunsupprimierten Patienten müssen Kryptosporidien, Mikrosporidien, Strongyloides, Mycobacterium tuberculosis sowie Cytomegalie-, Rota- und Adenoviren als weitere Erreger in Betracht gezogen werden.

Die meisten Durchfallerreger zeigen eine typische dispositions- und expositionsbezogene **Altersverteilung.** Rotaviren und EPEC verursachen fast nur in den ersten drei Lebensjahren, EHEC bis zum sechsten Lebensjahr klinisch schwere Verläufe. Salmonellosen werden bei Kleinkindern, Campylobacteriosen und Yersiniosen bei Kindern gehäuft gefunden, während auf Reisen erworbene Shigellosen oder Parasitosen vor allem bei jungen Erwachsenen eine Rolle spielen.

Für die mikrobiologische Diagnostik bei Reiserückkehrern nach **Auslandsreisen** sind vor allem die Infektionen bedeutsam, die nach Rückkehr noch nicht klinisch geheilt sind, weil sie entweder protrahiert verlaufen oder sie sich nach langer Inkubationszeit manifestieren. Erreger, die bei der Untersuchung von Reiserückkehren zu beachten sind, sind in Tabelle 9 zusammengestellt.

Bei Patienten mit akuter Diarrhoe sollte stets eine **Nahrungsmittelanamnese** für einen Zeitraum von 48–72 Stunden vor Krankheitsbeginn erhoben werden. Nicht durchgegartes Geflügelfleisch ist ein wichtiges Infektionsvehikel für Campylobacter oder Enteritis-Salmonellen. Auch unzureichend erhitzte Eier oder eihaltige Speisen sind häufige Ursache von Salmonellen-Enteritis. Rohmilchverzehr ist ein Risikofaktor für Campylobacter- und EHEC-Infektionen. EHEC werden auch durch nicht durchgegartes Rinderhack übertragen. Oberflächenwasser ist häufig mit Campylobacter kontaminiert.

Im Zusammenhang mit **Antibiotika**-Therapie, aber auch Wochen danach können Antibiotika-assoziierte Diarrhoen auftreten, die oft durch C.difficile verursacht sind. Hefepilze kolonisieren gehäuft nach Antibiotika-Gaben.

Tab. 9: Erregerspektrum nach Auslandsreisen (nach KIST 2002)

Erreger	Inkubationszeit > 1 Woche	chronischer Verlauf
Campylobacter spp.	nein	selten
Shigella spp.	nein	möglich
Enteritis-Salmonellen	nein	selten
Aeromonass spp.	nein	möglich
Blastocystis ssp.	?	häufig
Giardia lamblia	ja	häufig
Entamoeba histolytica	ja	häufig
Cyclospora cayetanensis	ja	häufig
Kryptosporidien	ja	möglich
Strongyloides sterocorialis	ja	häufig
Isospora belli	ja	möglich
keine Assoziation mit Auslandsreise: Y.enterocolitica, Salmonella, EPEC, C.difficile, Rotaviren		

Bei **nosokomialen Diarrhoen,** die bei hospitalisierten Patienten nach dem 3. Liegetag auftreten, ist C.difficile etwa zehnmal häufiger auf als alle anderen darmpathogenen Erreger zusammen.

Die empfohlenen Untersuchungsgänge sind in Abhängigkeit von den jeweiligen Indikationen in einem Fließschema, das den MIQ 9-Gastrointestinale Infektionen (KIST et al. 2013) entnommen wurde, dargestellt (Abb. 5).

Abb. 5: Gestufte mikrobiologische Stuhluntersuchung – Erregerspektrum und Untersuchungsgänge bei Verdacht auf Darminfektionen (KIST et al. 2013)

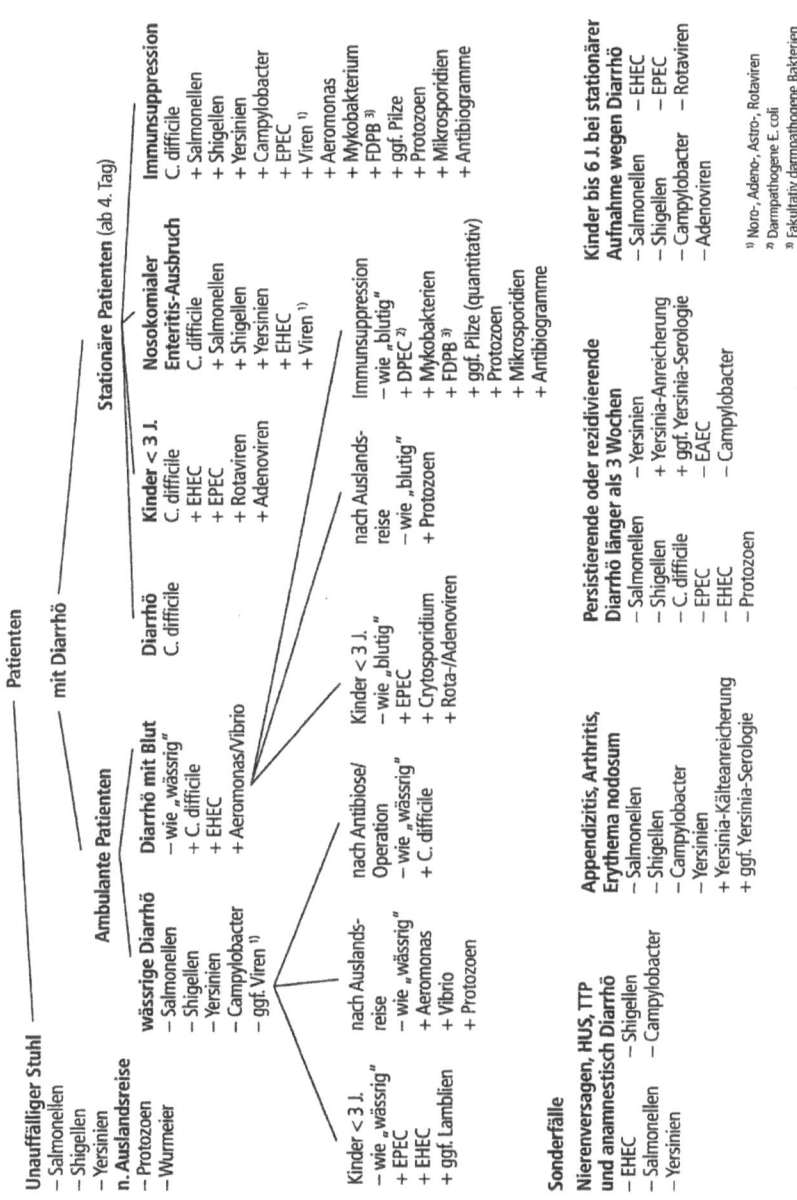

5.5.9 Literaturhinweise zu Kapitel 5.5.

Anonym:

    Aktuelle Statistik meldepflichtiger Infektionskrankheiten, Deutschland. 52. Woche 2012 (Datenstand 16.01.2013), Robert Koch Institut, Epidemiologisches Bulletin Nr. 3, 21. Januar 2013.

Anonym:

    Campylobacter-Enteritis. http://de.wikipedia.org/wiki/Helicobacter_pylori, 2014.

Anonym:

    Infektionsschutzgesetz – IfSG vom 20.07.2000, zuletzt geändert am 10.12.2015

Anonym:

    Helicobacter pylori. http://de.wikipedia.org/wiki/Campylobacter-Enteritis, 2014.

Anonym:

    Überblick zu aktuellen Projekten des Nationalen Referenzzentrums für Helicobacter pylori. Robert Koch Institut, Epidemiologisches Bulletin Nr. 3, 21. Januar 2013.

Kist, M.:

    Manuskript zu: Kist, M.: Gefahr Diarrhöe: Entstehung, Verbreitung, mikrobiologische Stufendiagnostik. MTA Dialog 3:173-180, 2002.

Kist, A., Ackermann, A., Autenrieth, I.B., Eichel- Streiber Chr. von, Frick, J., Fruth, A., Glocker, E.O., Gorkiewicz, G., Graevenitz, M. von, Hornef, M., Karch, H., Kniehl, E., Mauff, G., Mellmann, A., Müller, L. von, Pietzker, T., Reissbrodt, R., Schreier, E., Stein, J., Wüppenhorst, N.:

    MIQ 9, Gastrointestinale Infektionen, 2. Auflage, Urban & Fischer München, 2013.

Nolting, S. (Hrsg.):

    Mykosen des Verdauungstraktes. 2. Aufl., Hamburg: medi, 1995.

Rosler, P., Rosler, E., Schneider, G.:

    Bakterium Lawsonia intracellularis erstmals beim Menschen nachgewiesen. Die Naturheilkunde 4/ 2013, 40–44.

Schneider, G., Rosler, P.:
    Blastocystis – ein häufiger, wenig bekannter, fakultativ
    darmpathogener Einzeller. zaenmagazin 2/2011, 20–24.

Tietz, H.J., Sterry, W.:
    Antimykotika von A-Z. 3. Aufl., Georg Thieme Verlag, 2004.

5.6 Nahrungsmittel-Unverträglichkeiten

5.6.1 Begriffsbestimmungen

Als **Nahrungsmittel-Unverträglichkeit** oder Nahrungsmittel-Unverträglichkeitsreaktion werden nach Definition der European Academy of Allergy and Clinical Immunology (EAACI, 1994) folgende Reaktionen nach der Nahrungsaufnahme bezeichnet:

- toxische Reaktionen: Lebensmittel-Vergiftungen
- nicht-toxische Reaktionen
  - nicht-immunologische Reaktionen
    - enzymatische Intoleranzen
    - pharmakologische Intoleranzen
    - Nahrungsmittel-Zusatzstoff-Intoleranzen
  - immunologische Reaktionen
    - IgE-vermittelte Nahrungsmittel-Allergie
    - IgE-unabhängige Nahrungsmittel-Allergie
      (IgG-, IgA-, T-Zell- oder Bio-elektrisch-vermittelt)

Die Ursache toxischer Reaktionen nach Nahrungsaufnahme ist die generelle Giftigkeit von Nahrungsbestandteilen, während nicht-toxische Reaktionen auf einer individuellen Empfindlichkeit des Körpers beruhen. Dabei werden immunologische von nicht-immunologischen Reaktionen unterschieden.

Immunologische Reaktionen werden als **Nahrungsmittel-Allergien** bezeichnet. Dies sind abnormale entzündliche Reaktionen auf Nahrungsmittel-Eiweiße, die nach zugrunde liegenden Pathomechanismen in IgE-vermittelte und nicht-IgE-vermittelte Allergien unterschieden werden. Obwohl dem Magen-Darm-Trakt für die Entwicklung von Toleranz und Allergie gegenüber Nahrungsmitteln eine enorme Bedeutung zukommt, sind deren Entstehungsmechanismen nur wenig bekannt.

Im üblichen Sprachgebrauch werden Nahrungsmittel-Allergien oft (fälschlicherweise) Nahrungsmittel-Unverträglichkeiten entgegengesetzt. Um Verwechslung zu vermeiden, werden diese Nahrungsmittel-Unverträglichkeiten (also Unverträglichkeiten ohne Allergien) im Folgenden **Nahrungsmittel-Unverträglichkeiten im engeren Sinne** genannt.

5.6.2 Nahrungsmittel-Allergie

Nur **immunologische Reaktionen** werden folglich als **Nahrungsmittel-Allergien** bezeichnet. Sie werden in **IgE-vermittelte Nahrungsmittel-Allergie** und **IgE-unabhängige Nahrungsmittel-Allergie** unterschieden. Zu den IgE-unabhängigen Nahrungsmittelallergien gehören **IgG-, IgA-, T-Zell- oder Bio-elektrisch-vermittelte** Reaktionen auf Nahrungsmittel.

5.6.2.1 Ursachen von Nahrungsmittel-Allergien

Jeder allergischen Reaktion geht eine **Sensibilisierungsphase** voraus, in der die Nahrungsmittel keine Symptome auslösen, in der aber eine dem einzelnen Nahrungsmittel spezifische allergische Reaktion eingeleitet wird. Es kommt dabei zur **Bildung von Nahrungsmittel-spezifischen Antikörpern** (meist **IgE oder IgG**) oder **sensibilisierten Blutzellen** (vorwiegend T-Lymphozyten). Unter welchen Bedingungen solche allergischen Reaktionen ausgelöst werden, ist nur ansatzweise bekannt.

Eine erhöhte Durchlässigkeit der Magen-Darm-Schleimhaut spielt bei der Entstehung von Nahrungsmittel-Allergien eine wichtige Rolle. Die Durchlässigkeit der Darmschleimhaut kann erhöht sein durch Faktoren wie z.B. Entzündung, Histaminose, Abwehrschwäche, Infektionen, Zöliakie oder Glutensensitivität.

5.6.2.2 Häufigkeit von Nahrungsmittel-Allergien

20–45 % aller Erwachsenen glauben, an Nahrungsmittel-Unverträglichkeiten zu leiden. Die tatsächlichen bzw. subjektiv empfundenen Nahrungsmittel-Unverträglichkeiten lassen sich jedoch nur bei wenigen Patienten als Allergien objektivieren. Statistiken zufolge leiden etwa 1–2 % der Erwachsenen und 5–6 % der Kinder an Allergien gegen Nahrungsmittel. Weitaus häufiger sind Inhalations- und Kontakt-Allergien, wobei Inhalationsallergene z.T. Kreuzallergien zu Nahrungsmittel-Allergenen aufweisen.

Erfahrungen aus der Routine im Stuhllabor deuten häufiger Nahrungsmittel-Unverträglichkeiten i.e.S. (exklusive Nahrungsmittel-Allergien) oder Histaminose, mit meist gleichen Symptomen, an.

5.6.2.3 Symptome von Nahrungsmittel-Allergien

Bei Nahrungsmittel-Allergien treten Symptome sowohl **am Verdauungstrakt** als auch außerhalb des Verdauungstraktes auf. Am Verdauungstrakt werden Schwellung der Lippen und der Rachenschleimhaut, Übelkeit,

Erbrechen, Bauchschmerzen, Blähungen, Durchfall oder Verstopfung auf. Da diese Symptome auch bei anderen Erkrankungen auftreten, müssen organische Darmerkrankungen, aber auch das Reizdarmsyndrom, abgegrenzt werden.

Symptome **außerhalb des Verdauungstraktes** werden vorrangig an den Atemwegen (z.B. Asthma, Rhinitis), der Haut (z.B. Ekzeme, Urticaria, Neurodermitis), an Gelenken oder Muskeln (z.B. Schmerzen, Fibromyalgie) und dem ZNS (z.B. Migräne) beobachtet. Auch diese extraintestinalen Symptome deuten nicht spezifisch auf Nahrungsmittel-Allergien hin, sondern treten auch bei anderen Erkrankungen auf.

5.6.2.4 Differentialdiagnose von Nahrungsmittel-Allergien

Von Nahrungsmittel-Allergien, die Symptome am Verdauungssystem hervorrufen, werden andere Formen von chronischen Darmerkrankungen abgegrenzt, wobei z.T. Zusammenhänge mit Nahrungsmittel-Allergien bestehen können. Eine Übersicht gibt Tabelle 10.

5.6.2.5 Diagnostik von Nahrungsmittel-Allergien

Unklarheiten über Bedeutung und Häufigkeit von Nahrungsmittel-Allergien sind zu wesentlichem Teil auf Unsicherheiten in der Diagnostik zurückzuführen. Durch die Kombination verschiedener Diagnostik-Verfahren wird die Treffsicherheit der Diagnose „Nahrungsmittel-Allergie" erhöht. Die **Diagnostik umfasst:** Vorbericht, Hauttests, Stuhluntersuchungen, Blutuntersuchungen, Provokationsverfahren, bioelektrische Messungen und, besonders wichtig, Ernährungstagebücher.

Im Rahmen des **Vorberichtes** muss sorgfältig erfragt werden:

- Was löst Beschwerden aus?
- Wie ist der zeitliche Abstand zwischen Nahrungsaufnahme und Auftreten der Beschwerden?
- Gibt es sonstige Allergien, beim Patienten selbst oder in der Familie?
- Welche diagnostische Untersuchungen und / oder medikamentöse Behandlungen wurden wann, wie, durch wen und mit welchen Ergebnissen bereits durchgeführt?

Tab. 10: Darmerkrankungen, die von Nahrungsmittel-Allergien abgegrenzt werden (nach BISCHOFF et al. Der Internist, 8, 1108-17, 2001)

Erkrankungsgruppe	Beispiele
Toxische Reaktionen	„Lebensmittelvergiftung", z.B. durch bakterielle Verunreinigung

Störungen der Fermentation	• Enzymdefekte, z.B. Laktoseintoleranz,
	 • Insuffizienz des exokrinen Pankreas,
	 • Störungen der Galle-Bildung / - Ausschüttung z.B.
	    – „Fettintoleranz"
	    – „Bakterielle Dünndarmüberwucherung"

Pseudoallergien	• unspezifische Histaminliberatoren (Erdbeeren, Tomaten,Weinsorten) • Nahrungsmittel mit hohem Gehalt an biogenen Aminen wie Histamin (z.B. Sauerkraut), Serotonin (z.B. Bananen) oder Tyramin (z.B. Käsesorten, Schokolade) • Nahrungsmittel-Zusätze (Glutamat, Benzoesäure, Tatrazin, Salizylate)
Chronisch entzündliche Darmerkrankungen	• Morbus Crohn, Colitis ulcerosa* • Sprue / Zöliakie* • eosinophile Gastroenteritis* • kollagene Colitis* • Divertikulitis
Infektiöse Darmerkrankungen	virale, bakterielle oder parasitäre Gastroenteritis
Andere Darmerkrankungen	• Reizdarmsyndrom* • Darmtumoren • Dumping-Syndrom, u.a.

Zusammenhänge mit Nahrungsmittel-Allergie nicht auszuschließen

Schon die Zuordnung der Symptome zu bestimmten Mahlzeiten und Lebensmitteln ist in der Praxis meist sehr schwierig. Wenn unmittelbar nach Nahrungs-Aufnahme Lippenschwellung und Jucken der Mundschleimhaut auftritt, wird es sich meist um eine IgE-vermittelte Soforteaktion handeln und der Zusammenhang mit der Nahrung ist leicht herstellbar. Das Zeitintervall zwischen Nahrungsaufnahme und Beginn der Beschwerden ist variabel und bei Symptomen am Verdauungstrakt in der Regel um so länger, je tiefer die Darm-Abschnitte liegen, die betroffen sind. Auch andere Krankheitsbilder wie Nesselsucht, Neurodermitis, Schnupfen, Bronchialasthma, Migräne oder Muskel- bzw. Gelenkbeschwerden werden durch Nahrungsmittel-Allergien hervorgerufen. Oft treten Nahrungsmittel-Allergien im Zusammenhang mit Inhalations-Allergien auf, was auf Kreuzreaktionen zwischen unterschiedlichen allergisierenden Substanzen beruht (z.B. Pollen – Kernobst, Sellerie – Beifuß – Gewürze, Latex – Kiwi – Bananen).

Die Symptome der Allergien am Magen-Darm-Trakt sind wenig charakteristisch, was die Abgrenzung zu anderen Erkrankungen erschwert. Deshalb sollte dem Vorbericht eine Ausschluss-Diagnostik folgen, die sich daran orientiert, welche anderen Erkrankungen vergleichbare Symptome auslösen können (siehe Tabelle 10).

Hauttests, bei denen allergisierende Stoffe auf oder in die Haut gebracht werden, sind bei Nahrungsmittel-Allergien nur bedingt aussagefähig. Ein negativer Hauttest schließt eine Nahrungsmittel-Allergie nicht aus, während ein positiver Test die Diagnose nur vermuten lässt.

Im **Stuhl** geben die Parameter **enterales IgE, enterales IgG, Histamin** und **Antigliadin**-IgA richtungsweisende Hinweise auf mögliche Nahrungsmittel-Allergien und die Notwendigkeit weiterer Blutuntersuchungen. Weitere Stuhlparameter charakterisieren die Immunität der Schleimhäute (sIgA gesamt, sIgA1 [Dünndarm], sIgA2 [Dickdarm], Defensin), die Verdauung (Verdauungsrückstände, Gallensäuren, Pankreaselastase), den Entzündungsstatus (Calprotectin, CRPs, Zonulin), oder Nahrungsmittelintoleranz i.e.S. (ohne toxischen und / oder allergischen Hintergrund) (Histamin, DAO, Serotonin, Dopamin) am Darm und weisen damit auf individuelle Therapieansätze.

Mittels **Blutuntersuchungen** wird im Labor die Reaktionsbereitschaft und spezifische Sensibilisierung gegen Nahrungsmittel-Allergene untersucht. Man prüft dabei das Vorhandensein spezifischer Antikörper (IgE-und / oder IgG) oder die Reaktion bestimmter Blutzellen.

Bei der Untersuchung auf **spezifische IgE-Antikörper** werden entweder ausgewählte Nahrungsmittel, die bereits im Verdacht stehen eine Allergie auszulösen, untersucht oder es erfolgt Stufendiagnostik. Dabei untersucht man aus Kostengründen nach Messung der Gesamtmenge IgE im Blut bestimmte Gruppen von Nahrungsmitteln (z.B. Milchprodukte, Nüsse, Getreide, Fisch). Die Messung des spezifischen IgE gegen Nahrungsmittel ist aussagekräftiger als die o.g. Hauttests, doch auch hier gilt: Ein negativer Bluttest schließt eine Nahrungsmittel-Allergie nicht aus, macht sie aber eher unwahrscheinlich, während ein positiver Test die Diagnose eher bestätigt.

Bei der Untersuchung auf **spezifische IgG-Antikörper** werden viele Einzel-Allergene getestet. Als Ergebnis dieser Untersuchung erhält der Patient meist einen Diätplan für 6–12 Wochen, welcher Nahrungsmittel gegen die im Blut hohe IgG-Werte gemessen wurden, für eine gewisse Zeit aus der Kost eliminiert und sie dann schrittweise wieder in die Ernährung aufnehmen lässt. Während die IgE-Bestimmungen seit langem zum anerkannten Untersuchungs-Standard gehören, sind IgG-Untersuchungen teilweise umstritten. Dies hat zwei Gründe: zum einen können erhöhte IgG-Werte auch bei Gesunden gemessen werden, zum anderen fehlten sogenannte „kontrollierte, randomisierte, Doppelblind-Studien". In den letzten Jahren wurden mehrere Studien veröffentlicht: Eine Studie der Universitäts-Klinik Manchester belegt, dass eine 12-Wochen-Eliminations-Diät, die auf Ergebnissen von IgG-Antikörper-Untersuchungen beruht, die Symptome bei Patienten mit Reizdarmsyndrom deutlich vermindert. In anderen Studien wurde doppelt-blind nachgewiesen, dass Eliminationsdiäten auf der Basis von IgG-Antikörpern gegen Nahrungsmittel bei Migränepatienten Anzahl und Stärke der Migräneattacken reduziert bzw. bei Morbus-Crohn-Patienten die Stuhlfrequenz verringert und Abdominalbeschwerden und Allgemeinbefinden verbessert werden. Dies entspricht auch den Erfahrungen zahlreicher Therapeuten, die IgG-Antikörper ihrer Patienten bestimmen lassen und diese Patienten während und nach der Diät-Phase beraten und begleiten. Sie berichten mehrheitlich über eine Besserung zahlreicher, oft wenig spezifischer Krankheitszeichen.

Die Durchführung der Allergie-Tests ist relativ einfach, die Interpretation der Ergebnisse nicht. Erhöhte Blutwerte von Antikörpern gegen Nahrungsmittel bedeuten nicht, dass diese Nahrungsmittel beim Patient auch klinische Symptome auslösen. Es wird lediglich angezeigt, dass das Immunsystem reagiert hat. Zum Auslösen klinischer Beschwerden müssen dieser Reaktion des Immunsystems weitere Reaktionen folgen. Dazu gibt es im Körper zahlreiche Regulations-Prozesse. Erst wenn das Gleichgewicht dieser Regulations-Vorgänge gestört ist, werden Krankheitszeichen manifest. Die Deutung der Testergebnisse erfordert immer eine Überprüfung. Dabei wird kontrolliert, ob der Patient dem Allergen überhaupt ausgesetzt ist und ob Symptome und Testergebnisse zusammenpassen. **Provokationstests** (Patient wird dem verdächtigen Allergen ausgesetzt) werden wegen ihres enormen Aufwands und der Belastung für den Patienten immer am Ende einer „Diagnose-Kette" stehen und nur für relativ wenige Patienten in Frage kommen.

5.6.3 Nahrungsmittel-Intoleranz im engeren Sinne

Oft hat Unverträglichkeit von Nahrungsmitteln keinen toxischen und/oder allergischen Hintergrund. Diese **Nahrungsmittel-Intoleranzen im engeren Sinne** beruhen zum einen auf angeborenem oder erworbenem **Enzymmangel oder Enzymdefekten,** die es unmöglich machen, bestimmte Nahrungsmittel vollständig zu verdauen. Bekannt sind: Laktose-Intoleranz, hereditäre Fruktoseintoleranz, Galactose-Intoleranz, Saccharose-Intoleranz und Sorbit-Intoleranz, die in der Regel mittels Atemtest diagnostiziert werden (Cave hereditäre Fruktose-Intoleranz!).

Von **pharmakologischer Nahrungsmittel-Intoleranz** spricht man, wenn bestimmte pharmakologisch aktive Substanzen in Nahrungsmitteln, nach dem Verzehr großer Mengen, zu Symptomen einer Nahrungsmittel-Intoleranz führen. Bekannt sind biogene Amine wie Tryptamin in Tomaten, Phenylethylamin in Schokolade, Tyramin in Käse und Schokolade, Serotonin in Bananen und Nüssen, Histamin in Sauerkraut und Wein sowie andere Stoffe wie beispielsweise Koffein.

Pseudoallergische Reaktionen auf Nahrungsmittelzusatzstoffe gleichen Allergien in ihrem klinischen Bild. Bei Pseudoallergien kommt es durch unspezifische Aktivierung und Degranulierung von Mastzellen zur Freisetzung von Histamin. Typische Auslöser sind Lektine (z.B. in Erdbeeren), Salicylate (z.B. in Äpfeln, Aprikosen, Schmerzmitteln), Konservierungsstoffe (z.B. Benzoesäure), Säuerungsmittel (z.B. Zitronensäure,

Essigsäure), bestimmte Medikamente, Farbstoffe (z.B. Tartrazin), Emulgatoren (z.B. Lecithin), Geschmacksverstärker (Glutamat, Süßstoffe) und Sulfite.

5.6.4 Therapie

Die Therapie der Wahl besteht im Weglassen der verantwortlich gemachten Lebensmittel. **Diäten** spielen eine wichtige Rolle in der Diagnostik und der Behandlung von Nahrungsmittel-Unverträglichkeiten. Die erläuterten Untersuchungs-Verfahren geben wichtige Hinweise auf mögliche Allergie-auslösende Nahrungsmittel, wichtig ist jedoch die Führung eines Ernährungstagebuches. Kann ein spezifisches Nahrungsmittel mit klinischen Symptomen in Verbindung gebracht werden, ist es zu meiden. Bei unspezifischem Verdacht ist ein Speiseplan auf der Basis einer Allergen-armen Grunddiät (z.B. aus gekochtem Reis und gekochten Kartoffeln) der stufenweise bestimmte Nahrungsmittel zugefügt werden, wichtiger Baustein der Diagnostik. Meist werden damit auch klinische Beschwerden reduziert. Spezielle Ernährung, die versucht, Nahrungsmittel allein wegen positiver Laborwerte zu eliminieren, ist medizinisch nicht nur unnötig sondern eventuell sogar schädlich.

5.6.5 Gluten-Unverträglichkeit: Differentialdiagnose von Glutensensitivität, Zöliakie und Weizenallergie

Zöliakie gilt inzwischen als Volkskrankheit, die in Industrieländern ca. 1 % der Bevölkerung betrifft, u.a. auch deshalb weil es heute serologische Tests gibt, die es erlauben, auch atypische Formen der Krankheit zu diagnostizieren. Die Definition von Zöliakie wurde, auf der Grundlage der Erkenntnisse der letzten 20 Jahre, aktualisiert. Seit Januar 2012 gilt die **Neue Leitlinie für Diagnose Zöliakie / ESPGHAN-Leitlinie** (Europäische Gesellschaft für pädiatrische Gastroenterologie, Hepatologie und Ernährung) und seit April 2014 die deutsche **S2k-Leitlinie Zöliakie.**

Schon länger wurde beobachtet, dass es Patienten gibt, die von glutenfreier Ernährung profitieren, obwohl Zöliakie diagnostisch nicht bestätigt wird. So ergab beispielsweise eine Studie an Psoriasis-Patienten, dass sich bei der Hälfte der Patienten, die auch Anti-Gliadin-Antikörper aufwiesen, die Hautsymptome unter glutenfreier Ernährung besserten. In einer Studie an Patienten mit Reizdarm profitierte besonders die Gruppe mit Durchfällen von glutenfreier Diät.

Aus heutiger Sicht werden drei unterschiedliche Krankheitsbilder unterschieden, die durch die Zufuhr von Gluten ausgelöst werden:

1. **Zöliakie,** die keine reine Darmkrankheit, sondern eine systemische Autoimmunerkrankung ist,
2. **Weizenallergie,** die IgE-vermittelt und/oder IgG-vermittelt auftritt. Sie überlappt im Erscheinungsbild mit Zöliakie, ist aber immunologisch komplett abzugrenzen und
3. **Glutensensitivität,** bei der Patienten von Gluten-freier Diät profitieren, ohne dass Zöliakie oder Weizenallergie vorliegt.

Gluten ist natürlicher Eiweißbestandteil der bekannten Brotgetreidesorten, das sogenannte Klebereiweiß. Gluten setzt sich aus Prolaminen (löslich in Alkohol) und Glutelinen (unlöslich in Alkohol, alkalilöslich) zusammen. Der Proteingehalt von Weizenmehl beträgt 7–15 %. Diese Proteine bestehen zu 90 % aus Gluten. Für die Gesundheit besonders nachteilig sind die Gliadine, die man mittels Elektrophorese in α-, β-, γ- und ω-Gliadine aufteilen kann. Osborne untersuchte schon 1907 die für den Menschen wichtigen Süßgräser und teilte sie in Prolamin-Fraktionen ein (Tabelle 11). Bestimmte Gliadinpetide (Eiweißabschnitte aus 50–100 Aminosäuren), die einen besonders hohen Anteil der Aminosäuren Prolin und Glutamin enthalten, führen bei entsprechend veranlagten Menschen zu einer komplexen Reaktion der Darmschleimhaut und des Immunsystems.

Tab. 11: Gluten-Fraktionen bei verschiedenen Süßgräsern nach OSBORNE

Osborne-Fraktion	Weizen Dinkel Grünkern Emmer Kamut Einkorn Triticale	Roggen	Gerste	Hafer	Mais	Reis	Hirse
	gluten-haltig	gluten-haltig	gluten-haltig	gluten-frei (?) kontaminiert	gluten-frei	gluten-frei	gluten-frei
Prolamine	Gliadin	Secalin	Hordein	Avenin	Zein	Orycin	Kafarin
Gluteline	Glutenin	Secalinin	Hordenin	Avenalin	Zeanin	Orycinin	

5.6.5.1 Zöliakie

Bei der **Zöliakie** unterscheidet man nach dem Vorkommen die Zöliakie des Kindes und die Zöliakie bzw. Sprue des Erwachsenen. Nach diagnostischen Kriterien werden zwei Gruppen unterschieden, die Gruppe 1 mit auf Zöliakie hindeutenden Symptomen und die Gruppe 2 asymptomatischer Patienten mit erhöhtem Zöliakie-Risiko.

Die **Zöliakie des Kindes** tritt meist im Kleinkindalter ca. 3–6 Monate nach Einführung glutenhaltiger Nahrung auf. Klassische Symptome sind Gedeihstörungen mit Gewichtsstillstand oder -abnahme (98 %), Appetitlosigkeit (46 %), Erbrechen (65 %), Durchfall (50 %, auch normale Stühle o. Verstopfung (10 %) möglich), vorgewölbter Bauch (86 %), Wesensveränderungen (weinerlich, missmutig, 56 %), Blässe (65 %) und Muskelschwäche (43 %). Je älter die Patienten bei Erkrankungsbeginn sind, desto häufiger beobachtet man einen untypischen Verlauf bzw. nur einzelne Symptome wie Durchfall, Verstopfung, Eisenmangel, verzögertes Wachstum, wiederkehrende Bauchschmerzen, verzögerte Pubertät oder Zahnschmelzdefekte.

In mehr als 50 % der Fälle wird heute die **Zöliakie oder auch Sprue bei Erwachsenen** diagnostiziert, bei ca. 25 % stellt man die Diagnose erst nach 60. Lebensjahr. Erkrankungsgipfel liegt in den 40ern, wobei Frauen zweimal häufiger erkranken. Beim Erwachsenen sind Gluten-Empfindlichkeit und Intensität der Symptome sehr unterschiedlich, oft wenig ausgeprägt. Beobachtet werden wechselnde Stühle, Durchfall, Blähungen, Müdigkeit, allgemeines Krankheitsgefühl, Kraftlosigkeit, Migräne, Nierenerkrankungen, Knochenschmerzen, Osteoporose (bes. wenn Diagnose postmenopausal), Zahnschäden, Anämie, Nervosität, trockene Haut, Unfruchtbarkeit, unklare Leberwert-Erhöhung, Ataxie und Mangel-Erscheinungen von Vitaminen (A, B1, B6, B12, D, Folsäure, E, K), Mineralstoffen (Ca, Fe, Zn) sowie von Eiweiß und Elektrolyten.

Die Angaben zur **Häufigkeit der Zöliakie** schwanken in verschiedenen Ländern und danach, ob die Diagnose aufgrund klinischer Symptome oder serologischer Suchtests gestellt wird. Nach Symptomen werden Häufigkeiten zwischen 1:10000 (Dänemark) und 1:300 (Schweden, Großbritannien), im Durchschnitt 1:3350 angegeben. Nach serologischem Screening schwankt die Häufigkeit zwischen 1:200 (Deutschland, Dänemark, Indien) und 1:65 (Finnland). Der Durchschnitt liegt bei 1:150. Damit ist Zöliakie die **häufigste intestinale (Autoimmun-) Erkrankung.**

Es werden unterschiedliche Verlaufsformen der Zöliakie unterschieden. Bei der **silenten Zöliakie** (Zufallsbefund, Screening) treten trotz fast vollständiger Zottenatrophie und auffälliger Zöliakie-Serologie, keine oder geringe unspezifische Symptome auf. Bei der **latenten Zöliakie** hat unter glutenhaltiger Nahrung früher Zottenatrophie bestanden, die sich unter gluten-freier Diät normalisiert hat und nach erneuter gluten-haltiger Ernährung normal geblieben ist. Eine erneute Manifestation der Erkrankung ist möglich. Bei der **potentiellen Zöliakie** werden zöliakietypische immunologische Abweichungen beobachtet, während die klassischen Veränderungen der Dünndarm-Schleimhaut fehlen. Diese Form tritt oft bei erstgradigen Verwandten Zöliakiekranker auf. Die **(Therapie-) Refraktäre Zöliakie** findet man meist bei Erwachsenen, besonders wenn die Erstdiagnose „Zöliakie" nach dem 50. Lebensjahr gestellt wird. Sie findet sich bei ca. 5 % der Diagnostizierten. Trotz glutenfreier Diät nehmen die Beschwerden zu. Innerhalb der refraktären Zöliakie wird Typ 1 (normale intraepitheliale Lymphozyten (IEL); Prognose günstiger, Mortalität 14 %) und Typ 2 (atypische IEL, aus denen T-Zell-Lymphome entstehen können; Therapie: Glukokortikoide; Prognose ungünstig, Mortalität 41 %) unterschieden. Eine Sonderform der Zöliakie ist die **kollagene Zöliakie** mit Zottenatropie, verdickter Basalmembran und Kollagen in der Lamina propria dar.

Häufig treten andere **Autoimmun-Erkrankungen (AIE) gemeinsam mit Zöliakie** auf und zwar umso häufiger, je später Zöliakie diagnostiziert wird. Wird die Diagnose im Alter von unter 2 Jahren gestellt, beobachtet man in ca. 5 % der Fälle auch andere Autoimmunerkrankungen, während bei Diagnosestellung von über 20 Jährigen die Häufigkeit 34 % beträgt. Folgende Autoimmunerkrankungen werden beobachtet: Diabetes mellitus Typ 1 (5–8 % der Zöliakie-Patienten, AK gegen insulinproduzierende Zellen), AIE der Schilddrüse (Hashimoto-Thyreoditis, Morbus Basedow; bei ca. 8 % der Patienten), Dermatitis herpetiformis Duhring, Rheumatoide Arthritis, IgA-Mangel, Autoimmun-Hepatitis (ca. 60 % der unbehandelten Zöliakie-Paienten haben erhöhte Transglutaminase-Werte). Außerdem findet sich Zöliakie gehäuft bei Patienten mit Down- (Trisomie 21) und Turner-Syndrom (Monosomie X).

Laut **aktualisierter Definition** entsprechend der ESPGHAN-Leitlinie für die Diagnose von Zöliakie (Januar 2012) ist **Zöliakie** eine immunologisch vermittelte, systemische Störung, die bei genetisch entsprechend veranlagten Menschen durch Gluten und verwandte Prolamine ausgelöst wird.

Charakteristisch für Zöliakie sind Gluten-abhängige klinische Symptome in variabler Kombination, der Nachweis Zöliakie-spezifischer Antikörper, HLA-DQ2- und HLA-DQ8-Haplotyp und Enteropathie. In der genannten Leitlinie wurden diagnostische Anforderungen für zwei Gruppen entwickelt, eine für Personen mit auf Zöliakie hindeutenden Symptomen und eine zweite für asymptomatische Personen mit erhöhtem Zöliakie-Risiko (Verwandte 1. Grades 15 % Wahrscheinlichkeit für Zöliakie).

Zur **Pathogenese** der Zöliakie weiß man heute, dass, wie in der Definition erwähnt, nur Personen erkranken, die HLA-DQ2- bzw. HLA-DQ8-Antigene aufweisen. Bei diesen binden Glutenpeptide in der Darmschleimhaut an diese Antigene. Die Bindung wird verstärkt durch Glutaminsäure, die aus der im Peptid vorhandenen Aminosäure Glutamin gebildet wird. Diese Glutaminsäurebildung wird über das Enzym Gewebs-Transglutaminase (TG) vermittelt. Der Komplex aus Gliadinpeptid und HLA-DQ-Antigen auf der Oberfläche der Antigen-präsentierenden Zellen bindet an spezielle Lymphozyten (CD4-T-Helferzellen) und induziert die Bildung entzündungsauslösender Botenstoffe (Interferon-γ, TNF-α, Interleukin-6, Interleukin-2). Im weiteren Entzündungsprozess werden verschiedene Antikörper gebildet: gegen Gliadin selbst (Gliadin-Antikörper (AGA) und Auto-Antikörper (gegen körpereigene Antigene: Gewebstransglutaminase-AK, Endomysium-AK). Umweltfaktoren (z.B. Infektionen, Stress, Alkohol) können erhöhte Transglutaminase bewirken und so die Entstehung von Zöliakie fördern. Pathogenetisch betrachtet handelt es sich bei Zöliakie um **eine Mischform aus Allergie und Autoimmunerkrankung mit Schädigung der Enterozyten, Zottenatrophie und Resorptionsstörungen.**

Im Vordergrund der Diagnostik der Zöliakie stehen heute Untersuchungen von Blutproben. Da bei 2–10 % der betroffenen Patienten IgA-Mangel vorliegt, sollte stets das Gesamt-IgA bestimmt und ggf. nur die IgG-Antikörper gewertet werden. Der Patient muss vor Beginn der Diagnostik ausreichend Gluten zu sich nehmen, d.h. beim Erwachsenen ca. 20 g/d (= 4–5 Scheiben Brot). Ansonsten können oft „falsch-normale" Antikörper-Titer auftreten. Sowohl die Blutwerte als auch die histologischen Veränderungen der Darmschleimhaut normalisieren sich unter Gluten-freier Diät. **Gliadin-Antikörper** werden als **IgA- und IgG-Antikörper aus Serum (und Stuhl)** bestimmt. Sie sind seit 1958 bekannt und haben eine hohe Sensitivität und geringe Spezifität (IgG 66–85 %; IgA 72–89 %). Wahrscheinlich sind sie auch bei Kindern unter 2 Jahren diagnostisch nicht besser geeignet als Auto-Antikörper. Man erhält oft falsch positive Werte, insbesondere bei Erkrankungen mit erhöhter Darmpermeabilität wie chronisch-entzündlicher Darmerkrankung, Nahrungsmittelallergie, Gastroenteritis, gastroösophagealer Reflux oder Ulcera. Ihre Bedeutung ist in der Diagnostik untergeordnet. Sie liegt vor allem in der **Therapie-Überwachung,** da die Werte unter glutenfreier Diät relativ rasch sinken.

Zur Diagnostik besser geeignet sind **Endomysium-Antikörper** (EMA). Endomysium ist eine Schicht aus Bindegewebe, die einzelne Muskelfasern umgibt. Bei Zöliakie und Dermatits herpetiforme Duhring bilden sich Auto-Antikörper gegen Endomysium. Diese werden meist als IgA-Antikörper im Immun-Fluoreszenstest bestimmt, was labortechnisch anspruchsvoll und aufwändig ist. Der Test besitzt eine hohe Sensitivität und Spezifität und ist zu Diagnostik und Verlaufskontrolle geeignet.

Gewebstransglutaminase-Antikörper (IgA-TG-AK) können **aus Serum (und Stuhl)** bestimmt werden. Gewebstransglutaminase ist das Haupt-(Auto-)Antigen im Endomysium. Sie katalysiert die Deamidierung der Gliadin-Peptide. Im Labor wird der Test als ELISA durchgeführt, was gegenüber der Bestimmungsmethode der Endomysium-Antikörper labortechnisch einen großen Vorteil darstellt. Insbesondere die IgA-Klasse weist hohe Sensitivität (87–97 %) und Spezifität (87–95 %) auf (cave: IgA-Mangel). Auch die Bestimmung der IgG-Klasse ist möglich und weist bei IgA-Mangel gute Sensitivität und Spezifität auf, während bei normalem IgA eine sehr niedrige Sensitvität beobachtet wird. Die IgA-TG-Antikörper-Bestimmung im Serum ist der **Parameter 1. Wahl beim Zöliakie-Screening.**

Seit kurzem sind in der Blut-Diagnostik auch Antikörper gegen deamidierte Gliadinpeptide in der Routine verfügbar. Im Gegensatz zu Gliadin-Antikörpern sind diese weitgehend spezifisch für Zöliakie. Die Spezifität und Sensitivität der IgG-Klasse der Antikörper gegen deamidierte Gliadinpeptide ist vergleichbar mit der der IgA-Klasse gegen Gewebstransglutaminase. Dies ermöglicht ihren Einsatz auch bei IgA-Mangel.

Antikörper im Stuhl gegen Gliadin und Transglutaminase sind lediglich **Suchtests** nach möglichen Ursachen von Darmstörungen. Wenn sie positiv sind, ist weitere Stuhl- bzw. Blut-Diagnostik erforderlich. Zur alleinigen Zöliakie-Diagnostik sind diese Tests ungeeignet.

Die **Biopsie bzw. Histologie** ist nicht mehr Goldstandard der Zöliakie-Diagnostik. Mittels Ösophago-Gastro-Duodeno-Skopie werden mehrere Proben (≥ 4) von verschiedenen Stellen vom Bulbus duodeni bis ins obere Jejunum entnommen, wobei die zur Biopsie geeigneten Stellen nicht immer gefunden werden. Auch die Biopsie muss vor Umstellung auf glutenfreie Diät durchgeführt werden. Die histologische Beurteilung durch den Pathologen erfolgt nach sog. Marsh-Kriterien (Typ 0, I, II, III a-c). Diese Kriterien sind typisch, aber nicht spezifisch für Zöliakie. Man beurteilt die Vermehrung intraepithelialer Lymphozyten (IEL ↑ = Typ I, Kryptenhyperplasie, IEL ↑ = Typ II bzw. Zottenabflachung, -verklumpung, Kryptenhyperplasie, IEL ↑ und entzündliches lympho-plasmazelluläres Infiltrat in Lamina propria = Typ III).

Abb. 6: aus wikipedia.org/wiki/Zöliakie

Immunpathologie der Schleimhaut im oberen Dünndarm

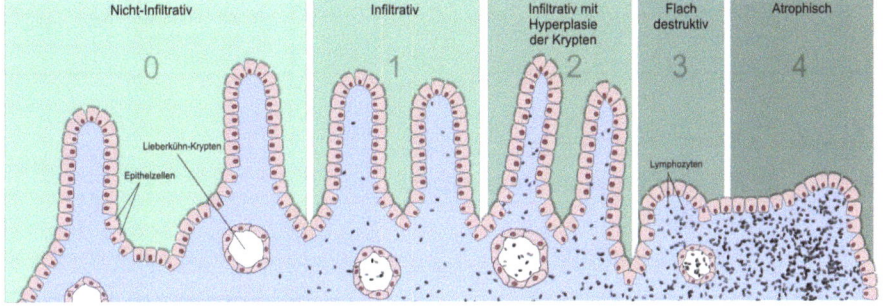

Abb. 7: Diagnostische Anforderungen für Personen mit auf Zöliakie hindeutenden Symptomen nach aktueller ESPGHAN-Leitlinie

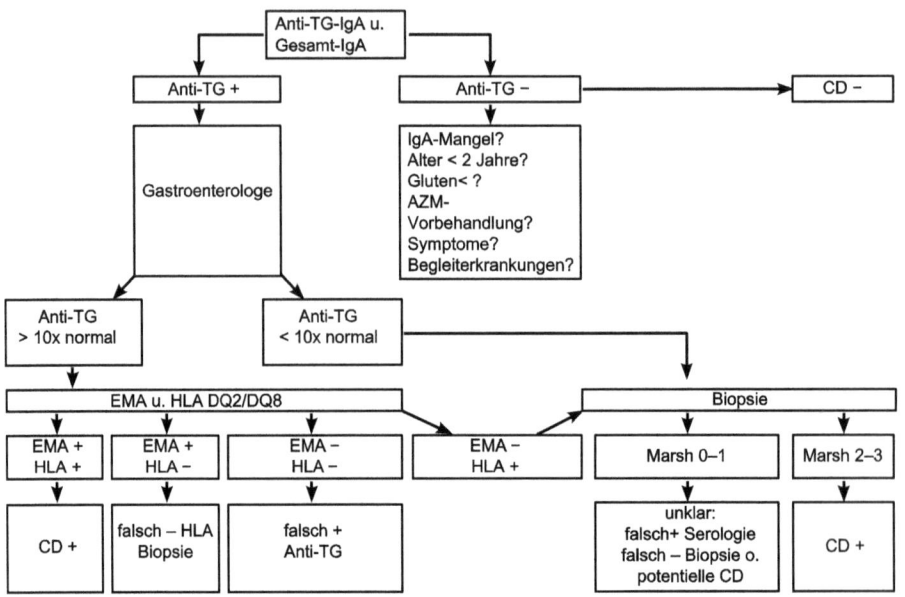

Legende: Anti-TG = Anti-Transglutaminase,
EMA = Endomysium-Antikörper,
CD = Zöliakie,
AZM = Arzneimittel

Abb. 8: Diagnostische Anforderungen für asymptomatische Personen mit erhöhtem Zöliakie- Risiko (Verwandte 1. Grades, Autoimmunerkrankungen) nach aktueller ESPGHAN- Leitlinie

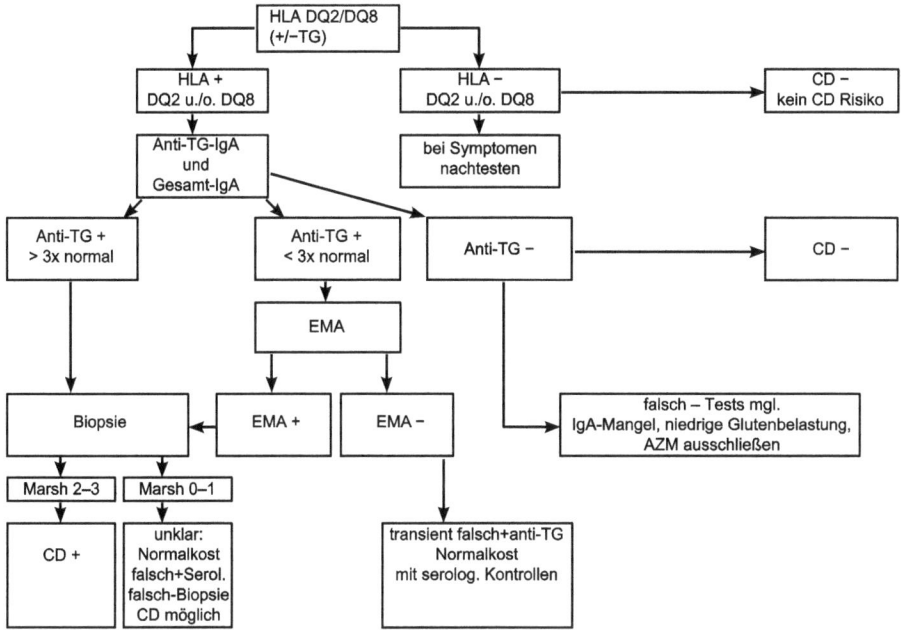

Legende: TG = Transglutaminase,
EMA = Endomysium-Antikörper,
CD = Zöliakie,
AZM = Arzneimittel

5.6.5.2 Weizenallergie

Bei der **Weizen-Allergie** werden zwei Krankheitsformen unterschieden, die **akute IgE**-vermittelte Reaktion (Typ-I-Allergie) auf Gliadine (bes. ω-Fraktion) und die **IgG**-vermittelte Nahrungsmittelallergie vom **Spättyp** (Typ-III-Allergie). Klinisch betrifft die IgE-vermittelte Form vor allem Atmungsorgane (Bäckerasthma) oder es treten anaphylaktische Reaktionen (besonders nach körperlicher Betätigung) auf. Bei der IgG-vermittelten Form ist Überlappung mit Gluten-Sensitivität wahrscheinlich. Die Symptome betreffen vorrangig den Verdauungstrakt.

Die Weizenallergie wird über den Nachweis der entsprechenden Antikörper im Blut diagnostiziert. Durch vorherige Stuhluntersuchungen auf enterales Gesamt-IgE bzw. -IgG lässt sich der diagnostische Aufwand reduzieren.

5.6.5.3 Glutensensitivität

Wie bereits erwähnt, löst Gluten mindestens drei Krankheitsbilder aus: 1. Zöliakie (systemische Autoimmunkrankheit), 2. Weizenallergie (IgE-/IgG-vermittelt) und 3. Glutensensitivität.

Wenn die ersten beiden Erkrankungen ausgeschlossen sind und Gluten Symptome auslöst, ist eine **Glutensensitivität** anzunehmen. Die deutsche S2k-Leitlinie Zöliakie empfiehlt, statt Glutensensitivität, die Bezeichnung „Nicht-Zöliakie-Nicht-Weizenallergie-Weizensensitivität".

Diagnostische Kriterien für Glutensensitivität sind:

- IgE für Weizen: negativ
- Transglutaminase- u. Endomysium-Antikörper negativ (d.h. keine Autoimmun-AK, Ausschluss IgA-Mangel)
- Dünndarmschleimhaut leicht verändert (Marsh 0-1, IEL↑)
- Nachweis von Anti-Gliadin-AK (IgA und / oder IgG)
- oft im Zusammenhang mit Entzündungen der Darmschleimhaut, wobei unklar ist, ob die Glutensensitivität Ursache oder Folge dieser Entzündung ist
- Symptome ähnlich Zöliakie o. Weizenallergie
- Symptome verschwinden unter Gluten-freier Ernährung
- nur bei ca. 50 % werden die Zöliakie-typischen genetischen Merkmale HLA-DQ2 oder -DQ8 nachgewiesen.

Die Symptome betreffen vor allem Erwachsene und treten Tage oder Stunden nach glutenhaltigen Mahlzeiten auf. Bauchschmerzen (68 %), Ekzeme (40 %), Kopfschmerzen (35 %), Abgeschlagenheit (35 %), geistige Umnebelung (34 %), Diarrhoe (33 %), Blähbauch (25 %), Verstopfung (20 %), Taubheitsgefühl und Arthromyalgie (20 %), Präsynkopen (20 %), epigastrisches Brennen (15 %), Übelkeit, Erbrechen (15 %), Bauchknurren (10 %) sowie Glossitis (10 %) werden beobachtet.

Abb. 9: Diagnose-Schema zur Unterscheidung von Gluten-induzierten Reaktionen (nach SAPONE et al. 2011)

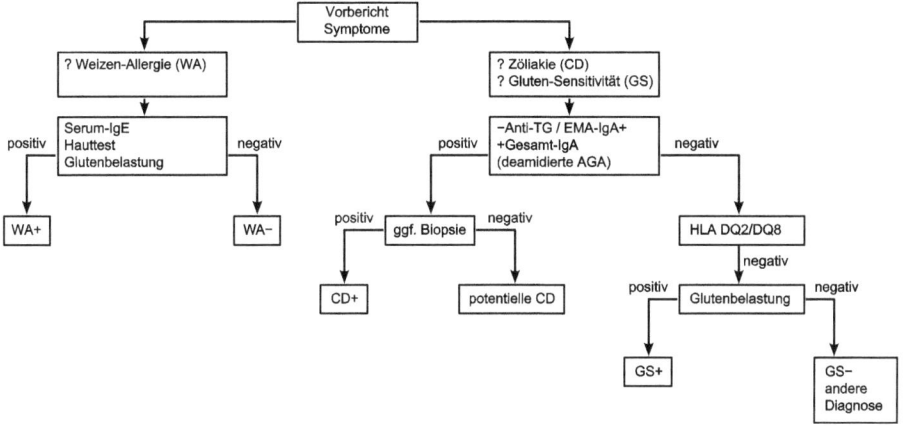

Legende: Anti-TG = Anti-Transglutaminase, EMA = Endomysium-Antikörper, AGA = Anti-Gliadin-Antikörper, CD = Zöliakie, WA = Weizenallergie, GS = Gluten-Sensitivität

Neueren Forschungsergebnissen zur **Pathogenese der Gluten-Sensitivität** zufolge handelt es sich dabei um eine Störung einer angeborenen Immunantwort auf Gluten mit hoher Expression von Toll-like Rezeptoren vom Typ 2. Auslöser der Erkrankung sind vermutlich Weizen-Amylase-Trypsin-Inhibitoren (ATIs). Diese an ω-Gliadine im Getreide gebundenen ATIs machen Eiweiße resistent gegen intestinale Proteolyse. In neueren Weizenzüchtungen ist im Rahmen der Züchtungen auf Schädlingsresistenz der Gehalt an ATIs stark angestiegen. Es sind noch keine speziellen Nachweisverfahren zu der Ausschlussdiagnose Glutensensitvität verfügbar.

5.6.5.4 Therapie der Glutenunverträglichkeit

Die **Therapie** aller 3 Formen der Glutenunverträglichkeit besteht in **Gluten-freier Diät (GFD)** unterschiedlicher Dauer. Bei Zöliakie muss die Diät lebenslang strikt eingehalten werden. Bei Weizen-Allergie werden medikamentös Antiallergika eingesetzt. Auch eine eventuelle Desensibilisierung ist möglich. Die Diät muss z.T. temporär, z.T. dauerhaft eingehalten werden. Bei Gluten-Sensitivität ist individuell über die Nahrung auszutesten, ob eine **temporäre, dauerhafte oder Dosis-abhängige Diät** nötig ist. Bei positiven IgG-Antikörpern im Serum gegen Gluten haben sich temporäre Rotationsdiäten bewährt. Bei Entzündungen der Darmschleimhaut sind nach Wochen keine Titersenkungen bei Stuhlanalysen feststellbar. Dennoch ist diese Karenz während der gesamten Entzündungstherapie einzuhalten, da ansonsten keine Abheilung möglich ist.

Gluten-freie Diät (GFD) heißt, dass die Nahrung ausschließlich aus Nahrungsmitteln besteht, deren Glutengehalt unter 20 ppm liegt. Entsprechende Produkte werden in Reformhäusern, Spezialbäckereien und Supermärkten angeboten (Brot, Nudeln und Gebäck aus Hirse, Buchweizen, Quinoa, Amaranth, Reis, Mais). Meist liegt zu Beginn der Unverträglichkeit auch Laktasemangel infolge Entzündung vor, d.h. auch Milchprodukte sind zu meiden. Vor Therapiebeginn sollte ggf. die Diagnose (Zöliakie, Weizenallergie, Glutensensitivität) verifiziert werden, da unter glutenfreier Diät die Diagnose unter Umständen nicht mehr gesichert werden kann. Bei Entzündungssymptomatik sind zusätzlich Schonkost, Antihistamin (von Vitasan®) sowie Mikronährstoffe je nach Diagnostik individuell indiziert.

Gegenwärtig wird nach „Neuen Therapien" für Glutenunverträglichkeiten gesucht, mit dem Ziel, dass Patienten kleine Gluten-Mengen (1–5 g/d) tolerieren können. Es gibt in der Forschung aktuelle Ansätze, zu Proteasen, die der Nahrung zugesetzt sind und die kleine Gluten-Mengen spalten, zu Kuh-Milch-Antikörpern, die Gluten-Peptide neutralisieren, zu TG2-Inhibitoren in der Darmwand, zur so genannten „Gluten-Impfung", die eine Gluten-Toleranz induzieren soll, zur Hemmung der T-Zellaktivierung durch Lymphozyten-Blocker, zu Zonulin-Antagonisten, die eine Gluten-induzierte Schädigung der tight junctions zwischen den Epithelzellen verhindern soll (AT-1001), zur Zytokin-Therapie (Gabe von rekombinanten Interleukinen zur Inhibition von IL-15 z.B. bei refraktärer Sprue), zur selektiven Hemmung von Adhäsionsmolekülen und zur Blockade der HLA-DQ2-Präsentation.

5.6.6 Literaturhinweise zu Kapitel 5.6

Anonym:
> Allergien durch verbrauchernahe Produkte und Lebensmittel –
> Stellungnahme. Nr. 001/ 2007 des BfR vom27.09.2006.
> KIGGS, durchgeführt vom Robert-Koch- Institut;
> http://www.kiggs.de/.

Atkinson, W., Sheldon, T.A., Shaat, N., Whorwell, P.J.:
> Food elimination based on IgG antibodies in irritable bowel
> syndrome: a randomiosed controlled trial. Gut, Oct 2004, Vol 53, No
> 10, p 1459–1464.

Awazuhara, H., Kawai, H., Maruchi, N.:
> Major allergens in soybean and clincal signifacance of IgG4
> antibodies investigated by IgE- and IgG4-immunoblotting with sera
> from soybean-sensitive patients. Clinical and Experimental Allergy,
> Volume 27, p. 325–332, 1997.

Baas, S.:
> Die Häufigkeit der Zöliakie.
> DZG aktuell, 04/ 2013, 26–27.

Bentz, S., Hausmann, M., Paul, S., Falk, W., Obermeier, F., Schölmerich,
J., Rogler, G.:
> Clinical relevance of IgG antibodies against food antigen in Crohn's
> Disease – a double blind cross over diet intervention study.
> Digestion 2010; 81: 252–264.

Beutling, D.M.:
> Biogene Amine in der Ernährung.
> Springer Verlag 1996.

Bischoff, S.C., Manns, M.P.:
> Nahrungsmittelallergien.
> Internist 2001, 42, 1108–1117.

Eysink, P.E.D., De Jong, M.H., Bindels, P.J.E., Scharp van der Linden, V.T.M., De Groot, C.J., Stapel, S.O., Aalberse, R.C.:
Relation between IgG antibodies to food and IgE antibodies to milk, egg, cat, dog and/or mite in a cross- sectional study.
Clinical and Experimental Allergy, Volume 29, p. 604–610, 1999.

Felber, J., Aust, D., Bass, S., Bischoff, S.C., Bläker, H., Daum, S., Fischbach, W., Koletzko, S., Laaß, M.W., Nothacker, M., Roeb, E., Schuppan, D., Stallmach, A.:
S2k-Leitlinie Zöliakie.
AWMF-Register Nr. 021/021, Klasse S2k, 2014.

Grimm, H.U.:
Die Ernährungslüge – Wie uns die Lebensmittelindustrie um den Verstand bringt.
Knaur Taschenbuch Verlag, 2005.

Hubsy, S., Koletzko, S., Korponay- Szabo, I.R., Mearin, M.L., Phillips, A., Shamir, R., Trocone, R., Giersiepen, K., Branski, D., Catassi, C., Lelgeman, M., Mäki, M., Ribes- Koninckx, C., Ventura, A., Zimmer, K.P.:
Die neue ESPGHAN-Leitlinie für die Diagnose von Zöliakie.
JPGN, Volume 54, Number 1, January 2012, 136–160.

Isolauri, E., Rautava, S., Kalliomäki, M.:
Food allergy in irritable bowel syndrome: new facts and old fallicies.
Gut 2004; 53: 1391–1393.

Körner, U., Schareina, A.:
Nahrungsmittelallergien und -unverträglichkeiten in Diagnostik, Therapie und Beratung.
F. Haug Verlag Stuttgart, 2010.

Mertler, M.:
Allergie und Lebensmittel-Unverträglichkeiten.
Comed, Februar 2010, 12–15.

Rosler, E., Rosler, P., Schneider, G.:
Glutenunverträglichkeit, Differentialdiagnose von Glutensensitivität, Zöliakie und Weizenallergie.
Comed Oktober 2013.

Sapone, A. et al.:
    Divergence of gut permebility and mucosal immune gene
    expression in two gluten-associated conditions: celiac disease and
    gluten sensitivity.
    BMC Medicine 2011, 9–23.

Schneider, G.:
    Nahrungsmittel-Allergien / Nahrungsmittel-Unverträglichkeiten.
    DZG aktuell, 3, 2005, 29–33.

6 Pro- und Prä-Biotika

6.1 Begriffsbestimmungen und Wirkmechanismen

6.1.1 Probiotika

Aus heutiger Sicht sind **Probiotika** lebende, **nichtpathogene Mikroorganismen,** die, in ausreichender Menge verabreicht, einen **präventiven oder therapeutischen Effekt auf den Makroorganismus** haben, d.h. ihm einen gesundheitlichen Nutzen bringen. Nach dieser Definition müssten probiotische Mikroorganismen **lebend** verabreicht werden. Dies ist aber nicht für alle präventiven oder therapeutischen Effekte von Probiotika notwendig. Zahlreiche Beispiele belegen, dass Probiotika **auch in abgetöteter Form oder als Extrakte aus probiotischen Mikroorganismen** wirksam sein können. Für lösliche Faktoren und Zellwandbestandteile (Peptidoglykane, Lipoteichonsäuren) sowie für bestimmte genomische DNS-Sequenzen konnten probiotische Aktivitäten auf Immunzellen des Makroorganismus nachgewiesen werden.

Probiotika werden als Zugabe in Lebensmitteln (dazu gehören Nahrungsmittel, Nahrungsergänzungsmittel oder diätetische Lebensmittel) oder als Arzneimittel verabreicht. Am bekanntesten sind Probiotika aus der Gruppe der Milchsäurebakterien, speziell bestimmte Stämme verschiedener Spezies der Gattungen Lactobacillus und Bifidobacterium. Auch Stämme anderer Bakterienspezies werden zu den Probiotika gezählt. Dazu gehören insbesondere Stämme der Spezies Escherichia coli, wie beispielsweise der E.coli-Stamm Nissle 1917. Auch der Hefestamm Saccharomyces boulardii der Hefe Saccharomyces cerevisiae wird schon lange als medizinisches Probiotikum angewandt. Zu beachten ist, dass spezielle **probiotische Eigenschaften** kein Merkmal einer Spezies, sondern **immer Charakteristikum eines bestimmten Stammes** sind.

6.1.2 Präbiotika

Präbiotika sind Substanzen, die im oberen Verdauungstrakt weder verdaut noch absorbiert werden. Keime der physiologischen Kolonflora fermentieren die Präbiotika und verändern so das Milieu im Darm-Ökosystem. So fördern sie das Wachstum von im Darm vorhandenen erwünschten Keimen wie Bifidobakterien und Laktobazillen und unterdrücken unerwünschte Mikroorganismen.

Typische Präbiotika sind: Pektine, Inulin, Fructooligosaccharide und Galactooligosaccharide. Präbiotika gehören zu den häufigsten Lebensmittel-Zusätzen, sind aber auch in vielen Nahrungsmitteln natürlich enthalten. Muttermilch ist reich an Galactooligosacchariden. So erhalten gestillte Säuglinge ihr erstes Präbiotikum und vermutlich ist das die Ursache dafür, dass gestillte Säuglinge eine von Bifidobakterien dominierte mikrobielle Flora aufweisen, während bei nicht gestillten Babies höhere Keimzahlen von potentiellen Pathogenen, wie Clostridien und Enterokokken, gefunden werden.

Präbiotika sind in Chicorée, Schwarzwurzeln, Topinambur und vielen anderen wenig oder nicht verarbeiteten pflanzlichen Lebensmitteln vorhanden. Industriell werden Präbiotika aus unterschiedlichen Ausgangsstoffen, wie z.B. Chicorée (Wurzelzichorie), Milch, Milchzucker oder Apfel, hergestellt.

Voraussetzung für die Wirksamkeit von Präbiotika ist die Präsenz der durch Präbiotika geförderten Mikroorganismen. Wenn diese fehlen, ist die Applikation von Präbiotika wirkungslos.

Deshalb ist es sinnvoll **Synbiotika, eine Kombination von Pro- und Präbiotika,** einzusetzen. Synbiotika werden Nahrungsmitteln zugesetzt und sollen die Vorteile von Pro- und Präbiotika synergistisch vereinen. Der Zusatz von Präbiotika als Fermentationssubstrat zu Probiotika kann die Lebensdauer der darin enthaltenen Mikroorganismen verbessern.

6.1.3 Wirkmechanismen

Die Wirkmechanismen von Probiotika sind auf molekularer Ebene erst ansatzweise verstanden. In zahlreichen Studien wird die Wirksamkeit erklärt, in dem man Versuchsgruppen Probiotika verabreichte und dann deren Erkrankungshäufigkeit, Erkrankungsdauer, das Auftreten bestimmter Symptome oder bestimmte Effekte auf das Immunsystem mit einer Kontrollgruppe ohne Probiotikagabe verglich. Diese Studien belegen, dass Probiotika das Immunsystem modulieren und die transepitheliale Resistenz erhöhen. Probiotika verbessern die Barrierefunktion der Darmschleimhaut, in dem vermehrt Tight-junction-Proteine exprimiert werden. Außerdem wurde nachgewiesen, dass die Antikörperbildung auf eine Impfung (z.B. Rotavirus-Impfung, Polio-Impfung, Influenza-Impfung) verstärkt ausfiel, wenn die Probanden Probiotika verzehrten. Weiterhin zeigte sich, dass die Einnahme von Probiotika das Risiko für Durchfallerkrankungen, die Dauer und Häufigkeit von Atemwegserkrankungen, das Auftreten von Infekten bei psychosozialem Stress und die Zahl der Krankmeldungen wegen respiratorischer und gastrointestinaler Infekte senkte.

Das Wissen über die Wirkmechanismen, die diesen Effekten zugrunde liegen, beruht zumeist auf in-vitro-Experimenten oder Tierversuchen. Prinzipiell scheint die Wirkung von Probiotika auf drei Prinzipien zu basieren:

1. dem direkten Effekt auf andere Mikroorganismen (Kommensalen und Pathogene),
2. der Modulation von Abwehrmechanismen des Wirts und
3. der Wirkung auf mikrobielle Produkte (z.B. Toxine), Wirtsprodukte (z.B. Gallensalze) und Nahrungsbestandteile.

Wahrscheinlich beruht die Wirksamkeit auf dem Zusammenspiel dieser drei Prinzipien, die zusammen zu Infektabwehr und Krebsprophylaxe beitragen und die Wiederherstellung des physiologischen Gleichgewichts zwischen intestinaler Mikroflora und Wirt unterstützen.

Die Hauptwirkung von Probiotika ist deren stammspezifische Fähigkeit, das **Immunsystem des Makroorganismus** (Mensch oder Tier) zu **modulieren.** Dabei wurden experimentell vielfältige molekulare Mechanismen beschrieben, die Komponenten des angeborenen und erworbenen Immunsystems beeinflussen. Dazu gehören: die Stärkung der Epithelbarriere des Verdauungstraktes, antientzündliche Effekte auf die Darmschleimhaut, der Erhalt der Funktion der Tight-Junctions, das Verhindern mikrobieller Translokation und die Expression von Defensinen. Auf andere Mikroorganismen wirken Probiotika durch die **Bildung antimikrobieller Substanzen** wie kurzkettige Carbonsäuren oder Wasserstoffperoxid. Auch Antibiotika, wie Reuterin, Mikrozine oder Bakteriozine werden von Probiotika synthetisiert. Probiotische Bakterien können **dekonjugierte Gallensäuren** bilden, die ebenfalls antimikrobiell wirken und den pH-Wert im Darm senken. Für bestimmte Probiotika wurden antiadhäsive, antiinvasive und antitoxische Effekte auf Darmpathogene nachgewiesen.

Antikanzerogene Effekte von Probiotika scheinen u.a. auf der Zurückdrängung putrefaktiver Bakterien, auf der antientzündlichen Wirkung, auf der Inaktivierung mutagener Substanzen (z.B. Nitrosamine, polyzyklische aromatische Kohlenwasserstoffe) und der Verminderung der Bildung freier Radikale im Darm zu beruhen.

Die Tatsache, dass bei probiotischen Präparaten wie Colibiogen® die Injektion ähnliche Effekte wie die orale Einnahme hervorruft, zeigt, wie weit wir heute noch vom Verständnis der Wirkmechanismen von Probiotika entfernt sind.

6.2 Probiotische Präparate

6.2.1 Probiotische Lebensmittel

Probiotische Lebensmittel enthalten probiotische Mikroorganismen in einer **Menge, die ausreicht,** um nach dem Verzehr positive gesundheitliche Wirkungen zu erzielen, die über die Lieferung von Nährstoffen hinausgeht. Dazu müssen Hersteller von probiotischen Lebensmitteln einen solchen Mindestgehalt, der in wissenschaftlichen Untersuchungen erforderlich war, um gesundheitsfördernde Wirkungen zu erzielen, bis zum Ablauf der Mindesthaltbarkeitsfrist in ihren Produkten garantieren können.

Probiotische Lebensmittel, insbesondere gesäuerte Milchprodukte, stellt der Mensch seit tausenden von Jahren her. Seit langem ist bekannt, dass diese Lebensmittel, im Vergleich zum Ausgangsprodukt, eine längere Haltbarkeit, größere Lebensmittelsicherheit und eine bessere Verträglichkeit aufweisen. Schon in biblischen Zeiten glaubte man an die gesund erhaltende Wirkung fermentierter Lebensmittel. Heute findet der Verbraucher probiotische Lebensmittel meist als Joghurt, dem bei der Fermentation oder nachträglich probiotische Bakterien zugesetzt wurden. Auch andere Milchprodukte wie Kefir, Sauermilch, Buttermilch, Molke, Quark und Schnittkäse, aber auch Produkte wie Sauerkraut oder saure Gurken, haben eine lange Tradition. Sogar probiotisches Eis, Müsli oder Wurst kann man auf dem Markt finden.

Nahrungsergänzungsmittel gehören zu den Lebensmitteln und fallen rechtlich unter die Regelungen des „Lebensmittel- und Futtermittelgesetzbuches (LFGB)". Im EU-Recht ist diese Produktgruppe durch die Richtlinie 2002/46/EG und die hierauf basierende Nahrungsergänzungsmittel-Verordnung (NemV, 2004) geregelt. Nahrungsergänzungsmittel dienen der erhöhten Versorgung mit Nähr- und Wirkstoffen im Grenzbereich zwischen Arznei- und Lebensmitteln. Da sie rechtlich zu den Lebensmitteln zählen, sind neben den in der „NemV" erlaubten Vitaminen und Mineralstoffen, als weitere Inhaltstoffe ausschließlich lebensmittelspezifische Rohstoffe (gemäß LFGB und Novell-Food-Verordnung) zugelassen. Die in ihnen enthaltenen probiotischen Mikroorganismen müssen generell sicher für die Konsumenten sein. Bei seit langem ohne ersichtliche negative Folgen in Lebensmitteln verwendeten Mikroorganismen be-

darf es keines Zulassungsverfahrens und keiner Überprüfung der gesundheitlichen Unbedenklichkeit.

Krankheitsbezogene Aussagen und Indikationen sind für Lebensmittel
(somit auch für Nahrungsergänzungsmittel) nicht zulässig. Mit der seit
2007 geltenden **Health Claim** Regulation der EU (Health Claim - VO
1924/2006 EG) sind erstmals gesundheitsbezogene Werbeaussagen
(Health Claims) möglich, wenn sie einer bestimmten Form genügen und
wissenschaftlich belegt sind. Eine abgesicherte Positivlistung hierzu liegt
derzeit bei der EU zur Einsicht aus und soll demnächst parlamentarisch
beschlossen werden.

Tab. 12: Auswahl probiotischer Stämme aus dem „Probiotischen
Lebensmittelsortiment" mit wissenschaftlichen Produktstudien
(http://probiotika.gesundheit.com, 2015)

Probiotische Stämme	Produkt
L.casei DN 11 4001 (Handelsname L.casei defensis)	Actimel®
Bifidobacterium lactis DN-173 010 (Handelsname Bifidabakterium ActiRegularis)	Activia®
L.johnsonii La1	LC1®
L.casei Shirota	Yakult®

Tab. 13: Gesicherte / postulierte Gesundheitswirkungen probiotischer Milchprodukte (nach VRESE et al. 2009)

Evidenz	Probiotischer Effekt
gut	Immun-Modulation bzw. -Regulation
	Modulation der intestinalen Mikroflora
	Verhütung o. Linderung von Antibiotika-assoziierter Diarrhoe
	Reduktion von Häufigkeit u. / o. Beschwerdestärke bei Rotavirus-Diarrhoe
	Reduktion der Beschwerden bei Lactose-Unverträglichkeit
weitere Studien erforderlich	Verhütung o. Beruhigung von Allergien u. atopischen Erkrankungen bei Kleinkindern
	Verkürzung, Linderung u. / o. Verhütung von Atemwegsinfekten u.a. ansteckenden Erkrankungen
	Reduktion unspezifischer Magen-Darm-Beschwerden bei Gesunden
	Normalisierung der Darmtätigkeit bei Obstipation o. Reizdarm
	Behandlung urogenitaler Infekte
	positive Wirkungen bei Colitis ulcerosa, Pouchitis, H.pylori-Infektionen
fraglich	hypocholesterämischer Effekt

6.2.2 Probiotische Arzneimittel

An dieser Stelle folgt eine Zusammenstellung mikrobiologischer Präparate der Roten Liste (2015). Die Rote Liste ist ein Verzeichnis der in Deutschland vermarkteten Humanarzneimittel. Da ein Eintrag in der Roten Liste kostenpflichtig ist, haben einige Hersteller ihre Einträge zurückgezogen, so dass die Liste den Arzneimittelmarkt nicht mehr vollständig repräsentiert.

Das Präparateverzeichnis der Roten Liste gliedert sich in 88 Hauptgruppen. Mikrobiologische Präparate sind in den Gruppen 46. Gynäkologika, 51. Immunmodulatoren, 60. Magen-Darm-Mittel und 81. Urologika zu finden. Nicht alle mikrobiologischen Präparate erfüllen die Kriterien eines Probiotikums. Der Vollständigkeit halber und wegen der erweiterten therapeutischen Möglichkeiten werden auch diese Präparate hier aufgeführt.

Tab. 14: Darmflora unterstützende Mittel (nach Rote Liste 06/2015)

Präparat, Hersteller	Mikro-organismen	Indikationen
Colibiogen® inject Injektionslösung Laves-Pharma	zellfreie Lsg. lysierter E.coli Stamm Laves	vor, während u. nach Chemo- u. Strahlentherapie; Magen-Darm-Erkrankungen mit spastischen Erscheinungen; endogene Belastung der Darmwand; schmerzhafte Divertikulose; Heuschnupfen, Lichtdermatose, Neurodermitis
Colibiogen® Kinder Lösung zum Einnehmen Laves-Pharma	dito	wie bei Colibiogen inject, plus: Fäulnis- u. Gärungsdyspepsie, Maldigestion, Meteorismus, Roemheld, funktionelle Diarrhoe, Reizdarm, nach Antibiotika-Therapie, Hautallergien, intestinal bedingte Hautaffektionen, rheumatische u. arthritische Erkrankungen
Colibiogen® oral Lösung zum Einnehmen Laves-Pharma	dito	wie bei Colibiogen Kinder Lösung zum Einnehmen, plus: Enteritis, Colitis, u.a. Morbus Crohn u. radiogene Colitis, Dyspepsie
Mutaflor® mite / Mutaflor magensaftresistente Hartkapseln Ardeypharm	E.coli Stamm Nissle 1917	Colitis ulcerosa in Remissionsphase, chron. Obstipation
Mutaflor® Suspension zum Einnehmen Ardeypharm	dito	Diarrhoe bei Säuglingen, Kleinkindern u. Kindern auch unter Sondenernährung, Kolonisationsprophylaxe bei Früh- und Reifgeburten, Steigerung postnataler Immunkompetenz bei Früh- und Reifgeburten
Paidoflor® Kautabletten Ardeypharm	Lactobacillus acidophilus	Unterstützung der Darmfunktion bei Darmträgheit und Durchfall
Symbioflor® 2 Suspension Symbiopharm	E.coli Zellen u. Autolysat	Regulierung körpereigener Abwehrkräfte, gastrointst. Störungen, Reizdarm

Tab. 15: Antidiarrhoika aus Mikroorganismen (nach Rote Liste 06/ 2015)

Präparat, Hersteller	Mikroorganismen	Indikationen
Eubiol ® Hartkapseln CNP Pharma	Saccharomyces cerevisiae HANSEN CBS 5926	Symptomat. Behandl. akuter Durchfallerkrank., Prophyl. u. symptomat. Behandl. v. Reisedurchfall u. Durchfall unter Sondenernähr., Adjuvans b. chron. Formen d. Akne
InfectoDiarrstop® **LGG®Mono Beutel Pulver z.** **Herstellung von Suspension** **zum Einnehmen** **InfectoDiarrstop® LGG®/-** **Banane/- Kirsch Pulver zur** **Herstellung von Suspension** **zum Einnehmen für** **Säuglinge u. Kleinkinder** Infectopharm	Lactobacillus rhamnosus GG (LGG)	Ther. d. Diarrhö b. Sgl. u. Kleinkdrn. in Komb. mit oraler Rehydratationslsg.
Lacteol® Hartkapseln **Lacteol® Pulver z.** **Herstellung von Suspension** **zum Einnehmen** Aptalis Pharma, Pohl-Boskamp	Lactobacillus (L.)fermentum u. L. delbrueckii	Symptomat. Behandl. v. Durchfallerkrank., die nicht organ. Ursprungs sind. Bei akutem Durchfall mit hohem Fieber sowie bei Sgl. u. Kdrn. ist die Gabe ohne ärztl. Untersuch. u. Verordn. nicht angezeigt
Perenterol® 50mg Kapseln **Perenterol® forte 250mg** **Kapseln** **Perenterol® Junior 250mg** **Pulver z. Herstellung einer** **Suspension z. Einnehmen** Medice	Saccharomyces cerevisiae HANSEN CBS5926 (Saccharomyces boulardii)	Symptomat. Behandl. akuter Diarrhöen, Vorbeug. u. symptomat. Behandl. v. Reisediarrhöen sowie Diarrhöen unter Sondenernähr., als Adjuvans bei chron. Akne
Yomogi® Hartkapseln Ardeypharm	Saccharomyces cerevisiae HANSEN CBS5926 (Saccharomyces boulardii)	Symptomat. Behandl. akuter Durchfallerkrank., Vorbeug. u. symptomat. Behandl. von Reisediarrhoen sowie Diarrhoen unter Sondenernähr., als Adjuvans bei chron. Akne

Tab. 16: Immunstimulanzien aus Mikroorganismen (nach Rote Liste 06/ 2015)

Präparat, Hersteller	Mikroorganismen	Indikationen
BCG-medac Pulver u. Lsgs.-mittel z. Herstellung v.Susp. zur intravesikalen Anwendung medac	lebensfähige BCG-Bakterien (Stamm RIVM)	Behandl. nichtinvasiver urothelialer Harnblasen- karzinome, proph. Behandl. zur Vermeidung erneuten Auftretens urothelialer Karzinome
Broncho-Vaxom® Kinder/-Erwachsene Kapseln **Broncho-Vaxom® Tropfen** zum Einnehmen Vifor Pharma	Bakterienextrakt aus: Haemophil. influenza, Sc. pneumoniae, Klebsiella pneumoniae, Staph. aureus, Sc. pyogenes u. sanguinis, Moraxella catarrhalis	Rezidivierende Infekt. der oberen u. unteren Luftwege, insbes. infolge chron. Atemwegserkrank. (z.B. Bronchitis, Sinusitis)
Gynatren® **Injektionssuspension** **Booster-Gynatren®** **Injektionssuspension** Strathmann	8 inakt. Lactob.-Stämme: L. rhamnosus (3), L. vaginalis (3), L. fermentum (1), L. salivarius (1)	Rezidivierende unspezif. bakt. Scheidenentzünd. u. Trichomoniasis Hinw.: Gynatren zur Grundimmunisier., Auffrisch. 6-12 Mon. später m. Booster-Gynatren®
Luivac® Tabletten Daiichi Sankyo Deutschland	Lysat von: St.aureus, Sc.mitis, Sc.pyogenes, Sc.pneumoniae, Klebsiella pneumoniae, Branhamella catarrhalis, Haemophilus influenzae	Rezidivierende Infekt. der Atemwege
Lyseen® **Injektionssuspension** Strathmann	8 inakt. Lactob.-Stämme: L. rhamnosus (3), L. vaginalis (3), L. fermentum (1), L. salivarius (1)	Rezidivierende unspezif. bakt. Scheidenentzünd. u. Trichomoniasis
OncoTICE® Pulver z. **Herstellung einer** **Suspension zur intra-** **vesikalen Instillation** MSD	lebende Keime v. Mykobakt. bovis, aus Kultur des Bacillus Calmette-Guérin (TICE BCG)	Behandl. d. Urothelialzell- karzinoms d. Harnblase u. als Adjuvansther. nach transurethraler Resekt. oberfläch. papillär. Uro- thelialzellkarzinoms d. Harnblase

Präparat, Hersteller	Mikroorganismen	Indikationen
Perison® Basis-Suspension u. Trockensubstanz z.Herstellung von Injektionssuspensionen Strathmann	inaktivierte Keime v.: E.coli, Morganella morganii, Proteus mirabilis, Klebsiella pneumoniae, Enterococcus faecalis	Ther. u. Prophylaxe rezidivier. Harnwegsinfekte bakt. Herkunft
Pro-Symbioflor® Suspension Symbiopharm	E.coli, Enterococcus faecalis (steriles Autolysat)	Regulierung körpereigener Abwehrkräfte, gastrointestinale Störungen, Reizdarm
Ribomunyl® uno Granulat Ribomunyl® uno Tabletten Pierre Fabre Pharma	ribosomale RNA v.: Klebsiella pneumoniae, Sc. pneumoniae, Sc.pyogenes, Haemophilus influenzae, Membranfraktion v.: Klebsiella pneumoniae	Prophylaxe v. HNO-Infekt. b. Kdrn. m. rezidiv. Erkrank. in d. Anamnese Granulat b. Kdrn. >2 J.; Tbl. b. Kdrn. >6 J.
StroVac® Basis-Suspension u. Trockensubstanz z. Herstellung v. Injektionssuspensionen Booster StroVac® Basis-Suspension u. Trockensubstanz z. Herstellung v. Injektionssuspensionen Strathmann	inaktivierte Keime v. E.coli, Morganella morganii, Proteus mirabilis, Klebsiella pneumoniae, Enterococcus faecalis	Ther. u. Prophylaxe rezidiv. Harnwegsinfekte bakt. Herkunft Hinw.: StroVac zur Grundimmunisier., Auffrisch. 1 J. später mit Booster-StroVac®
Symbioflor® 1 Suspension Symbiopharm	Enterococcus faecalis (Zellen u. Autolysat)	Regulierung körpereigener Abwehrkräfte, chron. rezidivierende Infekt. d. oberen Atemwege, Entzünd. im Mund-, Nasen-, Rachenraum u. Mittelohr, Erkältungskrankh., gastrointest. Störungen.
Uro-Vaxom® Hartkapseln Vifor Pharma	lysierte Fraktionen aus ausgewählten E.-coli	Rezidivierende u. chron. Harnwegsinfekt. (z. B. Zystitis, Pyelonephritis, Urethritis, asymptomat. Bakteriurie)

Tab. 17: Gynäkologika mit Mikroorganismen (nach Rote Liste 06/2015)

Präparat, Hersteller	Mikro-organismen	Indikationen
Gynoflor® Vaginaltabletten Pierre Fabre Pharma	L.acidophilus lebend	Vaginitis bei post-menopausalen Frauen; Anschlussbehandl. nach anti-infektiver Ther. von Vaginalinfekt., wenn nach Infektsanier. Symptome (z. B. Fluor) persistieren
Gynophilus® Scheidenkapseln Abbott Arzneimittel	L.casei rhamnosus Döderlein 341	Aufrechterhalt. o. Wiederherstell. d. gesunden Scheidenflora. als Folgebehandl. nach lokaler antibiot. od. antimykot. Ther.; zus. m. oraler Ther.
Vagiflor® Vaginalzäpfchen Chiesi	L. acidophilus	Herstellung u. Aufrechterhalt. des physiolog. pH-Wertes der Vagina, wenn diese in Schwangerschaft, durch Erkrank. der Scheide (Ausfluss, Entzünd., Infekt.) od. durch therap. Maßnahmen (Antibiotika, Chemotherapeutika) geschädigt o. zerstört ist
Vagisan® Milchsäure-Bakterien Vaginalkapseln Wolff	L.gasseri (EB01™), L.rhamnosus (PB1™)	Regenerier. u. Aufrechterhalt. einer gesunden Vaginalflora durch Wiederherstell. des physiolog. pH-Wertes

6.3 Einsatz von Probiotika in Prophylaxe und Therapie

Zum Einsatz von Pro-, Prä- und Synbiotika in Prophylaxe und Therapie wurden und werden zahlreiche Studien durchgeführt. Diese Studien, z.B. nach Erkrankungsgruppen, zusammenzufassen und zu interpretieren ist schwierig, da probiotische Wirkungen stammspezifisch sind und bei Untersuchungen meist unterschiedliche Präparationen und Dosierungen verwendet wurden. Neben den Faktoren der probiotischen Mikroorganismen haben, neueren Forschungen zufolge, auch Unterschiede der Wirtsmikrobiota großen Einfluss auf die Wirksamkeit von Probiotika.

Therapeutisch werden Probiotika wegen klinischer Symptome oder abweichender Laborbefunde (besonders Stuhlbefunde) eingesetzt. Nach klinischen Kriterien sind folgende Einsatzgebiete von Probiotika belegt:

- Prävention und Behandlung von Diarrhoe (infektiös, antibiotikaassoziiert),
- Prävention und Behandlung von Obstipation,
- Prävention und Behandlung chronisch-entzündlicher Darmerkrankungen,
- besonders zur Rezidivprophylaxe,
- Beeinflussung des Reizdarmsyndroms,
- präventive Effekte bei Tumorerkrankungen (Darm- und Blasenkrebs),
- Prävention und Behandlung von Lebererkrankungen, Adipositas und metabolischem Syndrom,
- Prävention und Behandlung bei erhöhter Infektanfälligkeit und Atemwegserkrankungen,
- Allergieprävention und Behandlung der atopischen Dermatitis.

Der Einsatz von Probiotika nach Ergebnissen gezielter Stuhldiagnostik wird in den folgenden Kapiteln (7 u. 8) detailliert beschrieben. Prinzipiell sollte bei abweichenden Werten von Parametern der Schleimhaut-Immunität, von Entzündungsparametern sowie Parametern der Stuhlflora der Einsatz von Probiotika erwogen werden.

Es ist anzunehmen, dass jede Krankheit, die entweder durch eine Veränderung der mikrobiellen Flora bzw. der Darmbarriere verursacht ist oder in einer solchen Veränderung resultiert, zur Behandlung mit Probiotika eignet ist. Dabei gelangen auch extraintestinale Erkrankungen immer mehr in den Mittelpunkt der Erforschung neuer Einsatzgebiete für Prä- und Probiotika. Beispielhaft sei hier an die Modulation der Darmflora als neuen Aspekt in der Behandlung von Autismus erinnert. Je besser es in Zukunft gelingen wird, die Flora des Individuums komplett zu erfassen und Interaktionen zwischen Wirt und mikrobieller Flora zu verstehen, desto mehr wird deutlich werden, welches Potential der weitere Einsatz von Probiotika birgt. Neuere Forschungsergebnisse deuten hier medizinische Durchbrüche an. Heute geht man davon aus, dass Pro- und Präbiotika zur Vorbeugung oder zum Erhalt der Genesung sinnvoller sind als zu Heilungszwecken.

6.4 Literaturhinweise zu Kapitel 6

Agerholm-Larsen, L., Raben, A. et al.:
Effect of 8 week intake of probiotic milk products on risk factors for cardiovascular diseases. Eur J Clin Nutr 2000; 54: 288-297.

Altenhoefer, A., Oswald, S. et al:
The probiotic Escherichia coli stain Nissle 1917 interferes with invasion of human intestinal epithelial cells by different enteroinvasive bacterial pathogens.
FEMS Immunol Med Microbiol 2004; 40: 223–229.

Anonym:
Nahrungsergänzungsmittel 2015, Ergebnisbericht – Die Highlights der Jahrestagung 2015, 3.u.4. Februar 2015, Frankfurt/Main. In: www.euroforum.de.

Bischoff, S.C.:
Checkpoint für die Energiebalance – Zusammenhänge zwischen der Mikrobiota und dem Entstehen des metabolischen Syndroms sowie der Pathogenese der Adipositas.
Aktuel Ernährungsmed 37 (2012), Supplement1: 515–518.

Bischoff, S.C.:
Darmflora und Probiotika bei Adipositas und metabolischem Syndrom. In: Bischoff, S.C.: Probiotika, Präbiotika und Synbiotika. Georg Thieme Verlag, 2009.

Böhm, K.S., Kruis, W.:
Probiotika zur Prophylaxe und Therapie chronisch entzündlicher Darmerkrankungen. In: Bischoff, S.C.: Probiotika, Präbiotika und Synbiotika. Georg Thieme Verlag, 2009.

Braegger, C.P.:
Probiotika bei Früh- und Neugeborenen. In: Bischoff, S.C.: Probiotika, Präbiotika und Synbiotika. Georg Thieme Verlag, 2009.

Cani, P., Delzenne, N.M.:
The gut microbiom as therapeitic targets.
Pharmcology and Therapeutics, 130 (2011),202–212.

Chen, X., Kokkotou, E.G. et al.:
Saccharomyces boulardii inhibits Erk1/2 mitogen- activated protein
kinase activation both in vitro and in vivo and protects against
Clostridium difficile toxin A induced enteritis.
J Biol Chem 2006; 281: 24449–24454.

Clayton, T.A., Baker, D., Lindona, J.C., Everett, J.R., Nicholson, J.K.:
Pharmacometabonomic identification of a significant host-
microbiome metabolic interaction affecting human drug
metabolism. PNAS 106 (2009) 14728–14733.

de Vrese, M.:
Effects of probiotic bacteria on gastrointestinal symptoms,
Helicobacter pylori activity and antibiotics-induced diarrhea.
Gastroenterology 2003; 124; A560.

de Vrese, M., Marteau, P.R.:
Probiotics and prebiotics: effects on diarrhea.
J Nutr 2007; 137: 803–811.

de Vrese, M., Stegelmann, A. et al:
Probiotics – compensation for lactase insuffiency. Am J Clin Nutr
2001; 73: 421–429.

de Vrese, M., Schrezenmeir, J.:
Präventive Bedeutung von probiotischen Joghurts.
In: Bischoff, S.C.: Probiotika, Präbiotika und Synbiotika. Georg
Thieme Verlag, 2009.

Donnet-Hughes, R., Blank, R. et al.:
Synopsis: Aktuelle und zukünftige Argumente für den Einsatz von
Probiotika, Präbiotika und Synbiotika. In: Bischoff, S.C.: Probiotika,
Präbiotika und Synbiotika. Georg Thieme Verlag, 2009.

Dotan, I., Rachmilewitz:
Probiotics in inflammatory bowel disease: possible mechanisms of
action. Curr Opin Gasroenterol 2005; 21: 426–430.

Guyonnet, D., Chassany, O. et al.:
Effect of a fermented milk containing Bifidobacterium animalis DN-173 010 on the health-related quality of life and symptoms in irritable bowel syndrome in adults in primary care: a multicentre, randomized, double-blind, controlled trial.
Aliment Pharmacol Ther 2007; 26: 475–486.

Haiser, H.J., Turnbaugh, J.:
Is it time for a metagenomic basis of therapeutics.
Science, 336 (2012), 1253–1265.

Hauer, A.C.:
Probiotika und Präbiotika zur Prävention von infektiösen Diarrhöen bei Kindern: In: Bischoff, S.C.: Probiotika, Präbiotika und Synbiotika. Georg Thieme Verlag, 2009.

Hirayama, K., Rafter, J.:
The role of probiotic bacteria in cancer prevention.
Microbes infect 2000; 2: 681–686.

http://www.food-info.net
Probiotika. Stand 05.2015.

http://de.wikipediaorg./wiki/
Nahrungsergänzungsmittel. Stand 05.2015.

http://probiotika.gesundheit.com
Auswahl aus dem „probiotischen Lebensmittelsortiment" mit wissenschaftlichen Produktstudien. Stand 05.2015.

http://online.rote-liste.de 2015.
Stand 06.2015.

Kamada, N., Maeda, K. et al.:
Nonpathogenic Escherichia coli stain Nissle 1917 inhibits signal transduction in intestinal epithelial cells. Infect Immun. 2008; 76, 214–220.

Klinder, A., Pool-Zobel, B.L. et al.:
Effekte von Probiotika, Präbiotika und Synbiotika auf Dickdarmtumoren. In: Bischoff, S.C.: Probiotika, Präbiotika und Synbiotika. Georg Thieme Verlag, 2009.

Krammer, H., Neumer, F. et al.:
Beeinflussung des Reizdarmsyndroms und der Obstipation durch
Pro- und Präbiotika. In: Bischoff, S.C.: Probiotika, Präbiotika und
Synbiotika. Georg Thieme Verlag, 2009.

Lodinova-Zadnikova, R., Sonnenborn, U.:
Effect of preventive administration of a nonpathogenic Escherichia
coli strain on the colonization of the intestine with microbioal
pathogens in newborn infants. Biol. Neonate 71 (1997), 224–232.

MacFarlane, G.T., Steed, H., MacFarlane, S.:
Bacterial metabolism and health relataed effects of
galactooligosaccharides and other prebiotics.
J Applied Microbiol 2008; 104: 305–344.

Meier, R.:
Medizinische Bedeutung von Probiotika und Präbiotika.
In: Bischoff, S.C.: Probiotika, Präbiotika und Synbiotika. Georg
Thieme Verlag, 2009.

Ölschläger, T.A., Hacker, J.:
Definition und Wirksamkeit der Probiotika, Präbiotika und
Synbiotika. in: Bischoff, S.C. (Hrsg.): Probiotika, Präbiotika und
SynbiotikaThieme Verlag, 2009.

Reid, G.:
Probiotic agents to protect the urogenital tract against infection.
Am J Clin Nutr 2001; 73: S437–S443.

Roll, H., Rosler, P. et al.:
Beeinflussung von sekretorischen IgA-Defiziten bei
Sportstudierenden durch Nahrungsergänzungsmittel.
Aus der Abteilung Sportmedizin des Fachbereiches 26 der Johannes
Gutenberg-Universität Mainz (Leiter: Univ.-Prof.Dr. med. K.Jung),
2006.

Wang, M.F., Lin, H.C. et al.:
Treatment of perenial allergic rhinitis with lactic acid bacteria.
Pediatr Allergy Immunol 2004; 15: 152–158.

Werfel, T.:
> Allergieprävention und Behandlung der atopischen Dermatitis mit Probiotika. In: Bischoff, S.C.: Probiotika, Präbiotika und Synbiotika. Georg Thieme Verlag, 2009.

Wiest, R., Schölmerich, J.:
> Einsatz von Probiotika und Synbiotika bei Lebererkrankungen. In: Bischoff, S.C.: Probiotika, Präbiotika und Synbiotika. Georg Thieme Verlag, 2009.

Yan, F., Cao, H. et al.:
> Soluble proteins produced by probiotic bacteria regulate intestinal epithelial cell survival and growth. Gasroenterol 2007; 132: 562–575.

Zimmermann, T.:
> Probiotika bei Atemwegserkrankungen. In: Bischoff, S.C.: Probiotika, Präbiotika und Synbiotika. Georg Thieme Verlag, 2009.

7 Stuhldiagnostik

7.1 Indikationen für Stuhluntersuchungen

Stuhluntersuchungen sind bei **Störungen im Magen-Darm-Trakt,** bei verschiedenen extraintestinalen Symptomen und im Rahmen von Vorsorgeuntersuchungen sinnvoll. Symptome am Magen-Darm-Trakt wie Völlegefühl, Aufstoßen, Meterorismus / Flatulenz, Bauchschmerzen, Diarrhoe oder Obstipation sind meist unspezifisch. Stuhldiagnostik ermöglicht das Finden von Ursachen und eröffnet so Möglichkeiten, diese Störungen kausal zu therapieren. Einige **extraintestinale Symptomkomplexe,** bei denen Stuhluntersuchungen durchgeführt werden sollten, sind: Nahrungsmittel-Unverträglichkeiten / -Allergien, Hautaffektionen wie Neurodermitis oder Psoriasis, gehäufte Infekte (z.B. Rhinitis, Bronchitis, Sinusitis, Cystitis, Vaginitis), Krebsnachsorge, chronisch-entzündliche Darmerkrankungen (z.B. Morbus Crohn, Colitis ulcerosa), Müdigkeit, Leistungsschwäche oder unklare psycho-somatische Beschwerden. Ebenso werden **Stuhluntersuchungen im Rahmen regelmäßiger Gesundheitschecks** durchgeführt. So können beginnende gesundheitliche Störungen erkannt und ggf. vor dem Auftreten klinischer Symptome reguliert werden.

Vor der Stuhluntersuchung im Labor steht die Befragung des Patienten über Ernährung, Verdauung und Stuhlgewohnheiten (Anamnese). Die Angaben des Patienten über Farbe, Volumen, Geruch und Besonderheiten ihres Stuhls sind, wegen mangelnder Vergleichsmöglichkeiten, eingeschränkt. Auch anamnestische Erhebungen zur Ernährung sind vorsichtig auszulegen, da die meisten Patienten hierzu unvollständige und sehr subjektive Angaben machen. Erläuterungen des Patienten zur Verdauung, zu klinischen Symptomen am Magen-Darm-Trakt und zu extraintestinalen Symptomen, sind meist aussagekräftig. Auch die Beschreibung von Stuhlhäufigkeit, Diarrhoe oder Obstipation ist in der Regel zuverlässig.

7.2 Entnahme von Stuhlproben

Eine unsachgemäße Entnahme und Lagerung von Stuhlproben kann die Untersuchungsergebnisse im Labor verfälschen. Deshalb sind die folgenden Hinweise zur Probenentnahme und zum Probentransport unbedingt zu beachten.

Die Probenentnahme sollte aus einer Alltagsentleerung entnommen werden, eine Vorbereitung des Patienten ist nicht erforderlich. Vermengung mit Urin oder Spülwasser ist zu vermeiden. Die Stuhlsäule ist unregelmäßig durchmischt, das Probengefäß sollte daher von mehreren Stellen zu mindestens 3/4 befüllt werden. Diese große Probenmenge gewährleistet ein ausreichendes Volumen und anaerobe Verhältnisse im Inneren der Probe. Allein zur Bestimmung der Verdauungsrückstände sind 5–6 g Stuhl nötig.

Der Transport ins Labor erfolgt in der Regel auf dem Postweg. Unsere Qualitätskontrollen belegen, bei ordnungsgemäßer Proben-Entnahme, die Stabilität der Stuhl-Parameter über 5–6 Tage. Eine Ausnahme stellen die Parameter „enterales Immunglobulin E" und „enterales Immunglobulin G" dar. Zur Bestimmung dieser Parameter erhalten Sie vom Labor VITATEST spezielle Röhrchen mit einer Flüssigkeit zur Stabilisierung der Proben. In dieser Flüssigkeit wird eine etwa kirschgroße Menge Stuhl gelöst und in dieser Suspension an das Labor geschickt. Generell sollte der Versand über warme Wochenenden vermieden werden.

Den Spezial-Stuhlröhrchen, die wir Ihnen, mit dem nötigen Entnahme- (Stuhlfänger, Holzspatel, Löffel, Röhrchen) und Versand- (Umröhrchen, Versandtaschen, Klammern) Material sowie den Anforderungsscheinen kostenfrei zuschicken, liegen Informationsblätter für Patienten bei, die die Gewinnung der Stuhlprobe und deren Versand genau beschreiben.

7.3 Parameter der Stuhldiagnostik

Aus Sicht von Ganzheitsmedizin und Naturheilkunde wird der Darm im Rahmen der Stuhldiagnostik als Ökosystem betrachtet, das die Lebewesen im Darm (Standortflora) und deren Lebensraum (andere Stuhlparameter) umfasst.

7.3.1 Stuhlflora

In der Routinediagnostik werden niemals alle Keime des Darmbiotops erfasst. Man bedient man sich sogenannter **Leitkeime,** die physiologisch stets in bestimmten Mengen am Standort „Darm" gefunden werden. Die Stuhlflora-Analyse wird mittels quantitativer Bakterienkulturen auf Selektivnährmedien und deren anaerober, mikroaerophiler bzw. aerober Bebrütung durchgeführt. Diese Kulturen sind die Basis der Normwerte für die Leitkeimgattungen der physiologischen Stuhlflora (Abb. 10). Die dabei

untersuchten Keimgattungen sind Bacteroidetes, Bifidobakterien, Lacto-
bazillen, Clostridien, weitere Anaerobier, E.coli, E.coli-Biovare, Enterobacteriaceae, Enterokokken, weitere Aerobier und Pilze (Candida, Geotrichum und weitere Pilze). Die Keimmengen werden in Kolonie-bildenden
Einheiten pro Gramm Stuhl (KbE/g) angegeben. Abweichungen der
Keimzahlen von weniger als einer Zehnerpotenz sind unerheblich. In der
folgenden Graphik (Abb. 10) sind Normbereiche und mögliche Abweichungen für die genannten Keimgattungen dargestellt.

Die Bedeutung der einzelnen Leitkeimgruppen wurde bereits im Kapitel
2.4.5. ausführlich erläutert.

Abb. 10: Matrix für Stuhlflora-Befunde

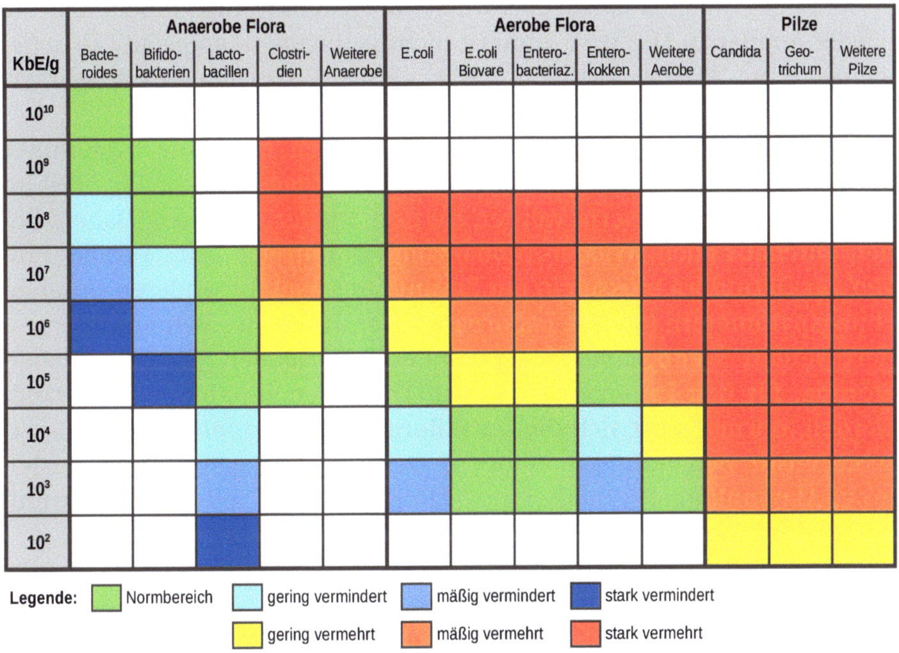

KbE/g	Anaerobe Flora					Aerobe Flora					Pilze		
	Bacteroides	Bifidobakterien	Lactobacillen	Clostridien	Weitere Anaerobe	E.coli	E.coli Biovare	Enterobacteriaz.	Enterokokken	Weitere Aerobe	Candida	Geotrichum	Weitere Pilze
10^{10}													
10^{9}													
10^{8}													
10^{7}													
10^{6}													
10^{5}													
10^{4}													
10^{3}													
10^{2}													

Legende: Normbereich · gering vermindert · mäßig vermindert · stark vermindert
gering vermehrt · mäßig vermehrt · stark vermehrt

Den Zustand der mikrobiellen Besiedlung des Darmes, bei dem sich die
Mikrobiozönose mit dem Wirt im Gleichgewicht befindet, deutet (Darm-)
Gesundheit an und ist durch die Normbereiche der Leitkeimgruppen definiert (Abb.10, grüne Felder). Alle von dieser **Eubiose** abweichenden Zustände, werden als **Dysbiose,** als Störungen des ökologischen Gleichgewichts, bezeichnet und sind durch qualitative und quantitative Verän-

derungen der Mikroflora charakterisiert. Dysbiose ist Ausdruck eines gestörten biologischen Gleichgewichts, also keine behandlungsbedürftige Krankheit, sondern ein Krankheits-begleitender oder -erschwerender Risikofaktor.

Abweichungen der Stuhlflora können durch verschiedenste Einflüsse, wie Nahrungs-bedingte Faktoren, Nahrungs-Änderungen, Erkrankungen und deren Therapie (z.B. Antibiotika), hervorgerufen werden.

Verminderte Keimzahlen physiologischer Stuhlkeime, beispielsweise ein Mangel an Bifidobakterien, Laktobazillen oder E.coli, lassen sich nicht allein dadurch beheben, dass man diese Keime, etwa in Form von Probiotika, einnimmt. Es wäre als würde man, z.B. im Makrobiotop „Wald", eine verloren gegangene Pflanze dort wieder ansiedeln wollen, indem man sie wieder anpflanzt. Das wird zumeist nicht gelingen, denn es gibt Gründe, warum diese Pflanze dort nicht mehr wächst: Bodenqualität, Wasserversorgung, Verdränger-Pflanzen, Sonneneinstrahlung, ...
Findet man die eigentlichen Ursachen für den Rückgang bestimmter Spezies und kann man die Wachstumsbedingungen für diese Pflanzen im Biotop „Wald" verbessern, werden sie dort wieder gedeihen. Dabei können durchaus auch „Wieder-Anpflanzungen" hilfreich sein. Veränderungen der Darmflora müssen in der Zusammenschau mit anderen Untersuchungsparametern (andere Laborparameter, klinischer Befund) interpretiert werden. Wenn, unabhängig von der vorliegenden gesundheitlichen Störung, für den Patienten **wirksame Therapiemaßnahmen** angewandt werden, **normalisiert sich die Darmflora.** Dabei können individuell verschiedenste Behandlungsmethoden, (z.B. Ernährungstherapie, Ausleitung, Akupunktur, Psychotherapie, Allergen-Karenz, oder Immunstimulation) durchgeführt worden sein.

7.3.2 pH-Wert

Der **physiologische pH-Wert** des Stuhls beträgt **6–7**. Bei niedrigeren Werten ist der Stuhl sauer, bei höheren alkalisch. Sowohl niedrigere als auch höhere pH-Werte deuten Störungen der intestinalen Ökologie an.

Ein **saurer pH-Wert** wird durch überhöhte Mengen an sauren bakteriellen Stoffwechselprodukten von „gärenden" Bifidobakterien, Laktobazillen und Enterokokken, wie z.B. Milchsäure oder Essigsäure, verursacht. Möglicherweise spielen dabei Verdauungs-Störungen von Kohlenhydraten und ein Überangebot an leicht verdaulichen Kohlenhydraten eine Rolle. Auch Durchfall-Stühle sind, durch die verkürzte Darmpassage-Zeit, meist sauer.

Ein **alkalischer pH-Wert** entsteht, wenn der Stuhl überhöhte Mengen bakterieller Stoffwechselprodukte, wie biogene Amine, Ammoniak oder Schwefelwasserstoff, enthält, die von „faulenden" E.coli, Enterobakteriazeen und / oder Clostridien gebildet werden. Eine mögliche Ursache für das vermehrte Auftreten dieser Keimgruppen sind Störungen der Eiweiß- oder Fett-Verdauung, bzw. ein Überangebot an diesen Nährstoffen.

Abb. 11: Stuhl-pH-Wert / Norm und Abweichungen

pH-Werte	stark sauer	stark sauer	mäßig sauer	leicht sauer	leicht sauer	neutral	leicht alkalisch	mäßig alkalisch	stark alkalisch	stark alkalisch	stark alkalisch	stark alkalisch
	4,5	5,0	5,5	6,0	6,5	7,0	7,5	8,0	8,5	9,0	9,5	10,0

Normbereich

7.3.3 Verdauungsrückstände

Ein wesentlicher Parameter zur Beurteilung von Ernährung und Darmgesundheit ist die Bestimmung der Verdauungsrückstände. Die **Verdauungsrückstände** geben an, zu wie viel **Prozent** der Stuhl aus Fett, Eiweiß, Wasser, Zucker und Rohfaser besteht. Im Labor VITATEST werden diese Werte mit einem Nah-Infrarot- (NIR-) Spektrometer gemessen. Ein physiologisch zusammengesetzter Stuhl enthält 3–6,5 % Fett, 5,5–10 % Eiweiß, 71–81 % Wasser, bis 0,059 % Zucker und 1,3–4,1 % Rohfaser.

Da die Werte prozentual angegeben werden, beeinflusst insbesondere ein stark veränderter **Wassergehalt** des Stuhls die Werte der anderen Verdauungsrückstände. Bei niedrigem Gehalt an Wasser scheinen die anderen Parameter oft (falsch) erhöht zu sein, während ein zu hoher Wassergehalt (>84 %) die Aussagekraft aller anderen Verdauungsrückstände einschränkt. Ein **verminderter Wassergehalt** wird bei Darmträgheit, Obstipation oder verminderter Flüssigkeitsaufnahme beobachtet. Ein **hoher Wassergehalt** im Stuhl deutet Diarrhoe und Darmentzündungen unterschiedlicher Genese an. Auch an einen ggf. „verwässerten" Stuhl durch falsche Probeentnahme (Tiefspültoilette, Windelstuhl!) ist zu denken.

Abb. 12: Verdauungsrückstände / Normwerte

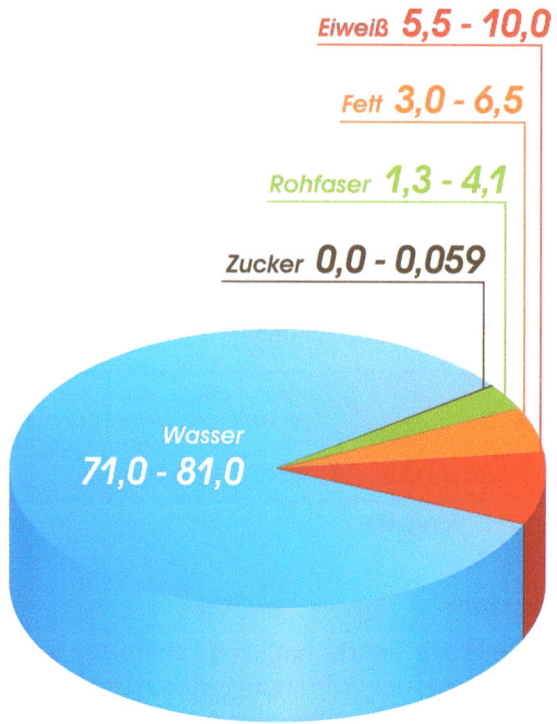

Eiweiß **5,5 - 10,0**

Fett **3,0 - 6,5**

Rohfaser **1,3 - 4,1**

Zucker **0,0 - 0,059**

Wasser
71,0 - 81,0

Von der Norm abweichende **Stuhl-Fettmengen** treten meist in Form überhöhter Stuhl-Fettwerte (> 6,5 %) als Steatorrhoe (Fettstuhl) auf. Sie werden im Labor relativ häufig gefunden. Ursachen von Steatorrhoe können überhöhter Fettverzehr (Malnutrition), Störungen der Fettverdauung (Maldigestion, gestörte Emulgierung durch Mangel an Gallensäuren) und / oder eine gestörte Fett-Absorption (z.B. bei Entzündungen der Darmschleimhaut) sein. Um die möglichen Ursachen eines erhöhten Stuhlfettgehaltes heraus zu finden, ist die Untersuchung weiterer Stuhl-parameter, wie Gallensäuren und Entzündungs-Parameter, nötig.

Auch ein vermehrter **Eiweiß-Gehalt** im Stuhl (> 10 % = Kreatorrhoe, Azo-torrhoe) kann durch überhöhten Verzehr von Eiweiß (Malnutrition), Störungen der Verdauung (Maldigestion z.B. durch Mangel an Magensäure, Pepsin oder Verdauungsenzymen) und / oder durch Absorptionsstörungen an einer geschädigten Darmschleimhaut verursacht werden. Sind die

Verdauungsenzyme im Stuhl (Pankreas-Elastase) normwertig, liegen entweder Ernährungsfehler vor oder die Absorption ist gestört. Erhöhte Werte von Entzündungsmarkern im Stuhl deuten Resorptionsstörungen an, wobei auch Mischformen auftreten können.

Überhöhte Mengen von **Zucker** (> 0,06 %) im Stuhl beziehen sich auf den Gehalt von leicht verdaulichen Kohlenhydraten, also Mono- (Glukose, Fruktose) und Oligo- (Laktose, Saccharose, Maltose) Saccharide. Sie deuten vorwiegend auf Verdauungs- und Absorptionsstörungen im Dünndarm hin, welche oft durch Disaccharidasen-Insuffizienzen verursacht werden. Diese Insuffizienzen entstehen z.B. infolge von Entzündungen der Dünndarmschleimhaut. Sie lassen sich nicht durch Stuhlanalysen nachweisen, dazu sind Atemtests erforderlich, die in internistischen Praxen durchgeführt werden sollten. Die Dickdarmflora vergärt im Stuhl vorhandene Zucker und produziert so Milch-, Essig- und Propion-Säure („Gärungsdyspepsie") sowie Darmgase (Meteorismus).

Rohfaser macht einen Teil der Ballaststoffe aus, ist jedoch nicht mit diesen gleichzusetzen. Hauptbestandteile von Rohfasern sind Cellulose (ca. 65 %), Hemicellulosen (ca. 20 %) und Lignin (ca. 10 %). Etwa **ein Drittel der Ballaststoffe sind** der **Rohfaser** zuzuordnen. Der Begriff „Rohfaser" stammt ursprünglich aus der Futtermittelanalytik und hängt mit dem dort verwendeten Analyseverfahren zusammen, das als Referenzmethode zur Kalibrierung der im Labor VITATEST genutzten NIR-Spektroskopie diente.
Eine ausreichende Zufuhr von Ballaststoffen (Rohfaser) ist für die Gesunderhaltung des Verdauungsapparates und eine funktionierende Verdauung unerlässlich. Ballaststoffe stimulieren Verdauungsenzyme im Darm, quellen den Verdauungsbrei auf und beeinflussen so das Hungergefühl und die Darm-Passage (Beschleunigung der Dickdarmpassage und Regulation der bakteriellen Fermentation), senken den pH-Wert im Dünndarm und verbessern so die Eiweißverdauung und sie binden unerwünschte Stoffwechselprodukte. Ein veränderter Gehalt von Rohfaser (Ballaststoffen) im Stuhl ist meist ernährungsbedingt. Bei einem Rohfasergehalt < 1,3 % ist meist der Verzehr von Getreide, Gemüse und Obst vermindert. Als Folge können sich Fäulniskeime vermehren, die den Stoffwechsel der Säuerungsflora beeinträchtigen. Auch der überhöhte Verzehr von Rohfaser (> 4,1 %) wirkt sich ungünstig aus und kann, insbesondere durch erhöhte Wasserbindung, zu Obstipation und deren Folgen führen.

7.3.4 Gallensäuren

Täglich werden 30 bis 60 mmol Gallensäuren in das Duodenum sezerniert. Dabei handelt es sich hauptsächlich um die primären Gallensäuren Chol- und Chenodesoxycholsäure. Beides sind Stoffwechselprodukte aus dem Abbau von Cholesterin, die als Konjugate mit den Aminosäuren Glycin und Taurin in die Galle ausgeschieden werden. Nur ein kleiner Teil der in das Duodenum sezernierten Gallensäuren wird in der Leber neu synthetisiert (ca. 0,8 mmol Cholsäure, 0,4 mmol Chenodesoxycholsäure). Der überwiegende Teil stammt aus dem im enterohepatischen Kreislauf täglich drei- bis zwölfmal zirkulierenden Gallensäurenpool.

Der größte Teil der primären Gallensäuren wird unverändert im terminalen Ileum rückresorbiert und gelangt so über den Pfortaderkreislauf wieder zur Leber. Ein kleiner Teil wird jedoch durch Einwirkung der Darmbakterien dekonjugiert und durch Abspaltung einer Hydroxylgruppe zu sekundären Gallensäuren umgewandelt. Auf diese Weise entstehen im Darm Desoxycholsäure (aus Cholsäure) und Lithocholsäure (aus Chenodesoxycholsäure). Diese werden größtenteils im Colon resorbiert. Physiologisch gehen nur etwa 1,2 mmol von den 30 bis 60 mmol sezernierten Gallensäuren mit dem Stuhl verloren, das entspricht einem Normwert von 2 bis 9 µmol/g Stuhl.

Gallensäuren sind zusammen mit Lecithin Lösungsvermittler für Cholesterin in der Galle. Sie ermöglichen durch Mizellenbildung die Resorption langkettiger Fettsäuren im Dünndarm. Außerdem spielen Gallensäuren eine wichtige Rolle bei der Resorption fettlöslicher Vitamine. Dihydroxy-Gallensäuren hemmen die Resorption von Wasser und Elektrolyten im Colon. Gallensäuren beeinflussen die Darmmotorik, haben antibakterielle Eigenschaften und spielen eine Rolle bei der Entstehung von Dickdarmkrebs.

Gehen mit dem **Stuhl mehr** als 1,2 mmol/d **Gallensäuren** verloren, spricht man vom Gallensäuren-Verlustsyndrom. Ein kurzzeitiger „Über-Fluss" von Galle, ohne klinische Symptomatik und ohne Veränderung anderer Stuhlparameter, kann auch eine Folge von Überstimulation, z.B. durch Kaffee, Alkohol, Amara oder Stress, sein. Mögliche Ursachen für vermehrte Gallensäuren im Stuhl sind gestörte Rückresorption der Gallensäuren bei Entzündungen im Dünndarm (z.B. bei Morbus Crohn, bei Gluten-Unverträglichkeit oder Strahlenschäden des Dünndarmes), Operationen (z.B. Resektion des terminalen Ileums, Cholecystektomie, Vagotomie) und / oder bakterielle Dünndarm-Überwucherung. Werden vermehrt Gallensäuren über den Stuhl ausgeschieden, versucht die Leber diesen Verlust mit einer bis zu zehnfach gesteigerten Neusynthese von Gallensäuren auszugleichen. Man nennt dies kompensiertes Gallensäuren-Verlustsyndrom. Übersteigt der fäkale Gallensäurenverlust die Synthesekapazität der Leber, kommt es zum dekompensierten Gallensäuren-Verlustsyndrom.

Beim **kompensierten Gallensäuren-Verlustsyndrom** wird „lediglich" chologene Diarrhoe, also wässriger Durchfall hervorgerufen durch Wasser-Resorptionsstörungen im Colon, beobachtet. Beim **dekompensierten Gallensäuren-Verlustsyndrom** kommt es neben, meist postprandialen, Durchfällen zu **Steatorrhoe** (Fettmalabsorption) und **Mangel an fettlöslichen Vitaminen** (A, D, E, K). Außerdem treten beim dekompensierten Gallensäuren-Verlustsyndrom vermehrt Gallen- und Nierensteine auf. Die **Cholesterin-Gallensteine** entstehen dadurch, dass durch die verminderte Gallensäurekonzentration in der Galle Cholesterin nicht mehr in Lösung gehalten werden kann und ausfällt. Die **Nierensteine** (= Oxalatsteine) sind Begleiterscheinung einer Hyperoxalurie durch vermehrte Resorption von Oxalsäuren im Darm.

Ein **niedriger Gehalt an Gallensäuren im Stuhl** kann physiologisch oder pathologisch sein. Beispielsweise ist nach längerer Nahrungskarenz oder fettarmer Kost der Gallensäuregehalt im Stuhl vermindert. Meist deutet ein verminderter Gallensäuren-Gehalt im Stuhl Mängel der Bildung bzw. Freisetzung von Galle an, in deren Folge es zu mangelhafter Fett-Verdauung mit Steatorrhoe und „Fäulnis-Dyspepsie" kommen kann. Ursachen der Verminderung können organisch (Insuffizienz, Steine, Abflussstörungen) oder funktionell (Spasmus bei Ovulationshemmern) bedingt sein. Zur Beurteilung der jeweiligen Situation sollten weitere Parameter herangezogen werden.

Darüberhinaus ist im Zusammenhang mit Hyperlipidämie (z.B. bei Cardiovaculärem Risiko, **Metabolischem Syndrom**) und bei **Ausleitung bzw. Entgiftung** ein kontinuierlicher Gallefluss anzustreben. Als Ursache für das gehäufte Auftreten von Pankreatitis und Diabetes wurden entzündliche Stenosen der Papilla Vateri und Cholelithiasis nachgewiesen. Kleinste Cholesterol-Konkremente, sogenannte **Mikrolithen,** setzen sich in

Wand und Lumen der Papille fest und lösen dort chronische Entzündungsprozesse, ähnlich denen in der Gallenblase, aus. Diese Verengungen führen über Abflussstörungen von Pankreassaft und Galle zu Pankreatitis und Cholecystitis. Auch das endokrine Pankreas wird geschädigt und es kann Diabetes mellitus Typ II entstehen, insbesondere bei Adipositas und fettreicher Ernährung. Ein kontinuierlicher Gallefluss hilft einerseits die Bildung von Cholesterin-Konkrementen zu vermeiden und um andererseits Stoffwechselprozesse der Leber zu unterstützen. Ein erniedrigter Eisen-Kupfer-Quotient deutet auf Gallestau in der Leber.

7.3.5 Pankreas-Elastase

Die Pankreas-Elastase ist ein Verdauungsenzym, das in der Bauchspeicheldrüse als inaktive Pro-Elastase gebildet wird. Sie wird in den Dünndarm abgegeben und dort mittels Trypsin zu dem Enzym Pankreas-Elastase aktiviert. Das aktive Enzym spaltet insbesondere Elastin und wird unverändert mit dem Stuhl ausgeschieden. Die Elastase bleibt während der Darmpassage stabil und reichert sich im Stuhl an. So gibt die Menge der Pankreas-Elastase-1 Aufschluss über die **exokrine Funktion der Bauchspeicheldrüse.**

Der Referenzwert im Stuhl beträgt für Erwachsene und Kinder nach dem ersten Lebensmonat 300 bis >500 µg E1/g Stuhl. Verminderte Werte im Stuhl deuten auf eine verminderte Produktion der Verdauungsenzyme hin. 200–300 µg E1/g Stuhl werden als beobachtungsbedürftig (1x jährliche Kontrollen), 100–200 µg E1/g Stuhl als leichte bis mittlere und Werte < 100 µg E1/g Stuhl als schwere Insuffizienz des exokrinen Pankreas beurteilt. Ursachen einer Insuffizienz können beispielsweise Entzündungen, erhöhter Alkoholkonsum, Karzinome oder ein Zystenpankreas sein. Auch Erkrankungen des Dünndarms, wie Entzündungen und Zottenatrophie mit Malabsorption, sind infolge ungenügender Stimulation des Pankreas über Sekretin / Cholecystokinin mit niedriger Pankreas-Elasase assoziiert. Bei Mukoviszidiose, einer genetisch bedingten Stoffwechselstörung bei Kindern, ist die Pankreas-Elastase-Konzentration im Stuhl vermindert.

Wird eine Bauchspeicheldrüsen-Entzündung (akut oder akuter Schub bei chronischer Entzündung) vermutet, kann die Pankreas-Elastase auch im Blutserum bestimmt werden. Ein erhöhter Elastasewert im Serum spricht für eine solche Entzündung, während ein erniedrigter Wert keine klinische Bedeutung hat.

Die Elastase-1 sollte bei unklaren Durchfällen, Verstopfung, Fettstühlen, Blähungen, Gewichtsverlust (> 2 kg im letzten halben Jahr), Oberbauchschmerzen, Nahrungsmittel-Unverträglichkeiten und im Rahmen von Kontrolluntersuchungen bestimmt werden. Eine Funktionsstörung des exokrinen Pankreas wird relativ häufig nicht nur in Risikogruppen wie bei Diabetes-Patienten, Gallenstein-Trägern oder Patientinnen mit erhöhtem Osteoporose-Risiko, sondern auch „nur" bei Oberbauchbeschwerden vermehrt gefunden.

Als Ursache für das gehäufte Auftreten von Pankreatitis mit Diabetes wurden entzündliche Stenosen der Papilla Vateri und Cholelithiasis nachgewiesen. Kleinste Cholesterol-Konkremente setzen sich in der Papille fest und lösen dort chronische Entzündungen aus. Die Verengungen führen zu Abflussstörungen von Pankreassaft und Galle und so zu Pankreatitis und Cholecystitis. Oft leidet auch das endokrine Pankreas und es entsteht Diabetes mellitus Typ II. Als Risikofaktor der Mikrolithiasis gilt das metabolische Syndrom, insbesondere Adipositas und fettreiche Ernährung.

7.3.6 Sekretorisches Immunglobulin A (sIgA gesamt / sIgA1 / sIgA2)

Wie unter Punkt 3.2.4. erläutert findet man in der Darmschleimhaut hauptsächlich eine **sIgA-vermittelte Immunantwort**. Dabei werden zwei Subtypen des IgA gebildet, das **sIgA1** vorwiegend im Dünndarm und das **sIgA2** vorwiegend im Dickdarm, welches resistenter gegen die Verdauung durch Bakterien ist als IgA1. SIgA wird von intraepithelialen Lymphozyten in der Darmschleimhaut gebildet und ist größtenteils im Verdauungstrakt zu finden (5.200 mg im Dünndarm, 1.200 mg im Dickdarm, 200 mg im Speichel, 400 mg in der Galle). Die restlichen 58 mg finden sich im Nasopharynx, den Tränen und im Urin. Aufgabe des sIgA ist es, die Adhäsion und Vermehrung aufgenommener Bakterien, Viren, Pilze und Parasiten an den Schleimhäuten zu verhindern. Der Normbereich für sIgA im Stuhl liegt bei 500–1500 µg/g Stuhl.

Verminderte sIgA-Werte im Stuhl (unter 500 µg/g) deuten mangelhafte Aktivität des darmassoziierten Immunsystems an. Offene ökologische Nischen werden von entbehrlichen Keimen besiedelt, wodurch es zu manifesten Infektionen, Infektanfälligkeit, Fäulnis- und Gärungsdyspepsien, Entzündungen, endogenen Intoxikationen u.a. Störungen kommen kann. Der **sIgA-Mangel** ist der mit Abstand häufigste Immundefekt, dessen Ursachen sowohl primär (Abwehrschwäche) als auch sekundär (z.B. Immunsuppressiva, Bestrahlung, Allergien, Umweltbelastungen, Dys-Stress) sein können. Klinisch stehen bei sIgA-Defizienz Infektanfälligkeit (auch an anderen Schleimhäuten), chronische Diarrhoe, Autoimmunerkrankungen, Nahrungsmittel-Unverträglichkeiten und chronisch-entzündliche Darmerkrankungen im Vordergrund.

Überhöhte Mengen von sIgA im Stuhl (> 1500 µg/g) werden bei gesteigerter Abwehraktivität des lokalen Immunsystems gefunden, meist verbunden mit Entzündungen und enteralem Eiweißverlust. Schon bei physiologischer Bildung von Immunglobulinen an den Schleimhäuten betragen die täglichen Eiweißverluste bis zu 10 g, bei pathologischer Exprimierung u.U. das Vielfache, nicht selten bis zu 50 g. Die Folge können Verschiebungen der Bluteiweiße und Störungen der Nierenfunktion sein. Da den Entzündungen verschiedenste Ursachen wie z.B. Nahrungsmittel-Unverträglichkeit bzw. -Allergien, Infektionen mit enteropathogenen Parasiten, Bakterien, Viren, Pilzen oder Permeabilitätsstörungen der Darmschleimhaut infolge Übersäuerung zu Grunde liegen können, sollten sich weitere differentialdiagnostische Untersuchungen anschließen. Dazu gehören klinische Diagnostik, Stuhldiagnostik (Entzündungs-Parameter, enteropathogene Keime, Helicobacter pylori, Profil „Schleimhaut-Immunität" mit sIgA1, sIgA2, Defensin, enteralem IgE und enteralem IgG) oder, z.B. bei Verdacht auf Nahrungsmittel-Allergie wegen auffälliger Werte im Stuhl, Blutdiagnostik zum Erkennen der Allergene.

Bei abweichenden Werten von sIgA gesamt im Stuhl hilft die Untersuchung der Parameter **sIgA1** und **sIgA2** die vorliegenden Störungen zu lokalisieren. SIgA1 wird vor allem von B-Lymphozyten im **Dünndarm** gebildet. Der Normbereich liegt zwischen 50 und 300 µg/g Stuhl. **Verminderte Werte** deuten mangelhafte Aktivität des darmassoziierten Immunsystems im Dünndarm an, während **vermehrte Werte** auf überhöhte Aktivität der lokalen Abwehr schließen lassen.

Das **sIgA2** wird vor allem von den B-Lymphozyten in der **Dickdarmschleimhaut** gebildet. Der Normbereich beträgt 200 bis 500 µg/g Stuhl. Auch im Dickdarm deuten **verminderte Werte** mangelhafte Aktivität des lokalen darmassoziierten Immunsystems an, während **vermehrte Werte** auf überhöhte Aktivität der Abwehr im Dickdarm schließen lassen. Überhöhte Werte weisen immer auf mögliche Entzündungen von Dünn- bzw. Dickdarm hin.

7.3.7 β-Defensin

Defensine sind körpereigene Peptide mit antibiotischer Aktivität und Teil des angeborenen Immunsystems. Die Bildung von **β-Defensin** im Darmepithel wird vor allem durch pro-inflammatorische Zytokine und Mikroorganismen (auch Probiotika) induziert. Da β-Defensine im Stuhl sehr stabil sind, eignet sich ihr Nachweis gut zur Einschätzung von Abwehrvorgängen an der Darmschleimhaut. Die Normwerte liegen zwischen 15 und 30 ng/ml Stuhl.

Bei **verminderter Freisetzung von Defensin** kann es zur Ausbildung eines Biofilms adhärenter Bakterien auf der Darmschleimhaut kommen, die in die ungeschützte Schleimhaut eindringen und dort Entzündungsprozesse unterhalten können. Dies spielt insbesondere bei der Pathogenese chronisch-entzündlicher Darmerkrankungen wie z.B. Morbus Crohn, eine Rolle. Auch bei Neurodermitis und unspezifischen chronischen Darmentzündungen wird Defensin-Mangel beobachtet.

Vermehrte Mengen an Defensin im Stuhl werden bei Infektionen mit Enteritiserregern, Helicobacter-Infektionen, Dysbiosen, Colitis ulcerosa und Reizdarm gefunden. Überhöhte Defensin-Werte im Stuhl zeigen eine erhöhte Aktivität lokaler Abwehrvorgänge sowie lokale Entzündungsreaktionen an.

7.3.8 Entzündungsparameter

Zahlreiche Laborparameter im Stuhl können Entzündungsvorgänge im Magen-Darm-Trakt anzeigen. Sie besitzen für bestimmte Formen und Stadien von Entzündungen unterschiedliche Sensitivitäten und Spezifitäten. Es gibt Parameter, die frühzeitig, oft schon bei gering ausgeprägten klinischen Symptomen, darauf hinweisen, dass Entzündungsprozesse im Darm ablaufen. Andere sind weniger empfindlich und nicht bei jeder Art von Entzündung reagieren sämtliche untersuchten Entzündungsparameter positiv. So wurden im Lauf der nunmehr über 20-jährigen Erfahrung mit Stuhluntersuchungen im Labor VITATEST zum Nachweis von Entzündungen verschiedene Parameter in das Diagnostik-Profil integriert. Sie werden z.T. noch immer angeboten (wie CRPs, Calprotectin, Zonulin) oder sie (z.B. PMN-Granulozyten Elastase, α-1-Antitrypsin, TNF-α, Lactoferrin) wurden durch geeignetere, aussagekräftigere Parameter ersetzt.

Im Folgenden werden die derzeit im Labor VITATEST aktuellen fäkalen Entzündungsmarker erläutert. Zur Erhöhung der Diagnose- Sicherheit sollten stets mehrere Entzündungsparameter parallel untersucht werden.

7.3.8.1 Calprotectin

Calprotectin (auch humanes Leukozytenprotein genannt) ist das vorherrschende Protein im Zytoplasma weißer Blutkörperchen, vor allem in neutrophilen Granulozyten sowie in geringer Konzentration auch in Monozyten. Es bindet Zink und Calcium. Entzündliche Prozesse im Darmtrakt aktivieren die Abwehrzellen und Calprotectin wird vermehrt in das Darmlumen abgegeben. Es stellt einen im Stuhl stabilen Leukozytenmarker dar. Der Normbereich beträgt bei Kindern und Erwachsenen bis 30 µg/g Stuhl, bei Säuglingen und Kleinkindern bis 50 µg/g.

Calprotectin sollte bestimmt werden, wenn **Verdacht auf Entzündung** im Darmtrakt vorliegt oder wenn **funktionelle von organischen Darmerkrankungen differentialdiagnostisch abzugrenzen** sind.
Die höchsten Calprotectin-Werte im Stuhl werden in aktiven Schüben von **Colitis ulcerosa** oder **Morbus Crohn** gefunden (häufig > 600 µg/g, im Mittel ca. 260 µg/g). In Remissionsphasen fällt der Calprotectin-Wert, insbesondere bei Colitis ulcerosa, wobei ein Grenzwert von 50 µg/g meist nicht unterschritten wird.
Bei **kolorektalen Karzinomen** sind in fortgeschrittenen Karzinom-Stadien die Calprotectin-Werte regelmäßig erhöht (Sensitivität 90 %), während die Sensitivität bei Krebs-Vorstufen und Polypen gering ist (ca. 30 %). Calprotectin ist als Screening-Parameter für kolorektale Karzinome ungeeignet.
Auch bei **Darminfektionen, Divertikulitis, ischämischer Colitis, Ösophagitis, Gastritis, Magenulcera, Enteropathien** durch nicht-steroidale Antirheumatika, **Mukoviszidose** und **rheumatoider Arthritis** werden **erhöhte** Calprotectin-**Werte** gemessen.
Normale Werte dagegen finden sich **bei exokriner Pankreasinsuffizienz, Nahrungsmittel-Unverträglichkeit, Zöliakie, Reizdarm oder Laktose-Intoleranz.**

Calprotectin wird, als einer der wenigen Stuhlparameter überhaupt, in S3-Leitlinien („Reizdarmsyndrom" und „Diagnostik und Therapie des M. Crohn") als Laboruntersuchung empfohlen.

7.3.8.2 CRP sensitiv (CRPs)

Als **C-reaktives Protein** (CRP) wird ein Eiweiß bezeichnet, dass in der Leber gebildet und ins Blut und in den Darm abgegeben wird. Ebenso wie Caeruloplasmin, Fibrinogen, Haptoglobin, Ferritin, u.a. gehört es zu den **„Akute-Phase-Proteinen"**, deren Konzentrationen bei entzündlichen Erkrankungen rasch ansteigen. Dies betrifft sowohl infektiöse als auch nichtinfektiöse Entzündungsprozesse. Die Expression des CRP in der Leber wird am stärksten durch Interleukin-6 angeregt. CRP bindet an Phosphocholin, welches sich an der Oberfläche von toten oder absterbenden Zellen und einigen Bakterienarten findet. Das gebundene CRP aktiviert das Komplementsystem, bindet an Fresszellen und setzt so humorale und zelluläre Effektormechanismen des unspezifischen Immunsystems in Gang.

Auch im Stuhl ist CRP ein Indikator für Entzündungen. Es eignet sich hier insbesondere zur Diagnostik bei unklaren chronischen Enteritiden zur Abgrenzung von Nahrungsmittel-Unverträglichkeiten und -Allergien oder Krebserkrankungen, besonders bei abdominalen Schmerzen und unklarer Diarrhoe. CRP ist zur Beurteilung des Ausmaßes entzündlicher Erkrankungen geeignet und zeigt beginnende Entzündungen relativ früh, oft vor dem Auftreten der klinischen Symptome, an.

Verfeinerte Laboranalytik bietet die Bestimmung des „sensitiven" CRP (CRPs), dessen Empfindlichkeit gegenüber dem CRP um etwa das zehnfache erhöht ist. Werte über 40 ng/ml Stuhl gelten hierbei als pathologisch. Erhöhte Werte gelten als **Indikator für Gewebeschäden und erhöhte Permeabilität** der Darmschleimhaut.

7.3.8.3 Zonulin

Zonulin ist ein Protein, das an der Regulation der interzellulären Kontakte (Tight junctions) in der Darmwand beteiligt ist. Es bindet an spezifische Rezeptoren an der Oberfläche der Darmepithelzellen und aktiviert dadurch biochemische Prozesse, welche die Öffnung der **Tight junctions** induzieren und die Darmpermeabilität erhöhen (sog. „Leaky Gut"). Tight junctions sind schmale Bänder aus Membranproteinen, die

die Verbindung zwischen den Darmepithelzhellen herstellen. Sie verschließen die Zellzwischenräume und bilden so eine parazelluläre Diffusionsbarriere, die den Fluss von Nährstoffen, Immunglobulinen, aber auch immunogenen Nahrungsproteinen oder bakteriellen Lipopolysacchariden kontrolliert.

Eine erhöhte Durchlässigkeit der Darmschleimhaut bedingt eine verstärkte Konfrontation des Darmimmunsystems mit Nahrungsbestandteilen und Fremdantigenen jeglicher Art, so dass Bestandteile aus dem Darminhalt und in der Darmschleimhaut gebildete Substanzen die Darmbarriere passieren und **Autoimmun-Erkrankungen,** wie Zöliakie, Diabetes Typ 1, Multiple Sklerose oder Rheumatoide Arthritis, auslösen können.

Normalerweise werden bei Gesunden im Stuhl Zonulinwerte zwischen 0 und 30 ng/ml gemessen. Ein erhöhter Zonulinspiegel zeigt zunächst eine akute Entzündung an und geht etwaigen Folge-Erkrankungen zeitlich voraus. In Remissionsphasen von chronisch-entzündlichen Darmerkrankungen und Autoimmun-Erkrankungen normalisiert sich der Zonulinspiegel.

Bei Darmentzündungen, nach antibiotischen Therapien, nach dem Verzehr von Weizen (auch bei Gesunden) und bei Autoimmunerkrankungen wurden regelmäßig erhöhte Zonulinwerte gemessen, so z.B. bei chronisch-entzündlichen Darmerkrankungen, Zöliakie, Diabetes Typ 1, rheumatoider Arthritis, Morbus Bechterew, Schizophrenie, multipler Sklerose, Neuromyelitis optica, Gullian-Barré-Syndrom, Asthma, Allergien und Krebserkrankungen. Die **große Bandbreite an Erkrankungen, bei denen die gestörte Barrierefunktion der Darmschleimhaut anhand erhöhter Zonulinwerte** gezeigt werden konnte, verdeutlicht welche Bedeutung Abwehrvorgänge an der Darmschleimhaut bei der Pathogenese verschiedenster Erkrankungen haben. Dies ist derzeit erst ansatzweise verstanden. Zonulin ist ein zuverlässiger Marker für Entzündungen.

Abb. 13: Tight junctions (SCHÜTT, 2016)

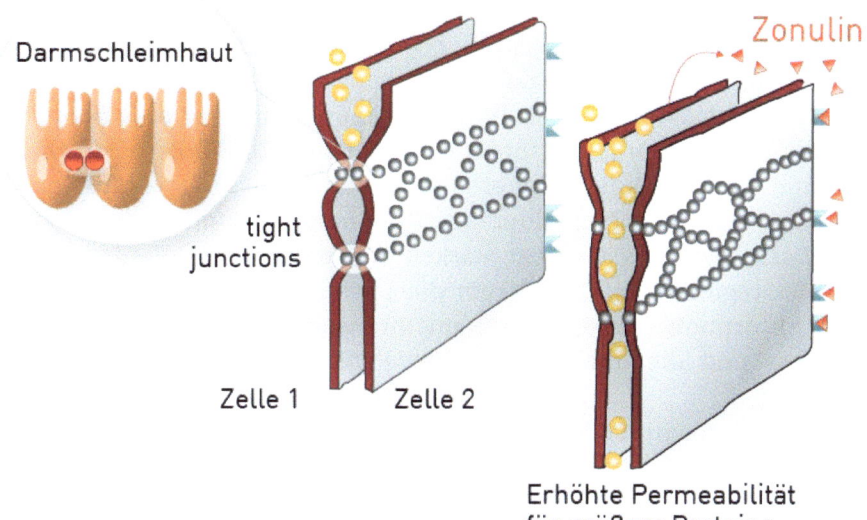

Legende: Tight junctions verschließen die Zellzwischenräume in der
Darmschleimhaut. Ihre Integrität wird von Zonulin reguliert.
Zonulin wird von der Darmschleimhaut sezerniert und bewirkt
durch Bindung an spezielle Rezeptoren die Kontraktion des
Zytoskeletts und somit die Öffnung der interepithelialen Kanäle.
In den Abbildungen sind die Ausschnitte von oben dargestellt.
Links: intakte tight junctions; Rechts: nach Zonulineinwirkung
geöffnete Zellzwischenräume in der Darmwand

7.3.9 Neurotransmitter im Darm

Das enterische Nervensystem besteht aus einem komplexen Geflecht von Nervenzellen, das nahezu den gesamten Magen-Darm-Trakt durchzieht. Es besitzt beim Menschen vier- bis fünfmal mehr Neuronen als das Rückenmark. Dieses eigenständige Nervensystem befindet sich als dünne Schicht zwischen den Muskeln des Verdauungsapparates. Es kann vollständig autonom arbeiten, unterliegt aber den Einflüssen von Sympatikus und Parasympatikus. Innerhalb des enterischen Nervensystems findet man als Neurotransmitter u.a. Histamin, Serotonin und Dopamin. Das Darm-Nervensystem hat starken Einfluss auf den Verdauungsprozess. Es reguliert unter anderem die Darmmotilität, den mit Sekretion und Absorption verbundenen Ionentransport, den gastrointestinalen Blutfluss und die immunologischen Funktionen des Gastrointestinaltraktes.

Die Neurotransmitter Histamin, Serotonin und Dopamin sind auch im Stuhl messbar. Biochemisch gehören diese drei Substanzen, wie auch Tyramin, Adrenalin, Noradrenalin und Octopamin, zu den **biogenen Aminen.**

7.3.9.1 Histamin und sein Abbauenzym DAO

Histamin wird aus der Aminosäure Histidin durch die Vitamin B6 (Pyridoxalphosphat) enthaltende L-Histidin-Decarboxylase synthetisiert. Es wird in Mastzellen und basophilen Granulozyten gespeichert und bei Bedarf freigesetzt. Mastzellen finden sich vor allem im Bindegewebe, in den Schleimhäuten des Magen-Darm-Traktes und in der Lunge, weshalb Histamin in vielen verschiedene Geweben vorkommt. Es wirkt als **Gewebshormon,** als **Entzündungsmediator** und als **Neurotransmitter.** Die Decarboxylierung von mit der Nahrung aufgenommenem Histidin findet **auch im Dickdarm durch** die **Bakterien** der Darmflora und bei bakteriell verursachten Reifungsprozessen **in Nahrungsmitteln** statt. Histamin gilt als bedeutendster Mediator allergischer Reaktionen. Außerdem spielt es eine zentrale Rolle im Gastrointestinaltrakt, bei der Regulation der Magensäureproduktion und der Darmmotilität und auch im Zentralnervensystem bei der Steuerung des Schlaf-Wach-Rhythmus sowie der Appetitkontrolle. Auf molekularer Ebene vermittelt Histamin seine Funktionen über Aktivierung der **Histamin-Rezeptoren** H_1, H_2, H_3 **und** H_4**,** wobei zahlreiche Effekte der Aktivierung von bestimmten Rezeptortypen zuzuordnen sind. Die vermehrte Freisetzung von Entzündungsmediatoren und

Adrenalin wird insbesondere über die Aktivierung von H_1- Rezeptoren vermittelt, während für die Aktivierung zellulärer Abwehrvorgänge H_4-, für die Regulation der Magensäureproduktion und die Schlagkraft- und Frequenz-steigernde Wirkung am Herzen H_2-Rezeptoren verantwortlich sind. Die Hemmung der Freisetzung von Neurotransmittern im ZNS und in der Peripherie wird über die Aktivierung von H_3-Rezeptoren beeinflusst.

Nach Stimulation der Mastzellen, klassischerweise **immunologisch** durch spezifische Allergene (IgE- bzw. IgG-vermittelt), aber auch **nicht immunologisch** durch Neuropeptide, Alkohol, verschiedene Lebensmittel und Medikamente, kommt es zur **Freisetzung des gespeicherten Histamins.** Seine Wirkung wird über die spezifischen Histaminrezeptoren vermittelt. Neben dem körpereigenen führt auch über die Nahrung aufgenommenes Histamin zur Rezeptoraktivierung. **Hohe Histamingehalte** finden sich vor allem in leicht verderblichen **Lebensmitteln** und in solchen, die mikrobiologisch gereift sind. Das sind bestimmte Käsesorten (z.B. Emmentaler, Gruyere, Gorgonzola, Parmesan), Rohwurst (Salami), roher Schinken, Sauerkraut, Hefeextrakte, bestimmte Fischzubereitungen (Räuchermakrele, Thunfisch, marinierter Hering), Wein (bes. Rotwein), Bier sowie lange oder unsachgemäß gelagerte Lebensmittel. Histamin ist hitzestabil. Es kann weder durch Kochen, Braten, Backen, Mikrowellen oder Tiefkühlen zerstört werden. Alkohol verschlimmert durch Histamin ausgelöste Beschwerden, weil in Alkohol gelöstes Histamin schneller durch die Darmwand ins Blut gelangt und Alkohol zusätzlich die DAO-Bildung hemmt. Deshalb werden alkoholische Getränke am häufigsten als Auslöser von Beschwerden genannt, obwohl sie im Vergleich zu Käse, Würsten oder Fisch meist geringere Histaminmengen enthalten. Zu Nahrungsmitteln, die Histamin freisetzen können (sog. **Histamin-Liberatoren) oder** die **andere biogene Amine,** wie Putrescin, Cadaverin, Spermin, Spermidin, Tyramin, Phenylethylamin, Serotonin oder Dopamin enthalten, gehören Erdbeeren, Zitrusfrüchte, Papaya, Ananas, Nüsse, Schokolade, Spinat, Tomaten, Fisch, Meeresfrüchte, Schweinefleisch sowie Glutamat-haltige Speisen und Additiva wie Farbstoffe und Konservierungsmittel.

Auch **Medikamente** können Histamin freisetzen oder DAO-hemmend wirken und so Symptome einer Histamin-Intoleranz auslösen. Die häufigsten Histamin-liberierenden bzw. DAO-hemmenden Pharmaka sind in Tabelle 18 aufgelistet.

Tab. 18: Die häufigsten Histamin-liberierenden oder DAO-hemmenden Pharmaka

Substanzklasse	Wirkstoffe
Analgetika	Morphin, Pethidin, NSAR, ASS, Metamizol
Narkotika	Thiopental
Lokalanästhetika	Prilocain
Muskelrelaxantien	Pancuronium, Alcuronium, D-Tubocurarin
Röntgenkontrastmittel	
Antihypotonika	Dobutamin
Antihypertensiva	Verapamil, Alprenolol, Dihydralazin
Diuretika	Amilorid
Motilitäts-beeinflussende Mittel	Metoclopramid
Antibiotika	Cefuroxim, Cefotiam, Isoniazid, Pentamin, Clavulansäure
Mukolytika	Acetylcystein, Ambroxol
Broncholytika	Aminophyllin
H2-Rezeptorantagonisten	Cimetidin
Antiarrhythmika	Propafenon, Beta-Blocker
Antidepressiva	Amitriptylin
Zytostatika	Cyclophosphamid

Neben physiologischen Wirkungen können nach Überschreiten einer normalen Histaminkonzentration unerwünschte Nebenwirkungen auftreten, die von leichtem Juckreiz bis hin zum anaphylaktischen Schock reichen. Histamin erzeugt bei sensibilisierten Personen eine Reihe von **Unverträglichkeitsreaktionen** mit Symptomen wie Schwindel, Schwäche, Hitzegefühl, Unwohlsein, Kopfschmerzen, Dysmenorrhoe, Hautveränderungen, Herzrhythmusstörungen, Hypotonie, Fließschnupfen und Dyspnoe. Am Gastrointestinaltrakt treten diffuse Bauchschmerzen, Koliken, Flatulenz und Diarrhoe auf. Erhöhte Histaminspiegel, oft Werte von mehreren Tausend ng/g, werden im Stuhl meist bei entzündlichen und neoplastischen Darmerkrankungen sowie bei Nahrungsmittel-Unverträglichkeiten /-Allergien und bei sogenannter Histamin-Intoleranz gemessen. Betroffen sind ca. 2 Prozent der Bevölkerung, meist Frauen im mittleren Lebensalter. Der Normbereich für Histamin im Stuhl beträgt 100–400 ng/g Stuhl.

Ursachen vermehrter Histaminwerte im Stuhl können erhöhte Zufuhr histaminhaltiger Nahrung, verstärkte Freisetzung von Histamin, vermehrte Bildung oder ein verminderter Abbau von Histamin sein. Um valide Histamingehalte im Stuhl zu finden muss bis zu drei Tagen vor der Probenahme histaminreiche Kost gemieden werden. Eine gründliche Anamnese und ggf. weitere Stuhlparameter, wie Entzündungsmarker, enterales IgE und IgG oder Antigliadin-IgA, sollten herangezogen werden, um die Ursache erhöhter Histaminwerte im Stuhl zu finden.

Beim gesunden Patienten sind die Stuhl-Histaminwerte in der Regel normwertig. Da Histamin als Neurotransmitter und Entzündungsmediator benötigt wird und der Körper über verschiedene Sicherungssysteme zur Regulation des Histaminspiegels verfügt, scheint ein ausgeglichener Histaminhaushalt von großer Bedeutung zu sein. Bei Patienten mit psychiatrischen Symptomen, wie Schizophrenie, Depression oder gestörtem Gedankenlauf, ist bekannt, dass sie oft **zu geringe Histaminwerte** im Blut aufweisen, oft vergesellschaftet mit hohen Kupfer- und niedrigen Zink- und Mangan-Spiegeln. Bei **Stuhlanalysen** fällt auf, dass bei einigen Patienten keine oder sehr geringe Mengen an Histamin vorhanden sind, oft in Verbindung mit Darmbeschwerden unklarer Genese. Wir vermuten, dass es sich dabei um ernsthafte Störungen der Homöostase im Darm handelt, ohne bisher deren Ursachen zu kennen oder Therapieempfehlungen benennen zu können.

Die intrazelluläre Histaminhomöostase wird durch zwei Abbauwege des Histamins reguliert: der erste Weg verläuft über das Enzym Diaminooxidase (DAO) überwiegend in Dünn- und Dickdarm, Plazenta und Nieren; der zweite läuft über die Histamin-N-Methyltransferase, insbesondere in Leber, Milz, ZNS und Respirationstrakt. Die **DAO** kann im Stuhl und im Serum gemessen werden. Die Normbereiche sind fließend und müssen im Zusammenhang **mit den parallel gemessenen Histaminwerten interpretiert** werden. Nur hohe Histamin- und gleichzeitig niedrigen DAO-Werte sprechen für einen Mangel an DAO, während hohe bzw. normwertige Histaminwerte mit hoher oder normwertiger DAO auf physiologische Reaktionen des Körpers hindeuten.

Histamin beeinflusst indirekt auch die Effekte anderer Neurotransmitter, indem es durch Hemmung von Neurotransmitterfreisetzung regulatorisch auf noradrenerge, serotoninerge, cholinerge, dopaminerge und glutaminerge Erregungsübertragung an Synapsen wirkt.

7.3.9.2 Serotonin

Serotonin (Syn. 5-Hydroxytryptamin, Enteramin) wird **aus der Aminosäure L-Tryptophan** unter Beteiligung der Enzyme Tryptophanhydroxylase und aromatischer L-Aminosäure-Decarboxylase **synthetisiert.** Dabei entsteht als **Zwischenprodukt 5-Hydroxytryptophan.** Der wichtigste Produktionsort des Serotonins sind die **enterochromaffinen Zellen der Darmschleimhaut.** Von dort aus wird das produzierte Serotonin an das **Blut** abgegeben und über die **Blutplättchen** transportiert. Eine Passage von Serotonin über die Blut-Hirn-Schranke findet nicht statt, so dass Serotonin auch im ZNS gebildet wird. Die Bildung von Serotonin wird u.a. durch Fasten, Sport, Genussmittel, Arzneimittel (z.B. Paracetamol, Salicylsäure, Ephedrin) und Tageslicht gefördert.

Der Abbau von Serotonin erfolgt vorrangig über das Enzym Monoaminooxidase **(MAO).** Das Hauptabbauprodukt, Hydroxyindolylessigsäure, wird mit dem Urin ausgeschieden und kann dort nachgewiesen werden. Auf einem anderen Stoffwechselweg entsteht in der Zirbeldrüse (= Epiphyse), im Darm und in der Netzhaut des Auges aus Serotonin das Hormon **Melatonin,** das den Schlaf-Wachrhythmus steuert. Fällt in das menschliche Auge Tageslicht, wird die Synthese von Melatonin gehemmt, während bei Dunkelheit vermehrt Melatonin in das Blut abgegeben wird.

Im menschlichen Organismus wird die größte Menge an Serotonin, etwa **95 %** der Gesamtmenge des Körpers (ca. 10 mg), **im Magen-Darm-Trakt** gefunden. Etwa 90 % des Serotonins des Magen-Darm-Trakts werden in den enterochromaffinen Zellen gespeichert. Die übrigen 10 % finden sich in den Nervenzellen des Darm-Nervensystems. Das Serotonin des Blutes befindet sich fast ausschließlich auf den Thrombozyten. Auch basophile Granulozyten und Mastzellen können Serotonin speichern und freisetzen.

Serotonin fungiert als **Gewebshormom** und **Neurotransmitter,** das insbesondere **im Zentral-Nervensystem, Darm-Nervensystem, Herz-Kreislaufsystem und im Blut** vorkommt. Es reguliert über den Tonus der Blutgefäße den Blutdruck, wirkt auf die Magen-Darm-Tätigkeit sowie die Signalübertragung im ZNS. Bislang sind **14 verschiedene Serotonin-Rezeptoren bekannt,** die gewebs-, zelltyp- und konditionsabhängig verteilt sind. So ist der Organismus in der Lage, bei unterschiedlichen Serotonin-Konzentrationen verschiedenartige Wege der Signalübertragung zu aktivieren, die die Hauptursache für die vielfältigen, oft gegensätzlichen, Funktionen von Serotonin sind.

Am **Herz-Kreislaufsystem** wirkt Serotonin blutgefäßverengend in Niere und Lunge, während es in der Skelettmuskulatur Blutgefäße erweitert. Außerdem kann es über das ZNS Blutdruck und Gefäßtonus regulieren. Es fördert Blutgerinnung und Wundheilung.
In der **Lunge** fördert Serotonin die Anspannung der Bronchialmuskulatur, bis hin zur Bronchokonstriktion bei Asthma.

Im Magen-Darm-Trakt hat Serotonin verschiedene motorische und sensorische Funktionen. Aus den enterochromaffinen Zellen freigesetzt, fungiert es als Neurotransmitter im Darm-Nervensystem. Bei erhöhtem Darminnendruck und unter der Wirkung von Aromastoffen beispielsweise wird Serotonin freigesetzt und **regt** so die **Darm-Peristaltik an.** Unter Beteiligung des Nervus vagus kann Serotonin auch zu **Übelkeit** und **Erbrechen** führen. Das sogenannte Zytostatika-Erbrechen im Rahmen einer Chemotherapie wird mit massiver Freisetzung von Serotonin aus den enterochromaffinen Zellen erklärt. Serotonin ist auch an der Reizweiterleitung bei Beschwerden und Schmerzen aus dem Magen-Darm-Trakt in Richtung Gehirn beteiligt.

Zu den wichtigsten **Funktionen des Serotonins im Gehirn** zählen **Steuerung und Beeinflussung des Schlafs,** der **Temperaturregulation,** der **Sensorik,** der **Schmerz-Empfindung und -Verarbeitung,** des **Appetits,** des **Sexualverhaltens** und der **Hormonsekretion.** Zu den bekanntesten Wirkungen des Serotonins zählen seine Auswirkungen auf die **Stimmungslage,** im Volksmund wird es deshalb oft als „Glückshormon" bezeichnet.

Die Ausschüttung von Serotonin im Gehirn steht direkt mit der Nahrung in Verbindung. Dabei führt kohlenhydratreiche Kost über die Ausschüttung von Insulin zur Steigerung der Aufnahme von Tryptophan ins Gehirn und so zu gesteigerter Serotoninsynthese. Bei Übergewichtigen sind Tryptophanspiegel im Blut und Serotoninspiegel im Gehirn oft verringert, was zu Appetitsteigerung führt.

Serotonin kommt z.b. in Walnuss, Banane, Ananas, Avocado, Tomate und Pflaume vor. Das mit der Nahrung aufgenommene **Serotonin** kann jedoch die **Blut-Hirn-Schranke** nicht überwinden. Nur Vorläufer des Serotonins, **L-Tryptophan und L-Hydroxytryptophan,** gelangen über das Blut ins Gehirn. Durch Lebensmittel wie Geflügel, Fisch, Ei, Hülsenfrüchte, Käse, Milch, Tomaten, Beeren, Soja, Vollkorngetreide, Bananen, Sonnenblumenkerne und Nüsse nimmt der Körper Tryptophan auf. Jedoch nur wenn zugleich kohlenhydratreiche Lebensmittel verzehrt werden, kann genügend Tryptophan ins ZNS aufgenommen und dort zu Serotonin umgebaut werden. Grund dafür ist, dass die Insulinausschüttung nach einer solchen Mahlzeit den Transport verzweigtkettiger Aminosäuren ins Gewebe fördert, die mit Tryptophan um ein Transportmolekül ins Gehirn konkurrieren. Je mehr von diesen Aminosäuren ins Gewebe gelangen, desto mehr Transportmoleküle stehen Tryptophan zur Überwindung der Blut-Hirn-Schranke zur Verfügung. 5-Hydroxytryptophan dagegen kann die Blut-Hirn-Schranke direkt, ohne Transportmoleküle, überwinden. Es kommt in Bananen und besonders in den Samen der Afrikanischen Schwarzbohne (Griffonia simplicifolia) vor. Die Aufnahme von Tryptophan wird durch die Vitamine B6, B2 sowie Zink unterstützt. Der tägliche Bedarf liegt bei 3,5 mg/kg Körpergewicht.

Serotonin kann auch **in Stuhl** und Blut **gemessen** werden. Der Normbereich im Stuhl liegt zwischen 500 und 1500 ng/g Stuhl. Ein funktioneller Mangel an Serotonin kann durch Stress (Burnout), Insulinresistenz (Metabolisches Syndrom), Vitamin B6- und Magnesium-Mangel sowie durch Einnahme von Serotonin-Antagonisten ausgelöst werden. Die Symptomatik eines Serotonin-Defizits äußert sich unterschiedlich, je nachdem ob sich der Mangel im ZNS oder in der Peripherie manifestiert. Bei **Serotonin-Mangel in der Peripherie** werden Reizdarm-Syndrom, Immunstörungen, Thrombosen, Insulinsekretionsstörungen, Störungen der Leber-Regeneration, Fibromyalgie, Entzündungen, chronische Enteritis, Nahrungsmittel-Intoleranz, Melatoninmangel und Migräne beobachtet. Eine zu geringe Bildung von Serotonin **im ZNS** wird in Zusammenhang gebracht mit Verhaltensstörungen (z.B. Stimmungsschwankungen, Angst, Aggressivität, Panikattacken), Schlafstörungen, Essstörungen, Epilepsie und psychiatrischen Erkrankungen (z.B. Depression). Außerdem wird über vermindertes Sättigungsgefühl, Vorliebe für Kohlenhydrate und Süßigkeiten („Heißhunger auf Süßes"), ausbleibende Erholung sowie Verminderung der Gedächtnisleistung berichtet. Auch Medikamente, wie z.B. Acetylsalicylsäure, Levodopa, Promethazin, Isoniazid, Methenamin, Streptozocin oder Chlorpromazin, können einen Serotonin-Mangel verursachen.

Übermäßige Bildung und Ausscheidung von Serotonin wird in Zusammenhang gebracht mit dem „Suchtpotential" allergisierender Nahrungsmittel. In der Allergologie ist bekannt, dass bestimmte Nahrungsmittel von darauf allergisch reagierenden Patienten (insbesondere bei „verspäteter" IgG-vermittelter Allergie vom Typ 3) regelmäßig verzehrt werden, weil sie sich unmittelbar nach dem Verzehr wohl fühlen und die spätere Symptomatik nicht mit diesen Nahrungsmittteln in Zusammenhang bringen. Ein Serotonin-Überschuß bewirkt erhöhte cerebrale Aktivität. Überhöhte Werte können auch vorkommen bei übermäßigem Verzehr von Kaffee, Süßem, bei Hemmung des Abbaus, bei Entzündungen und bei Einnahme bestimmter Medikamente. Bei stark erhöhten Serotonin-Werten sollte differentialdiagnostisch vor allem abgeklärt werden, ob ein **Karzinoid des Darmes** vorliegt. Am häufigsten treten Karzinoide auf, die von enterochromaffinen Zellen abstammen und im Mitteldarm lokalisiert sind. Klinisch manifestieren sie sich meist durch Flush, Diarrhoe und kolikartige Bauchschmerzen. Im Labor fallen hohe Serotonin-Werte ins Auge. „Falsch hohe" Serotonin-Werte entstehen durch die Einnahme von Medikamenten wie Paracetamol, Indomethacin, Cumarin, Mephenesin, Phenobarbital, Azetanilid, Ephedrin, Amphetamin, Pentolamin, Phenazetin, Methocarbamol oder Antidepressiva (z.B. SSRI). Neuere Forschungsergebnisse deuten an, dass Serotonin Osteoporose-fördernd wirken kann

7.3.9.3 Dopamin

Das biogene Amin **Dopamin** gehört mit Adrenalin und Noradrenalin zur Gruppe der **Katecholamine**. Die größten Mengen Dopamin werden in der Substantia nigra, einer Nervenzellansammlung im Hirnstamm, gefunden. Dopamin wird im menschlichen Körper **aus der Aminosäure Tyrosin** in den chromaffinen Zellen von Nebennierenmark, Hypothalamus, Substantia nigra und anderen Bereichen des Nervensystems **gebildet**.

Analog zu anderen Neurotransmittern wie Serotonin und Histamin wird vermutet, dass auch der Darm an der Bildung von Dopamin beteiligt ist.

Die semiessentielle Aminosäure Tyrosin kommt in den meisten Proteinen vor. Der Mensch kann Tyrosin aus der essentiellen Aminosäure Phenylalanin synthetisieren. Aus natürlich vorkommendem L-Tyrosin entsteht durch das Enzym Tyrosin-Hydroxylase das 3,4-Dihydroxyphenylalanin, auch DOPA genannt. Durch das Enzym DOPA-Decarboxylase wird DOPA zu Dopamin umgebaut, aus welchem mit Hilfe von Dopamin-Hydroxylase Noradrenalin und mittels N-Methyltransferase Adrenalin entsteht.

Die Bausteine der Katecholamine, die Aminosäuren Phenylalanin und Tyrosin, finden sich in zahlreichen Lebensmitteln, so zum Beispiel in Fisch, Milchprodukten, Nüssen, Rindfleisch, Weizenkeimen, Sojabohnen und Eiern. Das für die Dopaminsynthese benötigte Vitamin B6 ist zum Beispiel in Hühner- und Schweinefleisch, Fisch, grünen Bohnen, Kohl, Linsen und Bananen enthalten. Bei ausgewogener Ernährung ist der Bedarf an Phenylalanin und Tyrosin in der Regel gedeckt, während ein Mangel an Kofaktoren der Katecholamin-Synthese, nämlich Vitamin C, Vitamin B6, Eisen, Kupfer, Magnesium und Folsäure, vorkommt. Die Dopamin-Synthese ist vor allem von einer ausreichenden Versorgung mit Vitamin B6 abhängig, da hohe Dosen von Vitamin B6 den Abbau von Histamin im Darm unterstützen. Mit fortschreitendem Lebensalter nimmt die Produktion von Dopamin leicht ab.

Dopamin ist an der Steuerung der extrapyramidalen Motorik beteiligt, außerdem steigert es die Wahrnehmungsfähigkeit, hemmt die Ausschüttung des Hormons Prolaktin, fördert die Freisetzung von Wachstumshormonen, reguliert die Durchblutung von Niere und Darm und beeinflusst positiv Stimmung und Glücksgefühl. Im Zusammenspiel mit Serotonin, Adrenalin und Noradrenalin koordiniert es die Stressreaktion des Organismus. Dopamin steuert zudem das Belohnungssystem des Gehirns. Bei bestimmten Tätigkeiten wie Essen oder Sexualität wird es vermehrt ausgeschüttet und sorgt für ein angenehmes Gefühl. Aber auch Nikotin und Drogen wie Kokain und Heroin verstärken die Ausschüttung oder die Wirkung von Dopamin, andere Drogen simulieren seine Wirkung. Deshalb wird die Funktion von Dopamin verstärkt im Zusammenhang mit Sucht-Erkrankungen diskutiert. So wird beispielsweise unter anderem die Störung des Dopaminhaushalts für Entzugssymptome wie das Verlangen nach der Droge (Craving) verantwortlich gemacht.

In den Zellen wird Dopamin in Vesikeln gelagert, die sich sowohl in sympathischen Nervenendigungen als auch in Zellen des Nebennierenmarks finden. Nach seiner Freisetzung aus den Vesikeln wird Dopamin schnell inaktiviert. Zum einen kann es aus dem synaptischen Spalt wieder aufgenommen werden, zum anderen wird es durch zwei Enzyme inaktiviert: durch Catechol-O-Methyltransferase (COMT) und Monoaminoxidase (MAO). COMT baut Dopamin zu 3-Methoxytyramin ab, das durch MAO zu Homovanillinsäure umgewandelt wird. Parallel dazu wird Dopamin mit MAO zur 3,4-Dihydroxyphenylessigsäure desaminiert, das durch COMT ebenfalls zu Homovanillinsäure abgebaut wird. Homovanillinsäure wird über den Urin ausgeschieden und ist dort nachweisbar.

In der Notfall- und Schocktherapie wird Dopamin eingesetzt, um den Blutdruck anzuheben sowie Herz- und Nierenfunktionen anzuregen, insbesondere bei Herz-Kreislauf-Stillstand und akuter Herzinsuffizienz. Die therapeutische Anwendung ist jedoch problematisch, da es zu unerwünschten Nebenwirkungen wie Herzrhythmusstörungen und Immunsuppression kommen kann.

Ein Mangel an Dopamin kann ausgelöst werden durch Mangelernährung, Störungen der Dopaminrezeptoren, ADHS, Morbus Parkinson, neurometabolische Erkrankungen sowie ungesunden Lebensstil. Dopaminmangel äußert sich durch Erschöpfung, Konzentrationsstörungen, Vergesslichkeit, Motivationsverlust, Depressionen, gestörte Magen-Darm-Tätigkeit, diffuse Angstzustände und nachlassendes sexuelles Verlangen. Bei Morbus Parkinson kommt es durch das Absterben der dopaminergen Zellen in der Substantia nigra zu einem voranschreitenden Dopaminmangel. Bei AD(H)S gehen einige Mediziner von einem Dopaminmangel aus: Auf Grund einer erhöhten Anzahl von Dopamintransportern kommt es zu einer verstärkten Wiederaufnahme des Dopamins durch die präsynaptische Membran, so dass im synaptischen Spalt Dopaminmangel herrscht. Als Ursache für Dopaminmangel werden Vererbung, Umweltgifte und Nahrungsmittelallergien diskutiert. Andere Mediziner jedoch vermuten bei AD(H)S einen Dopaminüberschuss. Auch beim Restless-Legs-Syndrom wird von einer Fehlfunktion des Dopaminstoffwechsels ausgegangen.

Ein Überschuss an Dopamin kann ausgelöst werden durch Stress, Hypoglykämie, Hypertonie, erhöhte körperliche Aktivität, Koffein, Nikotin und Alkohol. Dopamin steigert die Wahrnehmung. Ein **leichter Anstieg** des Dopaminspiegels kann auf körperliche Aktivität, Verliebtheit und bestimmte Substanzen wie Kaffee zurück gehen. Dies kann gesteigertes Wohlgefühl, gesteigerte sexuelle Aktivität und Euphorie zur Folge haben. Ein **stärkerer Anstieg** deutet auf eine Fehlsteuerung des Neurohormon- und Neurotransmitterstoffwechsels hin. Diese werden in Verbindung gebracht mit Erkrankungen wie Schizophrenie, Psychosen und dem Tourette-Syndrom. Dopamin steht in einer engen Wechselwirkung mit Noradrenalin und Adrenalin. Die Bestimmung des Dopaminspiegels ist daher der erste Schritt zur Aufklärung der Symptomatik, weiterführend ist die Bestimmung von Noradrenalin, Adrenalin und ggf. ihrer Abbauprodukte.

Analysen können aus Liquor, Plasma, 24-Stunden-Sammelurin und neuerdings auch aus Stuhl durchgeführt werden (sinnvoll im Zusammenhang mit Histamin und Serotonin). Vor der Probengewinnung sollte den Patienten der Verzicht von bestimmten Lebensmitteln und Medikamenten empfohlen werden, welche sich auf die Konzentration der Katecholamine auswirken und damit die Analysenergebnisse beeinflussen. **Vor und während des Sammelns einer Probe sollten Patienten verzichten auf** Bananen, Kaffee, Käse, Mandeln, Nüsse, Tee und Vanille. Folgende **Medikamente beeinflussen** die **Konzentration der Katecholamine** und sollten, falls möglich, vor der Untersuchung abgesetzt oder zumindest im Laborauftrag genannt werden: Alpha-Methyldopa, Barbiturate, Chlorpromazin, Clonidin, Koffein, Guanethidin, Insulin, Reserpin, Salicylate, Sedativa, Beta-Blocker, MAO-Hemmer, Sulfonamide, Tetracycline und Vitamine der B-Gruppe.

Differentialdiagnostisch ist bei zu hohen Werten abzuklären, ob ein Neuroblastom oder ein Phäochromozytom zu Grunde liegt. Das Neuroblastom ist eine maligne Erkrankung des sympathischen Nervensystems, die zu 90 Prozent Kleinkinder bis zum sechsten Lebensjahr betrifft. Phäochromozytome sind zu etwa 90 Prozent Adenome und zu 10 Prozent Karzinome des Nebennierenmarks und der sympathischen Paraganglien. In der Mehrheit sind sie hormonell aktiv und bilden Noradrenalin oder Adrenalin. Die Folge sind Hypertonie, Kopfschmerzen, Schwindel, Herzrasen und Schwitzen. Erhöhte Katecholamin-Werte finden sich auch bei essenzieller Hypertonie, Hypoglykämien, Herzinfarkt und Cushing-Syndrom. Ein Dopamin-Mangel im Zentralnervensystem kann mit der Zufuhr von Dopamin nicht behoben werden, da dieses die Blut-Hirn-Schranke nicht überwinden kann.

Bei weniger gravierenden Mangelzuständen kann sich eine gesunde Lebensweise positiv auf den Dopaminspiegel auswirken. Dazu gehören ausreichend Bewegung, psychische Stimulation beispielsweise durch Musik und Meditation sowie befriedigende soziale Kontakte. Außerdem ist eine gesunde Ernährung notwendig, um eine ausreichende Zufuhr der Aminosäuren Phenylalanin und Tyrosin sowie die ausreichende Versorgung mit Vitamin B6 zu gewährleisten. Manchmal kann eine zusätzliche Gabe von Tyrosin sinnvoll sein.

7.3.10 Kurzkettige Fettsäuren

Kurzkettige Fettsäuren entstehen als **Endprodukt bakterieller Vergärung,** von überwiegend Ballaststoffen, hauptsächlich im **Dickdarm.** Sie versorgen Darmepithelzellen mit Energie und dienen der Aufrechterhaltung des ökologischen Gleichgewichts der Darmflora (Eubiose). Im Stuhl wird die **Gesamtmenge der kurzkettigen Fettsäuren** sowie **Acetat, Propionat** und **Butyrat** bestimmt. Die **Balance** der kurzkettigen Fettsäuren ist Ausdruck der **Homöostase im Darm,** die durch zahlreiche Faktoren, wie Ernährung, Verdauung, Darmflora, den Zustand der Darmschleimhaut und Faktoren der spezifischen und unspezifischen lokalen Abwehr am Darm beeinflusst wird. Dabei ist sowohl die **Gesamtmenge** als auch die **Balance der einzelnen kurzkettigen Fettsäuren zueinander** von Bedeutung.

Eine **Verminderung der Gesamtmenge** an kurzkettigen Fettsäuren kann Mangelversorgung des Dickdarmepithels mit Störungen von Permeabilität und lokaler Abwehr bewirken, während **erhöhte Mengen an kurzkettigen Fettsäuren** im Stuhl zu lokaler Reizung des Darmepithels und, in Folge, zu Entzündung und Hyperaktivität der lokalen Abwehr führen.

Acetat und Propionat beeinflussen die Darmmotorik und die Aufnahme der kurzkettigen Fettsäuren (u.a. auch von Butyrat) in die Zellen des Dickdarmepithels und sind insbesondere im Zusammenhang mit saurem Stuhl-pH und Gärungsdyspepsie zu sehen. Butyrat beeinflusst insbesondere den Energie-Stoffwechsel der Darmepithelzellen, gewährt diesen damit Schutz vor Entzündung und Entartung. Erhöhte Butyratmengen werden oft im Zusammenhang mit zu hohem Verzehr von Eiweiß und zu geringen Mengen an Ballaststoffen beobachtet, des Öfteren auch bei Fäulnisdyspepsie.

Therapeutische Ansätze bei Dysbalancen kurzkettiger Fettsäuren sind Ernährungsberatung, Verdauungsoptimierung, ggf. Stärkung der lokalen Abwehr und Entzündungstherapie (z.B. mit Algen, Glutamin, Mikronährstoffen).

7.3.11 Parameter bei Nahrungsmittel-Unverträglichkeit / -Allergien

Ausführliche Erläuterungen zum Thema Nahrungsmittel-Unverträglichkeiten / -Allergien sind bereits im Kapitel 5.6 dargelegt. Verschiedene Stuhlparameter sind zur Diagnose bzw. Differentialdiagnose im Rahmen von Nahrungsmittel-Unverträglichkeiten geeignet. Insbesondere sind dies das Anti-Gliadin-IgA sowie das enterale Immunglobulin E und G. Der Verdacht einer Nahrungsmittel-Unverträglichkeit ergibt sich zumeist unter Einbeziehung weiterer Laborwerte, wie beispielsweise Histamin, DAO, Serotonin, sIgA, CRP oder Calprotectin im Stuhl bzw. den unter 5.6 erläuterten Blut-Parametern.

7.3.11.1 Anti-Gliadin-IgA

Die Diagnose der Glutenunverträglichkeit, insbesondere die Differentialdiagnose von Glutensensitivität, Zöliakie und Weizenallergie, wurden im Kapitel 5.6.5 ausführlich erläutert.

Der Normwert für **Anti-Gliadin-IgA** im Stuhl beträgt < 100 mU/g Stuhl. Die Bestimmung von Anti-Gliadin-IgA im Stuhl wird zur Differentialdiagnose bei Störungen der Darmfunktion als **Suchtest** empfohlen. Erhöhte Werte weisen auf mögliche **Gluten-Unverträglichkeit** hin, erfordern jedoch zur Verifizierung der Diagnose weitere Stuhl- bzw. Blut-Untersuchungen (vgl. Kapitel 5.6.5).

7.3.11.2 Enterales Immunglobulin E (eIgE)

Immunglobulin E kann im Serum, in Muttermilch, Urin und im Stuhl nachgewiesen werden, wobei die IgE-Werte im Stuhl nur gering mit denen in anderen Untersuchungsmaterialien korrelieren. Enterales Immunglobulin E wird zu etwa 10 % im Blut und zu 90 % in den T-Lymphozyten der Darmmukosa gebildet. Erhöhte eIgE-Werte im Stuhl werden bei **Parasitosen** des Darmes sowie bei immunologischen Reaktionen im Rahmen von **Typ-1-Nahrungsmittel-Allergien** gefunden. Interleukine erhöhen die Bildung von eIgE, während Interferon die eIgE-Menge herunter reguliert. Proteasen des Pankreas und der Darmflora inaktivieren das enterale IgE. Enterale IgE-Werte korrelieren nicht mit akuten bzw. chronischen Darmentzündungen anderer Genese. Die Untersuchung von eIgE ist bei entzündlichen gastrointestinalen Erkrankungen angezeigt und dient der Abgrenzung IgE-vermittelter Nahrungsmittel-Allergien von Nahrungsmittel-Unverträglichkeiten anderer Genese (z.B. IgG-vermittelter Nahrungsmittel- Allergie, Disaccharidasen-Insuffizienz, Gluten-Sensitivität), Verdauungsstörungen oder Darminfektionen.

Der **Normbereich** im Stuhl liegt bei 0–90 ng/g Stuhl. Wichtig ist, frische Stuhlproben, zum Schutz des IgE vor Proteasen, in **Spezial-Stuhlprobengefäße** zu geben, da ansonsten falsch normwertige Ergebnisse analysiert werden. Die Höhe der eIgE-Werte wird durch den zeitlichen Abstand zwischen Allergenverzehr und Stuhlproben-Untersuchung beeinflusst. Sicherer sind Untersuchungsergebnisse nach Provokations-Mahlzeiten mit anamnestisch verdächtigten Lebensmitteln, wobei jedoch die Gefahr anaphylaktischer Reaktionen besteht. Die Einnahme bestimmter Medikamente kann helfen, IgE-vermittelte Nahrungssmittel-Allergien von anderen Nahrungsmittel-Unverträglichkeiten abzugrenzen: unter Einnahme von Anti-Histaminika bleiben IgE-Werte hoch, während bei Einnahme von Chromoglycin keine überhöhten Werte gemessen werden. Da auch bei Parasitosen erhöhte Stuhl-IgE-Werte gemessen werden, sollte der Stuhl ggf. auch parasitologisch untersucht werden.

Tab. 19: Differentialdiagnose IgE-vermittelter Nahrungsmittel (NM) -Allergie von anderen Nahrungsmittel-Unverträglichkeiten

Histamin	enterales IgE	Diagnose	Therapie, Konsequenzen
Norm	Norm	keine	• symptomatisch • weitere DD
	vermehrt	NM-Allergie Typ 1	• Eliminationsdiät • antientzündliche Th.
vermehrt	Norm	NM-Unverträglichkeit i.e.S. (Histaminose)	• Ernährungsberatung • antientzündliche Th. • ?? Stress, Alkohol, Medikamente. DAO
	vermehrt	NM-Allergie Typ 1 mit aktueller Entzündung	• Eliminationsdiät • antientzündliche Th. • ev. weitere DD

Legende: DD = Differentialdiagnose, Th. = Therapie, NM = Nahrungsmittel

7.3.11.3 Enterales Immunglobulin G (eIgG)

Immunglobulin G kann im Serum und im Stuhl nachgewiesen werden. Enterales Immunglobulin G wird zu etwa 10 % im Blut und zu 90 % in den T-Lymphozyten der Darmmukosa gebildet. Erhöhte eIgG-Werte im Stuhl werden bei immunologischen Reaktionen im Rahmen von **Typ-3-Nahrungsmittel-Allergien,** sogenannte **„Allergien vom Spättyp",** gefunden. Proteasen des Pankreas und der Darmflora inaktivieren das enterale IgG. Enterale IgG-Werte korrelieren nicht mit akuten bzw. chronischen Darmentzündungen anderer Genese. Die Untersuchung von eIgG ist bei entzündlichen gastrointestinalen Erkrankungen angezeigt und dient der Abgrenzung IgG-vermittelter Nahrungsmittel-Allergien von Nahrungsmittel-Unverträglichkeiten anderer Genese (z.B. IgE-vermittelter Nahrungsmittel-Allergie, Disaccharidasen-Insuffizienz, Gluten-Sensitivität), Verdauungsstörungen oder Darminfektionen. Beim Reizdarmsyndrom werden häufig erhöhte Stuhl-IgG-Werte gefunden.

Der **Normbereich** im Stuhl liegt bei 0–50 ng/g Stuhl. Wichtig ist, frische Stuhlproben in **Spezial-Stuhlprobengefäße** (identisch mit denen für eIgE!) zu geben, da ansonsten falsch normwertige Ergebnisse analysiert werden. Die Höhe der eIgG-Werte wird durch den zeitlichen Abstand zwischen Allergenverzehr und Stuhlproben-Untersuchung beeinflusst. Zum Auffinden der verantwortlichen Nahrungsmittel-Allergene ist die Bestimmung von IgG-Antikörpern im Blut („Nutrigenes Belastungsprofil") notwendig. Dabei kann zwischen dem „Vor-Test" (20 Nahrungsmittel), dem „Standard-Test" (90 Nahrungsmittel ohne Eliminations-Diätkochbuch), dem „Medium-Test" (180 Nahrungsmittel mit Eliminations-Diätkochbuch) und dem „Super-Test" (271 Nahrungsmittel mit Eliminations-Diätkochbuch) gewählt werden.

Tab. 20: Übersicht zur Differentialdiagnose von Nahrungsmittel-Allergie vs. Nahrungsmittel-Unverträglichkeit anderer Genese mittels Stuhldiagnostik

eIgE	eIgG	Histamin	Serotonin	Verdachts-diagnose	weitere Labordiagnostik
Norm	hoch	Norm / hoch	Norm / tief / hoch	IgG-Allergie*	IgG-AK Blut
Norm	Norm	hoch	Norm / tief / hoch	Histaminose Pseudoallergie Entzündung	Stuhl: DAO, Entzündungs-marker
hoch	hoch	Norm / hoch	Norm / tief / hoch	IgE- und IgG-Allergie*	IgE- u.IgG-AK Blut
hoch	Norm	Norm / hoch	Norm / tief / hoch	IgE- Allergie*	IgE-AK Blut
Norm	Norm	Norm	hoch	ADHS? Abusus? Medikamente?	Urin-Diagnostik

Kombination mit Histaminose möglich

7.3.12 Okkultes Blut / Hämoglobin / Haptoglobin

Der Nachweis von okkultem Blut bzw. von Hämoglobin (Hb) im Stuhl deutet Blutverluste im Darm an. Ursachen dafür können Geschwüre, Geschwülste, Polypen, Hämorrhoiden, Analfissuren, Divertikulitis oder Darmentzündungen sein. Meist wird die Untersuchung als Screening auf

Darmkarzinome durchgeführt. Ein Teil der Darmneoplasien verursacht jedoch keine oder nur intermittierende Blutungen.

Der **Nachweis okkulten Blutes** im Stuhl hat wegen seiner einfachen Durchführung und wegen der geringen Kosten große Bedeutung im Rahmen der Krebsfrüherkennung erlangt. Die Methode beruht auf dem Nachweis der Pseudoperoxidase-Eigenschaft des Hämoglobins (Hb). Dazu wird eine Stuhlprobe auf ein mit Guajak-Harz getränktes Filterpapier aufgetragen und mit Wasserstoffperoxid versetzt. Wenn die Stuhlprobe Hämoglobin enthält, wird Sauerstoff freigesetzt, der mit dem Guajak-Harz reagiert und das Testfeld blau verfärbt. Die **Sensitivität** (ca. 50 %) und Spezifität dieses Tests ist gering. Außerdem kommt es zu **falsch positiven Ergebnissen,** weil der Test auch auf tierisches Hb aus Fleisch- und Wurstwaren reagiert.

Manche Obst- und Gemüsesorten, wie Bananen, Kirschen oder Brokkoli, enthalten Enzyme, die ebenfalls Peroxidase spalten. Auch Mineralien, wie Eisen und Jod, oder verschiedene Medikamente kann der Test falsch positiv reagieren.
Durch Antioxidantien, z.B. Vitamin C, können **falsch negative Testergebnisse** entstehen. Mindestens drei Tage vor der Probenahme sollten deshalb die genannten Nahrungsmittel und Vitamin-C-Präparate nicht verzehrt werden.

Die Bestimmung von **Hämoglobin / Haptoglobin** im Stuhl wird immunologisch, mittels ELISA-Test, durchgeführt und weist ausschließlich menschliches Hb nach. Durch höhere Sensitivität und Spezifität (ca. 95 % für eine Blutungsquelle) werden kolorektale Karzinome und Polypen wesentlich früher und häufiger erkannt als mit dem chemischen Test auf okkultes Blut. Mit der immunologischen Methode werden auch Hb-Moleküle nachgewiesen, die durch die Darmflora angedaut sind und der Test ist unabhängig von Diäten. Der Test wird daher für Risikogruppen empfohlen.

Jeder Nachweis von Blut im Stuhl bedarf dringend der Klärung. Vor einer Koloskopie ist oft die Bestimmung des Tumormarkers M2-PK im Stuhl sinnvoll, der hoch-spezifisch mit dem Wachstum von Tumorzellen, speziell im Gastrointestinal-Bereich, zusammenhängt.

7.3.13 M2-PK

Die **Pyruvat-Kinase (PK)** ist ein Schlüsselenzym des Glukose-Stoffwechsels und existiert in verschiedenen Isoformen, die gewebsspezifisch exprimiert werden. Bei der Entstehung von Tumoren kommt es zum Verlust des jeweiligen gewebsspezifischen Isoenzyms und zur Expression des **Isoenzyms Typ M2,** welches an Menge zunimmt. Das ursprünglich aus vier Untereinheiten bestehende Isoenzym zerfällt dabei in die aus zwei Untereinheiten bestehende **Tumor-M2-PK,** die im Stuhl gemessen werden kann.

Verschiedene Studien zur Bestimmung der M2-PK im Stuhl haben gezeigt, dass M2-PK ein **sensitiver Marker für kolorektale Karzinome und Adenome** ist. Dabei betrug die Sensitivität bei Karzinomem 78 %, bei Adenomen 46 % für alle Adenome und 61 % für Adenome, die größer als 1 cm waren. Die Spezifität betrug bei symptomatischen Kontrollen 74 % und bei asymptomatischen Kontrollen 97 %. Aber **auch bei akuten und chronischen Darmentzündungen** sowie anderen Karzinomen des Gastro-Intestinaltrakts werden erhöhte Werte gemessen.

Der **Normbereich** der M2-PK beträgt < 4 U/ml Stuhl. Bei Werten zwischen 4,1 und 30 U/ml sind relativ oft andere Ursachen als kolorektale Karzinome zu finden (Graubereich). Hier wird eine Zweitbestimmung der M2-PK empfohlen, während M2-PK-Werte über 30 U/ml meist durch kolorektale Karzinome verursacht werden. Diese Patienten sollten unbedingt koloskopiert werden.

In Deutschland ist das Kolonkarzinom die zweithäufigste Krebstodesursache bei beiden Geschlechtern. Die Prävalenz von Adenomen beträgt bei 50-jährigen etwa 25 % und steigt in den folgenden 30 Lebensjahren auf etwa 55 %. Das Lebensrisiko für einen Menschen an einem Kolon-Karzinom zu erkranken, beträgt 5 %. In 90 % der Fälle tritt die Erkrankung nach dem 50. Lebensjahr auf. Diese Zahlen belegen die Notwendigkeit einer möglichst frühzeitigen Erkennung von Darmkrebs und Darmkrebs-Vorstufen. **Goldstandard** ist dabei die **Koloskopie,** als Screening in Abständen von 10 Jahren und bei Verdacht. Bei dieser Untersuchung können außerdem vorhandene Polypen entdeckt und entfernt werden.

Mit **nichtinvasiven Stuhltests** lassen sich im Hinblick auf ein bevölkerungsweites **Screening** deutlich höhere Teilnehmerzahlen als bei der

Koloskopie erreichen. Insbesondere der M2-PK- und der Hb- Test, mit ihrer gegenüber dem Haem-occult-Test deutlich verbesserten Treffsicherheit, eignen sich dazu. Überhöhte M2-PK-Werte sollten auch mit weitergehender Stuhldiagnostik, z.B. dem Nachweis von Entzündungsmarkern, abgeklärt werden, da M2-PK beispielsweise auch bei entzündeten Polypen sowie chronischen Darmentzündungen gebildet wird. Ob sich der Test zur Differential-Diagnose bei nicht-entzündlichem Colon irritabile eignet, ist noch nicht abschließend geklärt.

7.3.14 Enteropathogene Keime
(Helicobacter; darmpathogene Bakterien, Viren, Pilze, Parasiten)

Infektionen des Magen- Darm- Traktes wurden bereits im Kapitel 5.5 ausführlich erläutert. Hier soll deshalb nur ein Überblick zur Stuhl-Diagnostik enteropathogener Keime gegeben werden.

Helicobacter-pylori-Antigen kann im Stuhl nachgewiesen werden. Dieser Test ist, im Vergleich zur Gastro-Duodenoskopie, kostengünstig und für den Patienten viel weniger belastend. Die diagnostische Sicherheit (Sensitivität und Spezifität) ist ausreichend. Bei Infektion mit Helicobacter eignet sich der Test zur Erstdiagnose und zur Therapiekontrolle. Bei Therapieversagern, bei Patienten über 45 Jahren mit Alarmsymptomen (Anämie, Gewichtsverlust, Dyspepsie, Malabsorption) und in Gebieten mit hohem Anteil antibiotikaresistenter H.pylori sollte jedoch unbedingt gastroskopiert werden.

Wird mit Hilfe des „Anforderungsscheins für Stuhldiagnostik" eine Stuhluntersuchung auf **enteropathogene Bakterien** angefordert, wird im Stuhl nach **Salmonellen, Shigellen, Campylobacter und Yersinien** gesucht.
Die Diagnostik **enteropathogener Viren** umfasst **Noro-, Rota- und Adenoviren.**
Bei Anforderung der Untersuchung des Stuhls auf **enteropathogene Parasiten** wird der Stuhl nach Anreicherung mikroskopisch untersucht. Dabei können zahlreiche Infektionen mit **Protozoen und Würmern** diagnostiziert werden. Im Gegensatz zu Laboratorien, die parasitäre Infektionen immunologisch diagnostizieren (dabei können nur die Parasiten gefunden werden, auf die spezifisch getestet wird – meist: Giardien, Entamoeba histolytica und Kryptosporidien), kann nach einem breiten Spektrum enteropathogener Parasiten (z.B. auch den am häufigsten nachgewiese-

nen Blastocysten oder Wurmeiern) gesucht werden (vgl. Tabellen 7 und 8).

Der Nachweis von **Pilzen** im Stuhl erfolgt meist im Rahmen der Stuhlflora-Analyse (vgl. 5.5.6). Wird zusätzlich zur Untersuchung der Stuhlflora eine „**Pilz-Identifizierung mit Antimykogramm**" (vgl. Anforderungsschein) gewünscht, bedeutet dies, dass im Labor die Nachweisgrenze für Pilze im Stuhl von 10^2 KbE/g auf 10^0 KbE/g gesenkt und ggf. Pilzidentifizierungen und Antimykogramme erstellt werden. Dies ist im Rahmen von Therapiekontrollen und bei Immunsupprimierten sinnvoll. Bei anderen Patienten wird diese Untersuchung zumeist ab Keimzahlen von 10^4 KbE/g erforderlich.

Unabhängig von diesen, durch Anforderungsschein empfohlenen, Untersuchungen sollte der Therapeut mit seinem Patienten prüfen, ob es sinnvoll ist, dieses **Erregerspektrum zu erweitern bzw. einzugrenzen**. Dabei finden die Häufigkeit des Erregers am Infektionsort, die individuellen Risikofaktoren des Patienten (Alter, Abwehrlage, alimentäre Risiken, Antibiotikaeinnahme, Auslandsreisen), die Pathogenese und das klinische Bild der Gastroenteritis Berücksichtigung. Detaillierter wurde dazu bereits in Kapitel 5.5.8 (insbesondere Abbildung 5) ausgeführt.

Fast alle viralen und bakteriellen Darminfektionen verlaufen klinisch als akute Durchfall-Erkrankung. Diese Erkrankungen sind nach kurzer Dauer in der Regel selbstlimitierend, d.h. die Erreger werden nach wenigen Tagen mit heftiger Symptomatik ausgeschieden. **Therapeutisch** ist meist nur Flüssigkeits- und Elektrolytersatz nötig. Auch bei bakteriellen Infektionen kann mehrheitlich auf den Einsatz von Antibiotika verzichtet werden, während parasitäre Infektionen meist länger persistieren und die Gabe antiparasitärer Mittel erfordern.

Pilze kolonisieren in der Regel nur an geschädigter Darmschleimhaut. Ihr Nachweis muss stets quantitativ erfolgen. Die Therapie sollte auch die Regeneration der geschädigten Schleimhaut umfassen.

7.4 Stuhlprofile – wann sollten welche Parameter untersucht werden

Um Einsendern die Auswahl von Parameter zur Stuhldiagnostik zu erleichtern, bietet das Labor VITATEST verschiedene **Stuhlprofile** an. In diesen Profilen sind Einzelparameter zusammengefasst, deren gemeinsame Untersuchung für bestimmte Fragestellungen sinnvoll ist.

Der „**Gesundheits-Check**" enthält die Parameter: Stuhlflora (Bakterien, Pilze, pH-Wert), Verdauungsrückstände, Gallensäuren, Pankreas-Elastase, sekretorisches IgA und okkultes Blut. Der „Gesundheits-Check" ist im Rahmen regelmäßiger Gesundheitskontrollen oder als Vorsorgeuntersuchung sinnvoll, auch wenn sich neue Patienten mit unspezifischen, z.T. extraintestinalen Beschwerden, in einer Praxis vorstellen. Die Analyse ermöglicht eine Einschätzung der intestinalen Ökologie (Stuhlflora). Die Verdauungsrückstände weisen auf mögliche Fehlernährung, Verdauungsstörungen oder auch entzündliche Prozesse im Darm hin. Mit Hilfe der Untersuchung von Gallensäuren und Pankreas-Elastase, lassen sich Verdauungsstörungen (Werte vermindert) oder auch Entzündungen (bei erhöhten Gallensäuren) erkennen. Das sekretorische IgA beurteilt die Abwehr an der Darmschleimhaut, wobei verminderte Werte auf Abwehrschwäche, erhöhte auf Darmentzündungen hinweisen. Das okkulte Blut zeigt Blut im Stuhl an, wobei nach Blutungs-Quellen, -Ursachen oder ggf. Störgrößen für dieses Untersuchungsergebnis gefahndet werden sollte.

Der „**Verdauungs-Check**" beinhaltet die im „Gesundheit-Check" enthaltenen Parameter plus Defensin, Histamin und Serotonin. Dieser Test sollte bei unspezifischen Symptomen am Verdauungstrakt mit unklarer Genese, wie z.B. Durchfall, Verdauungsschwäche oder Verdacht auf Nahrungsmittel-Unverträglichkeit oder auch bei deren extraintestinalen Symptomen, angefordert werden. Die Aussagekraft des Befundes wird hierbei um Hinweise zur Körperabwehr (Defensin), zu Neurotransmittern am Darm (Histamin und Serotonin) sowie auf eventuelle Nahrungsmittel-Unverträglichkeiten (Histaminose, Nahrungsmittel-Allergie) bzw. Entzündungen andere Genese (Stuhlflora, Verdauungsenzyme, sIgA, Histamin, Defensin) erweitert.

Der „**Entzündungs-Check**" ist ein Profil zur Ergänzung des „Verdauungs-Checks" um die Parameter Dopamin, Calpropectin, CRPs, Dopamin, DAO, enteropathogene Parasiten, enterales Immunglobulin E und G sowie Anti-Gliadin IgA. Dieser Test dient vor allem dazu, unterschiedliche Ursachen von Darmentzündungen aufzudecken, um daraus ggf. kausale Therapiestrategien abzuleiten. Es kann deutlich werden, ob einer Darmentzündung beispielsweise Nahrungsmittel-Allergien (IgE- oder IgG-vermittelt), Nahrungsmittel-Unverträglichkeiten in engerem Sinne (z.B. Histaminintoleranz, DAO-Mangel), Dysbalance von Neurotransmittern im Darm, parasitäre Infektionen bzw. Glutenunverträglichkeit zugrunde liegen, oder ob es sich um Darmentzündungen anderer Genese (Calprotectin und/oder CRPs erhöht) handelt.

Das **Profil „Schleimhaut-Entzündung"** enthält die Parameter Calprotectin, CRPs, Anti-Gliadin-IgA und Zonulin. Die Untersuchung der Parameter kann bei entsprechendem Verdacht einzeln oder insgesamt angefordert werden. Dabei sollte beachtet werden, dass bei Darmentzündungen oft nur einige dieser Parameter auf die Entzündung hindeuten. Vergleichen Sie hierzu die Ausführungen unter Kapitel 5 und 7.3 dieses Buches.

Im **Profil „Schleimhaut-Immunität"** sind die Parameter sekretorisches IgA1 und IgA2, Defensin sowie enterales Immunglobulin E und G enthalten. Diese Parameter erlauben genauere Aussagen zur Abwehr an der Darmschleimhaut. Die Parameter sIgA1 bzw. sIgA2 zeigen an, ob eine Störung der Schleimhaut-Immunität vorrangig im Dünn- bzw. Dickdarm oder im gesamten Darm vorhanden ist. Defensin beurteilt überwiegend zelluläre Abwehrvorgänge an der Darmschleimhaut. Erhöhtes enterales IgE bzw. IgG weist auf Nahrungsmittel-Allergien hin. Nähere Ausführungen befinden sich in den Kapiteln 3, 5 und 7.3.

Die Stuhlprofile stellen lediglich Entscheidungshilfen für Therapeuten zur Auswahl geeigneter Parameter dar. Alle Parameter können auch allein ausgewählt oder durch weitere einzelne Stuhlparameter ergänzt werden. Dabei können Sie sich gern von unserer telefonischen Experten-Hotline unterstützen lassen.

7.5 Labordiagnosen anhand von Stuhlbefunden

Umfassende Laboruntersuchungen, insbesondere die des Stuhles, bilden die Basis für Labor-Diagnosen. Das Maß der Abweichungen einzelner Parameter und die Zusammenschau der veränderten Parameter geben Auskunft über Ausmaß und Art der Veränderungen im Ökosystem Darm. Dabei werden Schwächen, wie Ernährungsfehler, Verdauungsinsuffizienz oder Abwehrschwäche, und Belastungen (z.B. Infektionen, Unverträglichkeiten oder Entzündungen) erkannt und gewichtet. Die Expertise (Labor-Diagnose) erstellt der Laborarzt unter Berücksichtigung aller ermittelten Werte und des angegebenen Vorberichts. Die Stuhlbefunde werden dabei stets individuell betrachtet und bilden die Grundlage für verschiedenste Behandlungskonzepte.

Es sei ausdrücklich betont, dass die Diagnose vom Therapeuten und nicht vom Laborarzt gestellt. wird. Der Therapeut stellt eine Diagnose aus einer Vielzahl von Informationen. Der Laborbefund spielt dabei eine wichtige, aber nur im Zusammenhang mit der klinischen Symptomatik zu sehende, Rolle. Kein Patient darf nur aufgrund eines Laborbefundes als „gesund" oder „krank" eingestuft werden. Laborbefunde sollen daher niemals die alleinige Grundlage für Therapieempfehlungen darstellen. Aufgabe des Therapeuten ist es, die Labordiagnosen auf Sinnhaftigkeit und Vollständigkeit zu prüfen und sie in der Zusammenschau mit den klinischen Befunden zu werten. Beispielsweise kann aufgrund überhöhten Fettgehaltes im Stuhl die Labordiagnose Steatorrhoe gestellt und als Therapie verminderter Fettverzehr empfohlen werden oder es kann aufgrund mangelhaften sekretorischen Immunglobulins A die Labordiagnose Abwehrschwäche gestellt und als Therapie orale Immunstimulierung empfohlen werden. Bei klinischen Diagnose wie „Pankreasinsuffizienz" bzw. „Neurodermitis" wären diese Therapien sicherlich auch sinnvoll, jedoch unvollständig und damit wenig aussichtsreich.

Eine Übersicht zu anhand von Stuhlbefunden zu erhebenden Labor-Befunden gibt Tabelle 21.

Tab. 21: Übersicht zu Laborbefunden anhand von Stuhl-Diagnostik

Labor-Diagnose		Diagnose-relevante Parameter
alle Parameter im Normbereich		alle untersuchten Parameter
Malnutrition oder Maldigestion von:		
	Fett	Verdauungsrückstände, Gallensäuren, Pankreaselastase, alle Entzündungsmarker, Stuhlflora
	Eiweiß	
	Rohfaser	
	(Zucker)	
exokrine Pankreasinsuffizienz		Pankreaselastase, Verdauungsrückstände
Abwehrschwäche an der Darmschleimhaut		sIgA, sIgA1, sIgA2, Defensin
Darmentzündung		
	Ursache nicht gefunden	alle Entzündungsmarker inkl. Histamin, sIgA, Defensin, Enteropathogene, Stuhlflora, Galle, Pankreas-Elastase
	aufgrund von Nahrungsmittel-Allergien	wie oben plus eIgE und eIgG
	aufgrund von Gluten-Unverträglichkeit	wie oben plus Anti-Gliadin-IgA
	aufgrund von Histaminose	wie oben plus DAO
	aufgrund von Infektionen mit Enteropathogenen	Enteropathogene: Viren, Bakterien, Parasiten
Darmmykose		Stuhlflora
Infektion mit Helicobacter pylori		Helicobacter-pylori-Antigen
keine Zuordnung		alle untersuchten Parameter

Darüber hinaus liefert die Auswertung der einzelnen untersuchten Parameter eine Fülle von ggf. Therapie-relevanten Informationen. Zur deren Diagnostik wurden bereits in den vorangegangenen Kapiteln ausführliche Erläuterungen gegeben.

7.6 Beispielhafter Stuhlbefund

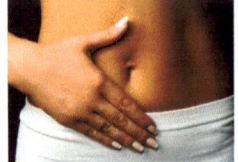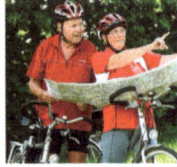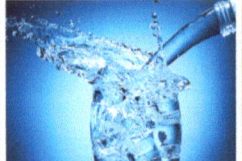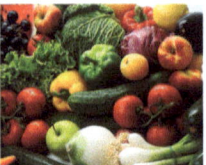

Vitatest Labordiagnostik – Am Weißen Haus 10 – D 97772 Wildflecken

Testpatient

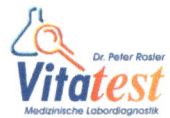

Dr. Peter Rosler
Am Weißen Haus 10 · 97772 Wildflecken
Tel.: 09745 / 91 91 0 · Fax 09745 / 91 91 91
www.vitatest.de · info@vitatest.de

Befund

Labornummer: 102   **Patient:** Demo Befund Testpatient
Datum Eingang / Ausgang:
21.01.2016 /29.01.2016

Stuhl-Befund	Befund	Norm	Auslegung	Graphik
Stuhlflora:				
Bacteroides	$4 \cdot 10^7$ KbE/g	$10^9\text{-}10^{10}$ KbE/g	mäßig vermindert	
Bifidobakterien	$3 \cdot 10^7$	$10^8\text{-}10^{10}$	gering vermindert	
Laktobazillen	$2 \cdot 10^3$	$10^5\text{-}10^7$	mäßig vermindert	
Clostridien	$3 \cdot 10^8$	bis 10^6	stark vermehrt	
weitere Anaerobier	$<1 \cdot 10^6$	$10^6\text{-}10^8$?	Normbereich	
E.coli	$1 \cdot 10^8$	$10^6\text{-}10^7$	mäßig vermehrt	
E.coli-hämolysierend	$1 \cdot 10^7$	bis 10^5	mäßig vermehrt	
Enterobacteriazeen	$<1 \cdot 10^4$	bis 10^5	Normbereich	
Enterokokken	$3 \cdot 10^6$	$10^6\text{-}10^7$	Normbereich	
weitere Aerobier	$<1 \cdot 10^4$	bis 10^4	Normbereich	
Candida	$4 \cdot 10^3$	bis 10^2	mäßig vermehrt	
Geotrichum	$<1 \cdot 10^2$	bis 10^2	Normbereich	
weitere Pilze	$<1 \cdot 10^2$	bis 10^2	Normbereich	
pH-Wert	6,7	6-7	Normbereich	
Verdauungsrückstände:				
Fett	8,7 %	3,0-6,5	stark vermehrt	
Eiweiß	10,8 %	5,5-10,0	gering vermehrt	
Wasser	69,4 %	71,0-81,0	gering vermindert	
Zucker	0,067 %	0,0-0,059	mäßig vermehrt	
Rohfaser	3,6 %	1,3-4,1	Normbereich	
Weitere Befunde:				
Gallensäuren	1,5 µmol/g	2-4	mäßig vermindert	
Pankreas Elastase	324 µg/g	301-2000	Normbereich	
Histamin	2240 ng/g	100,1-400,0	stark vermehrt	
Serotonin	324 ng/g	500-1500 ng/g	gering vermindert	
DAO (Di-Amino-Oxidase)	678 U/g	31-149	stark vermehrt	
okkultes Blut	negativ.	kein Nachweis	Normbereich	
Entzündungscheck:				
Calprotectin	10,4 µg/g.	0-30 µg/g	Normbereich	
Dopamin	483 ng/g	100-400 ng/g	vermehrt	
CRPs	4,6 ng/ml	0-40,0	Normbereich	
Anti-Gliadin IgA	220 U/l	<100 U/l	vermehrt	
Parasiten	positiv .	kein Nachweis	Nachweis	
Zonulin	47 ng/ml	0-30 ng/ml	vermehrt	

Befund Schleimhaut-Immunität

sekret. Immunglobulin A 1...	29	........µg/ml	50,1-300	....	vermindert	....
sekret. Immunglobulin A 2 ..	480	......µg/ml	200-500	....	Normbereich	....
Defensin	29	........ng/ml	........15-30 ng/ml	....	Normbereich	....
Enterales IgE	86	........ng/g	..........< 90 ng/g	....	Normbereich	....
Enterales IgG	112	........ng/g	..........< 50 ng/g	....	vermehrt	....

Helicobacter pylori Antigen . positiv . ...kein Nachweis .... Nachweis ....

Tumormarker M2PK .... 12,5 ......U/ml ....0-4 U/ml..................... gering vermehrt...........

Pilz-Differenzierung

■ *Die Pilzdifferenzierung ergab: Candida albicans*

Antimykogramm: S = Sensibel; R = Resistent

Flurocytosin:	S	(z.B. Ancotil)
Ketoconazol:	R	(z.B. Nizoral, Terzolin)
Miconazol:	R	(z.B. Gyno-/Daktar, Gyno-/Epi-Monistat)
Nystatin:	S	(z.B. Adiclair, Biofanal, Candio-Hermal, Moronal)
Natamycin:	S	(z.B. Pimafucin, Deronga)
Amphothericin B:	S	(z.B. Ampho-Moronal)
Clotrimazol:	R	(z.B. Antifungol, Apocanda, Canesten, Mykofungin)
Econazol:	R	(z.B. Epi-/Gyno-Pevaril)

Analyse

■ *Bacteroides vermindert:*

Der verminderte Nachweis von Bacteroides deutet Mängel der Kolonisations-Resistenz und Störungen der intestinalen Ökologie an. Die ökologische Nische ist damit offen und kann von entbehrlichen Keimen besiedelt werden. Darüber hinaus ist die zusätzliche Energie-Versorgung der Dickdarmzellen mit kurzkettigen Fettsäuren aus dem Stoffwechsel dieser wichtigsten Keimgattung im Darm eingeschränkt. Spezifische Ursachen der Verminderung sind nicht bekannt. Spezifische Therapie-Ansätze zur Förderung von Bacteroides sind nicht bekannt. Es gilt, denkbare Ursachen auszuschalten. Milieuverbessernde Diät verhindert das Aufwuchern von Fäulniskeimen.

■ *Laktobazillen vermindert:*

Der verminderte Nachweis von Laktobazillen deutet Mängel der antagonistischen Kapazität insbesondere im Dünndarm an. Aufgenommene Keime werden nur unzureichend abgewehrt. Spezifische Ursachen der Verminderung sind Störungen der Schleimhaut (Neurodermitis, Allergien, Umweltbelastungen), Mangel an Nährstoffen (Kohlenhydrate) und aufgewucherte Fäulniskeime. Spezifische Therapie-Ansätze sind kausal (Integrität der Schleimhaut wieder herstellen), diätetisch (vermehrt Kohlenhydrate und Milchzucker), und unterstützend (z.B. Omniflora N, Ribolac, Infloran, Yoghurt).

■ *Clostridien vermehrt:*

Der vermehrte Nachweis von Clostridien deutet Fäulnisvorgänge im Darm an. Der Körper wird mit toxischen Stoffwechselprodukten belastet. Spezifische Ursache der Vermehrung ist ein übermäßiges Angebot von Nährstoffen (Eiweiß, Fett) als Folge von einseitiger Ernährung, Mängeln der Verdauung und/oder der Aufsaugung. Spezifische Therapie-Ansätze sind kausal: Substitution von Verdauungsenzymen (z.B. Kreon); Anregen der Galle (z.B. Rowachol); diätetisch: vermindert Eiweiß und Fett, vermehrt Kohlenhydrate und Ballaststoffe; antagonistisch (z.B. Omniflora N, Eugalan, Laktulose), spezifisch (z.B Metronidazol) und entlastend (Darmspülungen).

E.coli vermehrt:

Der vermehrte Nachweis von E.coli deutet Fäulnis-Vorgänge im Darm an. Der Körper wird mit toxischen Stoffwechselprodukten belastet. Spezifische Ursachen der Vermehrung sind ein übermäßiges Angebot an Nährstoffen (Eiweiß), verminderte antagonistische Aktivität der Bifidobakterien oder Mängel der Körperabwehr an der Darmschleimhaut. Spezifische Therapie-Ansätze sind kausal: Substitution von Verdauungsenzymen (z.B. Kreon); Anregen der Galle (z.B. Rowachol); Verbesserung der Körperabwehr (z.B. Mutaflor); diätetisch: vermindert Eiweiß und Fett, vermehrt Kohlenhydrate und Ballaststoffe; oder antagonistisch (z.B. Omniflora N, Eugalan, Laktulose).

E.coli-Biovare vermehrt:

Der vermehrte Nachweis von E.coli-Biovaren deutet Mängel der Kolonisations-Resistenz, Störungen der intestinalen Ökologie wie auch Fäulnis-Vorgänge im Darm an. Der Körper wird mit toxischen Stoffwechselprodukten belastet. Spezifische Ursachen der Vermehrung sind Mängel der Körperabwehr an der Darmschleimhaut, verminderte antagonistische Aktivität der Bifidobakterien oder ein übermäßiges Angebot an Nährstoffen (Eiweiß). Spezifische Therapie-Ansätze sind kausal: Verbesserung der Körperabwehr (z.B. Mutaflor); Substitution von Verdauungsenzymen (z.B. Kreon); Anregen der Galle (z.B. Rowachol); diätetisch: vermindert Eiweiß und Fett, vermehrt Kohlenhydrate und Ballaststoffe; oder antagonistisch (z.B. Omniflora N, Eugalan, Laktulose).

Pilze mässig vermehrt:

Der Nachweis von Hefen (Candida, Saccharomyces) und/oder Schimmelpilzen (Geotrichum, Aspergillus, Penicillium, Mucor) deutet Mängel der Kolonisationsresistenz, Störungen der intestinalen Ökologie und Schwächen der Körperabwehr an der Darmschleimhaut an. Bei Vorliegen von Störungen oder Beschwerden, für die ein Zusammenhang mit einer Hefepilzbesiedelung angenommen wird, kann auch bei geringgradigem Pilzbefall eine antimykotische Therapie z.B. mit Nystatin sinnvoll erscheinen.

Fett vermehrt:

Der Nachweis vermehrten Fett-Gehaltes im Stuhl (Steatorrhoe) deutet Mängel der Fettverdauung an. Der Körper kann Energie- und Vitamin-Verluste erleiden, die vermehrte "Bereitstellung" von Nährstoffen im Dickdarm kann "Fäulnis-Dyspepsie" bewirken. Ursachen von Steatorrhoe sind überhöhter Fettverzehr (Malnutrition), Störungen der Fett-Verdauung (Mangel an Gallensäuren/Maldigestion) und/oder Störungen der Aufsaugung verdauter Fette (Malabsorption bei Entzündung). Differential-Diagnostisch empfehle ich die Analyse der Gallensäuren (falls nicht schon geschehen). Spezifische Therapie-Ansätze sind kausal: Verminderung des Fettverzehrs; Verbesserung der Fettverdauung durch Anregen der Galle (z.B. Silymax); Substitution von Verdauungsenzymen.

Eiweiß vermehrt:

Der Nachweis vermehrten Eiweiß-Gehaltes im Stuhl (Azotorrhoe, Kreatorrhoe) deutet Mängel der Eiweißverdauung an. Der Körper kann Verluste erleiden, das vermehrte Anfluten von Nährstoffen kann "Fäulnis-Dyspepsie" bewirken. Ursachen von Azotorrhoe sind überhöhter Verzehr von Eiweiß (Malnutrition), Störungen der Eiweiß-Verdauung (Mangel an Magensäure/Pepsin und/oder Chymotrypsin bzw. Pankreas-Elastase = Maldigestion) und/oder Störungen der Aufsaugung verdauter Eiweiße (Malabsorption bei Entzündung). Differential-Diagnostisch empfehle ich die Analyse der Pankreatischen Elastase bzw. von Entzündungs-Markern. Spezifische Therapie-Ansätze sind kausal: Anregen des Magens (z.B. Pepsinwein); Substitution von Verdauungsenzymen und diätetisch: verminderter Verzehr von Eiweiß.

Wasser vermindert:

Der Nachweis verminderten Wassergehaltes deutet Ernährungs- oder Verdauungs-Störungen an. Der Darminhalt wird eingedickt, Obstipation wird gefördert. Die Ursachen der Verminderung sind eingeschränkte Flüssigkeitsaufnahme oder verminderte Darmmotilität. Spezifische Therapie-Ansätze sind diätetisch: tägliche Flüssigkeitsaufnahme mindestens 2 Liter, vermehrter Verzehr von Rohfasern.

■ „Zucker" vermehrt:

Der überhöhte Nachweis von „Zuckern" (Glucose, Fructose, Saccharose) im Stuhl deutet vorwiegend Störungen im Dünndarm an, ggf. mit Disaccharidasen-Insuffizienzen. Diese entstehen infolge Entzündungen der Dünndarmschleimhaut (Parasiten, Unverträglichkeiten, Allergien, bakterielle Überwucherung). Davon betroffen können sowohl Einfachzucker (Glukose, Fruktose) wie auch Mehrfachzucker (Laktose, Saccharose, Maltose, Stärke) sein. Die Säuerungsflora kann die unverdauten Zucker verwerten und große Mengen von Milch-/ Essig-/ Propionsäure bilden ("Gärungsdyspepsie"), auch Pilze können infolgedessen aufwuchern. Beachten Sie bitte ggf. weitere diagnostische Marker wie Histamin, Serotonin, Hämoglobin, Calprotectin, CRPs, Antigliadin sowie enteropathogene Bakterien/Viren/Parasiten, um zweckmäßig kausale Therapie einzuleiten. Vordergründig sind therapeutisch sinnvoll Algen (z.B. *Spirulina*) und Verdauungsenzyme.

■ Gallensäuren vermindert:

Der Nachweis verminderten Gallensäuren-Gehaltes im Stuhl deutet Mängel der Bildung/Freisetzung von Galle an. Die infolgedessen mangelhafte Fett-Verdauung kann Steatorrhoe und "Fäulnis-Dyspepsie" verursachen. Ursachen der Verminderung sind organisch (Insuffizienz, Steine, Abflussstörungen) oder funktionell (Spasmus bei Ovulationshemmern). Spezifische Therapie-Ansätze sind kausal: Choleretika/Cholagoga (z.B. Ardeycholan, Curcumo, Hepagallin N, Hepar SL, Taraleon und Kombinationen); Cholelitholytika, holespasmolytika (z.B. Cholspasmin) und diätetisch: verminderter Verzehr von Fett. Als weitere diagnostische Maßnahmen empfehlen wir die Abklärung der Ursache mittels Sonographie.

■ Histamin vermehrt:

Ursachen können erhöhte Zufuhr histaminhaltiger Nahrungsmittel (Rotwein, Hartkäse, Seefisch, Krustentiere, Schweinefleisch, Sauerkraut, Konservierungsmittel, Farbstoffe etc.), oder verstärkte Freisetzung von Histamin aus Mastzellen sein. Histamin wird in Mastzellen oder basophilen Granulozyten gebildet und gespeichert. Degranulation dieser Zellen durch IgE bei Allergie oder andere Liberatoren wie Kaffee, Schokolade, Medikamente (z.B Analgetika, Kardiaka) oder verschiedene Schadstoffe führt zur Freisetzung von Histamin. Dadurch kann es am Darm zu entzündlichen Veränderungen mit verschiedenen Störungen kommen (Meteorismus, Diarrhoe, Schmerzen).

■ Serotonin vermindert:

Das Monoamin Serotonin wirkt im Zentralnervensystem vorwiegend als Neurotransmitter und in der Peripherie als Gewebshormon. Da Serotonin die Blut-Hirn-Schranke nicht überwinden kann, existieren Produktionsorte im ZNS und in der Peripherie, die unabhängig voneinander reguliert werden und einzeln oder gemeinsam gestört sein können. 95% des Serotonins finden sich im Darm, seinem Hauptbildungsort. Die Bildung erfolgt aus der Aminosäure Tryptophan und wird gefördert u.a. durch Fasten, Sport, Genussmittel, Arzneimittel (z.B. Paracetamol, Salicylsäure, Ephedrin) und Tageslicht.

Serotonin kommt vor in Walnuss, Banane, Ananas, Avocado, Tomate, Pflaume. Tryptophan kommt vorwiegend vor in Cashew-Nuss, Rindfleisch, Sonnenblumenkern, Thunfisch, Huhn, Ei, Weizenkleie, Hafer und vor allem Käse vor. Die Bildung aus Tryptophan wird durch die Vitamine B6, B2 sowie Zink unterstützt, der tägliche Bedarf liegt bei 3,5 mg/kg KGW.

Zu geringe Bildung von Serotonin im ZNS wird in Zusammenhang gebracht mit Verhaltensstörungen (z.B. Stimmungsschwankungen, Angst, Aggressivität), Schlafstörungen, Essstörungen, Epilepsie und psychiatrischen Erkrankungen (z.B. Depression). Bei Mangel in der Peripherie werden Reizdarm-Syndrom, Immunstörungen, Thrombosen, Insulinsekretionsstörungen und Störungen der Leber-Regeneration beobachtet.

Therapeutische Ansätze umfassen die Beseitigung bekannter oder möglicher Ursachen im Rahmen umfassender Darmsanierung, sowie die Vollversorgung mit Mikronährstoffen. Zusammenhänge mit Histaminurie (z.B. bei ADHS) und Histaminose (z.B. bei Nahrungsmittel-Unverträglichkeit) sind z.Z. noch nicht klar.

DAO vermehrt:

Das Enzym Diaminooxidase wird von den Enterozyten im Dünndarm gebildet und baut Histamin ab. Beim gesunden Menschen wird histaminhaltige Nahrung daher bereits im Darm weitgehend von Histamin befreit. Vermehrte DAO- Aktivität wird bei starker Histamin-Belastung gefunden und sollte daher stets im Zusammenhang mit klinischen Symptomen (wie Hautreizungen Kopfschmerzen, Migräne, rinnender Nase, Nasenschleimhautschwellungen, Atembeschwerden, Asthma bronchiale, Flatulenz, niedrigem Blutdruck, Tachykardie, Herzrhythmusstörungen, Dysmenorrhoe oder Durchfällen), Anamnese sowie dem Histaminwert des Patienten interpretiert werden. Eine Histamin- Intoleranz ist wenig wahrscheinlich, jedoch nicht auszuschließen.

Calprotectin im Normbereich:
Calprotectin ist als Calcium- und Zink- bindendes Eiweiß mit antibakteriellen Eigenschaften Hauptbestandteil der löslichen Zytosol-Proteine der neutrophilen Granulozyten und Makrophagen. Es deutet akute oder chronische Entzündungsprozesse der Darmschleimhaut an und eignet sich zur Unterscheidung organischer von funktionell bedingten Diarrhoen.

Dopamin vermehrt:

Das Katecholamin Dopamin wird aus Tyrosin im ZNS gebildet (zusammen mit Adrenalin und Noradrenalin) und durch MAO abgebaut. Die Wirkung ist erregend, sympatikomimetisch, Blutdruck erhöhend, glatte Muskulatur relaxierend, STH/GH stimulierend, Prolaktin hemmend, Wohlbefinden bildend. Über Zusammenhänge mit den Neurotransmittern Histamin und Serotonin im Darm ist wenig bekannt.
Vermehrte Werte werden beobachtet bei Sucht („Craving" durch Alkohol, Nikotin, Kokain, Heroin/Morphin, Amphetamin), MAO-Hemmern, Phenylalanin, Ritalin, Diarrhoe?, Hyperaktivität?
Therapeutische Ansätze sind kausal (Ursachenbeseitigung).

CRPs C-Reaktives-Protein „sensitiv" im Normbereich:
CRP ist das klassische „akute-Phase-Protein", das aufgrund der Stimulation durch Zytokine (z.B. Interleukin-6) entsteht, Komplement und Makrophagen/Killerzellen aktiviert, Phagozytose stimuliert, neutrophile Granulozyten inhibiert, damit die Entsorgung verbrauchten Gewebes und die Opsonisierung von Mikroorganismen auslöst. Auch im Stuhl dient es als Indikator für Entzündung. Indikationen zur Analyse im Stuhl sind: akute und chronische Nahrungsmittel-Unverträglichkeit und -Allergie, chronische Enteritiden, Krebs, abdominale Schmerzen mit Verdacht auf Entzündung, sowie deren Verlaufskontrolle.

Anti-Gliadin IgA erhöht:

Vermehrter Nachweis von Anti- Gliadin IgA im Stuhl deutet die Möglichkeit von Zöliakie (Sprue, Gluten-Enteropathie) an. Die Malabsorptions-Symptomatik ist bei Zöliakie-Patienten oft nur schwach ausgeprägt, obwohl Mukosaveränderungen vorliegen und eine glutenfreie Diät erforderlich ist (Malignomrisiko). Zur Bestätigung der Diagnose dienen Antikörperbestimmungen in Stuhl und/ oder Blut. Sie werden auch zur Kontrolle der Therapie (glutenfreie Diät), zum Screening in Risikogruppen (Familienuntersuchungen, assoziierte Erkrankungen), bei Patienten mit unklarer Symptomatik sowie ggf. zur Feststellung des geeigneten Biopsie-Zeitpunktes nach Gluten-Provokation empfohlen.

Nachweis enteropathogener Parasiten:

Der Nachweis enteropathogener Parasiten im Stuhl deutet die Ursache von Diarrhoe und möglichen Folgen an. Das klinische Bild bestimmt die Behandlungs-Bedürftigkeit. Spezifische Therapie-Ansätze sind kausal (bei Protozoen - Imidazole, z.B Clont; bei Würmern Praziquantel, z.B Biltricide).

Zonulin vermehrt:

Zonulin ist ein Protein, das an der Regulation der intrazellulären Kontakte (Tight junctions) in der Darmwand beteiligt ist. Es bindet an spezifische Rezeptoren an der Oberfläche der Darmepithelzellen und aktiviert dadurch biochemische Prozesse, welche die Öffnung der Tight junctions erhöhen (sog. „Leaky Gut"). Dies erhöht die Durchlässigkeit der Darmepithelzellen, so dass Nahrungsbestandteile sowie weitere Bestandteile aus Darminhalt und in der Darmschleimhaut gebildete Substanzen die Darmbarriere passieren und Autoimmun-Erkrankungen (z.B. Zöliakie, Diabetes Typ 1, Multiple Sklerose, Rheumatoide Arthritis) auslösen können.

Der erhöhte Zonulinspiegel zeigt zunächst eine akute Entzündung an und geht so etwaigen Folge-Erkrankungen zeitlich voraus. Daher ist Zonulin ein zuverlässiger Marker für „Entzündung". Die Einnahme von Probiotika im akuten Stadium kann die Integrität der Darmschleimhaut verbessern.

In Remissionsphasen von chronisch-entzündlichen Darmerkrankungen und Autoimmun-Erkrankungen normalisiert sich der Zonulinspiegel.

◼ *Sekretorisches Immunglobulin A1 vermindert:*

sIgA1 wird vor allem von B-Lymphozyten im <u>Dünndarm</u> gebildet. Verminderte Werte deuten mangelhafte Aktivität des darmassoziierten Immunsystems im Dünndarm an. Ursachen können sein: entzündliche Belastung der Dünndarmschleimhaut), Stress, der Abbau durch mikrobielle Proteasen oder Immunsuppression, z.B. Chemo-/Hormontherapie, Bestrahlung, Umweltbelastungen, Dys-Stress.

◼ *Enterales IgE im Normbereich:*

eIgE gilt für die Darmmukosa sowohl als Schutz-Faktor gegen enterale Parasitosen wie auch als Pathogenitäts-Faktor überhöhter immunologischer Reaktionen wie Entzündung bei Nahrungsmittel-Allergie Typ 1.

Nur 10% der Gesamtmenge befinden sich im Blut, 90% hingegen im Darm, wobei keine Korrelationen mit akuten oder chronischen Entzündungen bestehen.

Bei unbestätigtem klinischem Verdacht auf Nahrungsmittel-Allergie ist daran zu denken, dass diese oftmals im „chronischen" Bereich IgG-vermittelt stattfindet (Stufen-Diagnostik „Nutrigenes Belastungsprofil" im Blut bei Vitatest möglich).

Wichtig ist die Beachtung der <u>differentialdiagnostischen Möglichkeit</u> gegenüber Nahrungsmittel-Unverträglichkeit/Histaminose.

Histamin	enterales IgE	Diagnose	Therapie Konsequenzen
Normbereich	Normbereich	Keine	Symptomatisch Differential-Diagnose
	vermehrt	NM-Allergie Sofort-Typ	Eliminations-Diät Entzündungs-Therapie
vermehrt	Normbereich	NM-Unverträglichkeit (Histaminose)	Ernährungs-Beratung Entzündungs-Therapie ? Stress ? Alkohol ? Medik. ggf. DAO
	vermehrt	NM-Unverträglichkeit Plus NM-Allergie Sofort-Typ	vgl. Histaminose vgl. NM-Allergie Differential-Diagnose

◼ *Enterales IgG vermehrt:*

Vermehrte Werte des eIgG deuten verspätete IgG-vermittelte Nahrungsmittel- Allergie an. Zur Klärung der verantwortlichen Nahrungsmittel-Allergenen wir die Bestimmung von IgG-Antikörpern im Blut (Nutrigenes Belastungsprofil bei Vitatest) empfohlen.

◼ *Nachweis von Helicobacter pylori- Antigen:*

Der Nachweis von Helicobacter pylori-Antigen im Stuhl deutet die Besiedlung von Magen- bzw. Duodenalschleimhaut mit Helicobacter pylori an, was bei über 50% der Weltbevölkerung der Fall ist. Die H.pylori-Gastritis kann asymptomatisch, als klinisch irrelevante Entzündungsreaktion oder als eine Hauptursache schwerer gastroduodenaler Erkrankungen wie Ulcus duodeni, Ulcus ventriculi, Magenkarzinom / -lymphom auftreten.

Der Nachweis von H.pylori-Antigen im Stuhl zeigt gute Übereinstimmung mit anderen Nachweismethoden (Atemtest, Serologie, Urease-Test, Histologie, Kultur). <u>Indikationen zum Test:</u> Nachweis der

205

Therapie-Wirksamkeit (Therapieversager, Eradikation, Rezidive), Vermeidung der Gastroskopie. Patienten über 45 Jahre mit Alarmsymptomen (Anämie, Gewichtsverlust, Dyspepsie, Malabsorption) und in Gebieten mit hohem Anteil Antibiotika-resistenter H.pylori sollten zur klinischen und mikrobiologischen Diagnostik (mit Antibiogramm!) unbedingt gastroskopiert werden.

Die Indikation zur Eradikation von H.pylori ergibt sich vor allem aus der klinischen Symptomatik.

Der Goldstandard bei der H.pylori Eradikation ist die „italienische Tripeltherapie" mit Säureblocker, Erythromycin und Metronidazol. Beachten Sie bitte die Rezidivquote von 20% und die zunehmende Resistenzentwicklung.

■ *M2PK im auffälligen Bereich:*

Der Test weist die Pyruvat-Kinase nach, ein spezifisches Enzym für behandlungsbedürftige Magen-Darm-Erkrankungen, wie entzündete Polypen, Divertikel, Enteritiden, sowie Tumoren im gesamten Gastrointestinal-Bereich.

Indikationen für diesen Test sind:

- Vorsorge-Untersuchung für Patienten, denen Tests wie okkultes Blut bzw. Hämoglobin im Stuhl nicht sensitiv genug sind,
- Screening der Differential-Diagnose bei Nachweis von okkultem Blut bzw. Hämoglobin im Stuhl, d.h. Klärung der Blutungs-Ursache (Ulcera, Diffus, Carcinom) vor Coloscopie.

Der hier nachgewiesene Wert befindet sich im auffälligen Bereich, d.h. in der analysierten Stuhlprobe wurden überhöhte Werte der Pyruvat-Kinase nachgewiesen.

Um Klarheit über die Möglichkeit von Colon-Carcinom zu erhalten, empfehlen wir dringend Coloskopie (wobei bei ca. 18% der Patienten Colon-Carcinome entdeckt werden). Andere Lokalisationen, speziell im Magen- und Dünndarm-Bereich, erfordern weitere bildgebende und ggf. endoskopische Verfahren.

Überhöhte Werte sollten auch mit weitergehender Stuhldiagnostik, z.B. Nachweis von Entzündungsmarkern geklärt werden, da Pyruvat-Kinase auch bei entzündeten Polypen und CED wie Colitis ulcerosa und Morbus Crohn gebildet wird.

Die Möglichkeit der Differential-Diagnose bei nicht-entzündlichem Colon irritabile ist noch nicht abschließend geklärt.

Expertise

■ *Entzündung an der Darmschleimhaut:*

Die Befunde deuten Entzündungsprozesse an der Darmschleimhaut an. Die Ursachen sind vielfältig: enteropathogene Bakterien, Viren, Parasiten, Umweltbelastungen, Allergien, Nahrungsunverträglichkeiten u.a. Oftmals sind sie im Stuhlbefund nicht ersichtlich und erfordern weiteres diagnostisches Vorgehen: Tagebuch der Ernährung, Allergie-Testungen, Blut-Untersuchungen. Therapeutisch steht die Ursachen-Beseitigung im Vordergrund, zum "Abdichten" der durchlässigen Schleimhaut ist eine Basis-Diät aus abwechselnd gekochtem Reis und Kartoffeln über einige Tage hilfreich.

Epikrise

■ *Histaminose:*

Im Vordergrund steht bei Histaminose das Finden und Vermeiden der Ursache:

Nahrung:

Glutamat-Gehalt von Nahrungsmitteln: Glutaminsäure in Sojasauce, Seetang, Roquefort

Histamin-Gehalt von Nahrungsmitteln: Thunfisch, Schalentiere, Gorgonzola, Parmesan, Salami, Rohschinken, Sauerkraut, Hefebackwaren, Apfelwein, gepökeltes Fleisch, Rotwein

Potentiell Histamin freisetzende Nahrungsmittel: Zitrusfrüchte, Papaya, Erdbeere, Ananas, Nüsse, Schokolade, Spinat, Tomaten, Lakritze, Schweinefleisch

Histamin-Liberatoren in Nahrungsmitteln: alle E-Ziffern, Glutamat (Geschmacksverstärker), Maggi u.a. „Würzer"

Alkohol: DAO-Blocker (kein physiol. Abbau von Histamin)

Vitaminmangel: z.B. Vitamin B6, Vitamin C, Alkoholismus, Polytoxicomanie

Medikamente: DAO-Blocker (z.B. Säureblocker, Betablocker, u.v.a.m.)

Stress

Allergie: (bei Verdacht Stuhl und ggf. Blutanalyse von IgE und IgG-Antikörpern bei Vitatest)

Therapie: bei klinischer Symptomatik (Kopfschmerzen, Diarrhoe, Hypotension, Arrhythmie, Urticania, Flush, Asthma, Allergieverdacht bei unauffälligen IgE-Befunden) helfen Antioxidantien und kurzzeitig Anthistaminika sowie eine Basis-Diät (gekochter Reis und Kartoffeln täglich abwechselnd über 1 Woche); Quercetin, Pycnogenol, Gingko sowie hohe Dosen Vitamin B6 und Vitamin C stabilisieren die Mastzellen und wirken so weiterer Histamin-Ausschüttung entgegen; Omega-3-Fettsäuren plus Glutamin sowie Methionin und Tryptophan tragen zur Wiederherstellung des entzündet-durchlässigen Darmepithels bei,

naturheilkundlich vgl. Therapeutika-Liste „Darmsanierung" (Entzündungshemmer) z.B. Antihistamin von Vitasan

Da es bei Histaminose oftmals auch zu Übersäuerung kommt, ist die zusätzliche Entsäuerung hilfreich (z.B. Bullrichs-Vital, Bikarbonat-Bäder).

Ausreichend Wasser trinken: Der Körper schüttet Histamin auch als Gegenmaßnahme bei Wasserverlust aus, somit kann ein ausgeglichener Wasserhaushalt die Freisetzung von Histamin im Körper hemmen.

Bei anhaltender, therapieresistenter Histaminose empfehle ich die Bestimmung der DAO im Stuhl.

■ *Therapeutische Möglichkeiten von Entzündungen an der Darmschleimhaut:*

Im Vordergrund steht die Beseitigung der Ursache.

Zusätzlich empfehlen wir:

1. Ernährungsberatung Schonkost: leichte Vollkost unterstützt wirksam Heilungsprozesse im Magen-Darm-Bereich, ggf. mit Elimination Gluten-haltiger Getreideprodukte, Eiern, Kuhmilch und Hefe. Bei schmerzhaften Entzündungsprozessen ist für 1 Woche der Verzehr von ausschließlich gekochten Kartoffeln bzw. gekochtem Reis in täglicher Abwechslung hilfreich. Gerne können Sie kostenlos von uns Infos anfordern zu „Ernährungsberatung Schonkost" oder bei www.vitatest.de/darmsanierung herunterladen.

2. Naturheilkundliche Mittel: Kolostrum, Antihistamin (viele Antioxidantien, Glutamin) (vgl. Therapeutika-Liste Darmsanierung).

3. Unterstützend wirken: Enzyme, Heilerde, Karminativa (Galgant, Ingwer, Salbei, Okoubaka).

4. Denken Sie bitte vorrangig an Malassimilation infolge Darmschleimhautentzündung und damit Mangelversorgung mit Mikronährstoffen und auch Abmagerung. Daher ist die optimale Vollversorgung mit Mikronährstoffen sowie Omega-3-Fettsäuren unbedingt notwendig.

Oftmals kann die Diagnose „Entzündung an der Darmschleimhaut" aufgrund unzureichender Labordiagnostik (z.B. zu wenig passende Parameter wurden analysiert) nur vermutet werden. Ich empfehle daher, insbesondere die modernen und damit aussichtsreichen Parameter ggf. nachzufordern.

Häufigste Ursache von Entzündung ist Nahrungsmittel-Unverträglichkeit und/oder Nahrungsmittel-Allergie. Die Stuhlparameter Histamin und Serotonin bzw. enterales IgE und IgG gestatten die entsprechende Differentialdiagnose.

Darüber hinaus werden bei Entzündungen auch überschießende Abwehrvorgänge (sekretorisches IgA gesamt bzw. sIgA1 + sIgA2 vermehrt), Parasiten und überhöhtes Antigliadin beobachtet.

■ *Gluten-Unverträglichkeit:*

Gluten (α-Gliadin) ein Klebereiweiß aus Weizen, Dinkel, Roggen, Gerste und Hafer verursacht an der Darmschleimhaut, infolge toxischer und immunologischer Einflüsse (Versagen der aktiven oralen immunologischen Toleranz), Entzündung und Malabsorption.

Die Gluten-Unverträglichkeit kann auf Gluten-Sensitivität, Zöliakie (Sprue) oder Weizenallergie beruhen. Diese Diagnosen sollten vor Therapiebeginn verifiziert werden, da sie unter glutenfreier Diät u.U. nicht mehr gesichert werden können.

Diagnose-Schema zur Unterscheidung von Gluten-induzierten Reaktionen
(nach SAPONE et al. 2011)

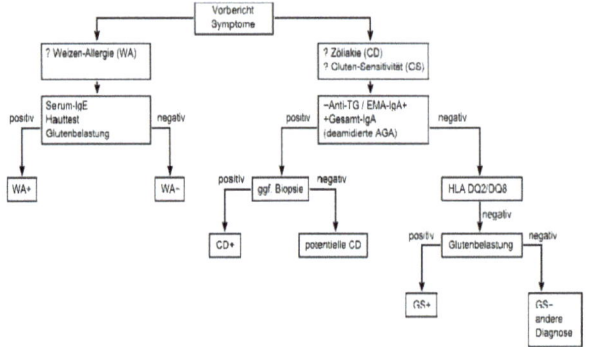

Legende Schema: Anti- TG= Anti- Transglutaminase, EMA= Endomysium- Antikörper, AGA= Anti- Gliadin- Antikörper
CD=Zöliakie, WA= Weizenallergie, GS= Gluten- Sensitivität

Therapieempfehlung: Wirksamste Therapiemaßnahme bei überhöhten Analysewerten ist **Gluten-freie Nahrung**. Entsprechende Produkte werden in Reformhäusern und Spezialbäckereien angeboten (Brot, Nudeln und Gebäck aus Hirse, Buchweizen, Amaranth, Reis, Mais).
Bei Entzündungssymptomatik empfehlen wir zusätzlich Schonkost und naturheilkundliche Arzneimittel gemäß der beigefügten Liste „Darmtherapeutika".

....

■ *Eradikation von Helicobacter pylori:*

Die Indikation zur Eradikation von Helicobacter pylori ergibt sich aus der klinischen Symptomatik: rezidivierendes „Magendrücken" und Magenschmerzen, Gastritis, ösophageale Refluxkrankheit, Ulcus, Magenkarzinom, Magenlymphom, „Resektionsmagen", nichtulcerative „Dyspepsie", Dauertherapie mit Protonenpumpenhemmern mit der Gefahr der Bindegewebs-Übersäuerung.
Therapeutische Möglichkeiten sind:

Allopathisch die „italienische" Tripeltherapie, die Kombination eines Protonenpumpenhemmers (z.B. Omeprazol, Pantoprazol) mit den Antibiotika Clarithromycin und Metronidazol. Die Therapiekontrolle nach 4- 6 Wochen ist dringend zu empfehlen.

„Homöopathische" Tripeltherapie mit Fortakehl, Mucokehl, Sanukehl, Nigersan, Alkala und Liquiritae.

Naturheilkundlich: gut wirksam und verträglich ist die bewährte 7-Tage-Kur mit Paracid von *Vitasan,* ein Nahrungsergänzungsmittel aus 7 antibakteriellen Pflanzenextrakten ohne Nebenwirkungen.

Neueste Untersuchungen weisen darauf hin, dass Stoffwechselprodukte lebender Laktobazillen in der Lage sind, das Wachstum von Helicobacter pylori zu unterdrücken, insoweit ist der Aufbau der Darmflora nach der Paracid-Kur mit Probiotikum-Vitasan empfehlenswert.

Unterstützend wirken u.a.: Ausgleich von Hyperacidität (bzw. Übersäuerung), Vollversorgung mit Mikronährstoffen, Schleimhautschutz, antihomotoxische Behandlung etc.

Bei Therapieversagern bei Patienten über 45 Jahre mit Alarmsymptomen (Anämie, Gewichtsverlust, Dyspepsie, Malabsorption) und in Gebieten mit hohem Anteil antibiotikaresistenter H.pylori sollte zusätzlich zur klinischen und mikrobiologischen Diagnostik (mit Antibiogramm) unbedingt gastroskopiert werden.

Da Helicobacter im Magen eine ständige Belastung und Gefahr darstellt, ist aus ganzheitlich präventiv-medizinischer Sicht immer an Eradikation zu denken, vorzugsweise mit naturheilkundlichen Mitteln.

Naturheilkundlicher Ansatz: vgl. Therapeutika-Liste „Darmsanierung"

■ *Parasitologischer Befund:*

Nachweis von Blastocystis ssp.

Die therapeutische Bedürftigkeit ergibt sich aus der klinischen Symptomatik, z.B. Meteorismus, Kolik, Diarrhoe. Die Standardtherapie umfasst Metronidazol und/oder Cotrimoxazol mit individueller Dosierung und Dauer. Rezeptieren Sie ggf. 14 Tabs Metronidazol als Crash-Therapie mit Die1: 5 Tabs, Die 2: 5 Tabs und Die 3: 4 Tabs, damit erfolgt starke Antiparasitose und zugleich geringe Störung der Darmflora. Bei Rezidiven kommt Paromomycin (Humatin) in Frage, Dosierung 2x2 Tabs zu 250 mg täglich über 14 Tage. Neu auf dem Markt ist „Nitazoxamid" (Alinia, über die Internationale Apotheke).

Naturheilkundlicher Ansatz: vgl. Therapeutika-Liste Darmsanierung mit „Antiparasitika", zusätzlich mit Stärkung der Abwehr und Entzündungshemmung .

Abwehrschwäche an der Dünndarm-Schleimhaut:

sIgA1 wird vorwiegend von B-Lymphozyten im **Dünndarm** gebildet. Verminderte Werte deuten mangelhafte Aktivität des darmassozierten Immunsystems im Dünndarm an. Ursachen können sein: entzündliche Belastung der Dünndarmschleimhaut (meist Nahrungsmittel-Unverträglichkeit bzw. -Allergie), Stress, der Abbau durch mikrobielle Proteasen (z.B. bei bakterieller Dünndarmüberwucherung) oder Immunsuppression, z.B. Chemo-/Hormontherapie, Bestrahlung, Umweltbelastungen, Dys-Stress.

Aussichtsreiche Therapieansätze sind: lokale Abwehrstärkung mit **Probiotika** (z.B. lebende Bifidobakterien/Laktobazillen mindestens 10^9 KbE/Tag über 4 Wochen) und ggf. ergänzend Prebiotika, vgl. Therapeutikaliste „Darmsanierung". Probiotika wirken insbesondere im Dünndarm über sIgA1 und sind zur Langzeiteinnahme hervorragend geeignet, auch um die intestinale Ökologie zu stabilisieren.

Eine weitere Möglichkeit zur oralen Immunstimulierung sind **Patienten-adaptierte Probiotika** aus lebenden Bifidobakterien und Laktobazillen gemäß Stuhlbefund mit den Vorteilen individueller, patientenadaptierter Wirksamkeit und hervorragender Verträglichkeit.

Kolostrum bietet insbesondere bei Kindern und Patienten mit schweren Enteritiden passiven Sofort-Schutz, unter dessen Dach dann aktiv mittels Probiotika die körpereigene Abwehr aufgebaut werden kann.

Zur Klärung therapieresistenter Abwehrschwäche an der Darmschleimhaut empfehle ich die zusätzliche Analyse des **Profils „Schleimhaut-Immunität"** (falls nicht schon geschehen) mit: sIgA1 (dünndarmaktiv), sIgA2 (dickdarmaktiv), Defensin und enteralem IgE mit IgG.

In diesem Fall sollte neben Ausschalten der Ursache auch orale Immunstimulation mit Ginseng, Eleuterokokk, Echinacea und ggf. Pilzen (Mykotherapie) erfolgen (vgl. TherapeutikaListe „Darmsanierung").

■ *Entzündung an der Dickdarm-Schleimhaut:*

sIgA2 wird vor allem von B- Lymphozyten im **Dickdarm** gebildet. Überhöhte Werte deuten erhöhte Aktivität des darmassozierten Immunsystems im Dickdarm an. Ursachen vermehrter Abwehrreaktion können z.B. sein: chronische Enteritiden (M.Crohn, Colitis ulcerosa), Abwehr überhöhter Keimmengen der lokalen Flora (Dysbiose, Fäulnis- bzw. Gärungsdyspepsie), Darmfunktionsstörungen (Reizdarm, Obstipation). Klinische Untersuchung sowie Analyse weiterer Stuhl- und Blut-Parameter (falls nicht schon geschehen): Stuhl: enteropathogene Erreger, Entzündungsmarker, Histamin, Serotonin; Blut: Entzündungsmarker, Katecholamine) weisen auf spezifische Ursachen hin und zeigen individuell kausale Therapieansätze auf.

Im Vordergrund steht therapeutisch das Vermeiden der Ursachen sowie antientzündliche Therapie auf der Basis von Schonkost (leichte Vollkost). Bei schmerzhaften Entzündungsprozessen ist für 1 Woche der Verzehr von ausschließlich gekochten Kartoffeln bzw. gekochtem Reis in täglicher Abwechslung hilfreich. Gerne können Sie kostenlos von uns Informationen anfordern zu „Ernährungsberatung Schonkost" oder bei www.vitatest.de/darmsanierung herunterladen. Unterstützend wirken Kolostrum, Antioxidantien, Glutamin (vgl. Therapeutika-Liste Darmsanierung) sowie Enzyme, Heilerde, Karminativa (Galgant, Ingwer, Salbei, Okoubaka).

Orale Immunstimulation, z.B. mit Mutaflor, ist kontraindiziert.

Der Befund wurde EDV-technisch validiert.

7.7 Literaturhinweise zu Kapitel 7

Atkinson, W., Sheldon, T.A., Shaat, N., Whorwell, P.J.:
Food elimination based on IgG antibodies in irritable bowel syndrome: a randomised controlled trial.
Gut, Oct 2004, Vol 53, No 10, p 1459–1464.

Auth, P., Hoffmann-Nachum, K.:
Histadelie – wenn Histamin auf die Nerven geht!:
Comed, 06/2011.

Bastigkeit, M.:
Histaminintoleranz: Morbus Gauda.
http://news.doccheck.com/de/article/213151-hisaminintoleranz-morbus-gauda. 14.02.2013

Becker, C.:
Wenn Wein und Käse kein Genuss sind.
http://www.pharmazeutische-zeizung.de/index.php?id=821. 11.10.2010.

Beineke, M.:
Diaminooxidase (DAO) – der Marker zur Diagnose einer Histamin-Intoleranz. Bioscientia, Nr.7/2006.

Bentz, S., Hausmann, M., Paul, S., Falk, W., Obermeier, F., Schölmerich, J., Rogler, G.:
Clinical relevance of IgG antibodies against food antigen in Crohn's Disease – a double blind cross over diet intervention study.
Digestion 2010; 81: 252–264.

Crnoglavac, M.:
Biogene Amine – Ihre Rolle in Gesundheit und Krankheit und orthomolekulare Behandlungsmöglichkeiten.
Orthomedis Speziallabor AG, 2004.

Fasano, A.:
Zonulin, regulation of thight junctions and autoimmun diseases.
Annual NY Academy of Science 2012, 1258(1),pp. 25–33.

Gräber, R.:
Calprotectin im Stuhl – verständlich erklärt.
http://www.yamedo.de/blutwerte/calprotectin-stuhl.htm.
16.07.2015.

Hardt, P.D., Töpler, M. et al.:
Tumor M2-PK im Stuhl als Sreening-Marker für kolorektale
Karzinome: Neue Ergebnisse. Beitrag zur 110. Jahrestagung der
Deutschen Gesellschaft für Innere Medizin, Wiesbaden, 17.04.2004.

Heldwein, W., Klör, H.U. et al.:
Darmkrebs-Früherkennung. IgeL aktiv 2_2006.

http://www.spektrum.de/lexikon/ernaehrung/
Ballaststoffbestimmung/916

http://www.spektrum.de/lexikon/ernaehrung/Rohfaser/7675
Stand 07.2015

http://www.gesundheits-lexikon.com/Labormedizin-Labordiagnostik
Calprotectin. Stand 07.2015.

http://www.gallen-blase.de/chologene-diarrhoe/
Chologene Diarrhoe. Aus: Habichtswaldklinik Stand 07.2015.

http://de.wikipedia.org/wiki/C-reaktives_Protein.
C-reaktives Protein. Stand 07.2015.

http://de.wikipedia.org/wiki/Enterisches_Nervensystem.
Enterisches Nervensystem. Stand 07.2015.

http://de.wikipedia.org/wiki/Futtermittelanalytik.
Futtermittelanalytik. Stand 04.2015.

http://de.wikipedia.org/wiki/Gallensäuren.
Gallensäuren. Stand 07.2014.

http://de.wikipedia.org/wiki/Histamin.
Histamin. Stand 06.2011.

http://de.wikipedia.org/wiki/Histamin-Intoleranz.
Histamin-Intoleranz. Stand 06.2011.

http://www.lfl.bayern.de/ite/schwein/045867/index.php,
Hohe Rohfasergehalte in der Ferkelaufzucht.
Bayerische Landesanstalt für Landwirtschaft, Stand 07.2015.

http://de.wikipedia.org/wiki/Pankreas-Elastase.
Pankreas-Elastase. Stand 09.2014.

http://www.heimtierwissen.de/Seiten/Futtermittelkunde/Nährstoffe/
Rohfaser. Stand 07.2015.

http://de.wikipedia.org/wiki/Serotonin.
Serotonin. Stand 10.2010.

Jarisch, R., Hemmer, W.:
Biogene Amine als Ursache von Unverträglichkeitsreaktionen.
In: Plewig, G., Wolff, H.: (eds.). Fortschritte der praktischen
Dermatologie und Venerologie 1998, Berlin Springer (211–219),
1999.

Kruis, W, Paumgartner, G.:
Das Gallensäurenverlustsyndrom.
Dt. Ärzteblatt, 79.Jhrg., H15, 16.04.1982.

Kumar, Y., Tapuria, N. et al.:
Tumor M2- pyruvate kinase: a gasrointestinal cancer marker.
0954-691X, Lippincott Williams & Wilkins, 2007.

Langhorst, J., Junge, A. et al.:
Erhöhtes humanes Defensin als Indikator für eine Aktivierung des
angeborenen Immunsystems bei Patienten mit Reizdarmsyndrom.
Z Gasroenterol 2008; 46-P184, doi:10.1055/s-0028-1089559.

Lindener, C. et al.:
Diversification of memory B cells drives the continuous adaptation
of secretory antibodies to gut microbiota.
Nature Immunology, doi:101038/ni.3213;2015.

Maintz, L., Bieber, T.:
Die verschiedenen Gesichter der Histaminintoleranz.
Dt. Ärzteblatt, Jg. 103, H. 51-52, 25.12.2006.

Metzler, U.:

    Die Ernährung als Schlüsselrolle bei Histamin-Intoleranz (HIT).
    Wir, 4/08, Dezember 2008.

Metzler, U.:

    Histamin – der ständige Begleiter, nicht nur bei Allergien.
    Wir, 2/11, Juni 2011.

Petrak, D.:

    Histamin-Intoleranz – mehr als nur eine Nahrungsmittel-
    unverträglichkeit. Der Heilpraktiker, 4/2012.

Roll, H., Rosler, P. et al.:

    Beeinflussung von sekretorischen IgA-Defiziten bei
    Sportstudierenden durch Nahrungsergänzungsmittel.
    Aus der Abteilung Sportmedizin des Fachbereiches 26 der
    Johannes-Gutenberg-Universität Mainz (Leiter: Univ.-Prof.Dr. med.
    K.Jung), 2006.

Rosler, P.:

    CRP-Bedeutung, Auslegung und Wirkzusammenhänge.
    http://www.vitatest.de/CRP.142.0.htm. 2013.

Rosler, P.:

    Die intestinale Ökologie. Resonanz-Verlag, Mannheim, 1994.

Rosler, P.:

    Stuhldiagnostik – Diagnostische und therapeutische Praxis.
    Karl F. Haug-Verlag, Heidelberg, 1998.

Rosler, P.:

    Neurotransmitter an der Darmschleimhaut – Histamin (Teil 1).
    Comed 8, 2007.

Rosler, P.:

    Neurotransmitter an der Darmschleimhaut – Serotonin (Teil 2).
    Comed 9, 2007.

Rosler, P.:

    Neurotransmitter an der Darmschleimhaut – Dopamin (Teil 3).
    Comed 10, 2007.

Schmiedel, V.:
> Blähungen – Häufig ist die Galle schuld. Dt. Naturheilverbund eV – Reihe „Naturheilkundliche Ratgeber", EV-01.

Schütt, S., von Baehr, V.:
> Zonulin – Serummarker zur Quantifizierung der Darmpermeabilität. http://www.imd-berlin.de/fachinformationen/diagnostikinformationen/zonulin-serummarker-zur-quantifizierung-der-darmpermeabilitaet.html. 2016

Tonus, C., Neupert, G. et al.:
> Colorectal cancer screenig by non-invasive metabolic biomarker fecal tumor M2-PK.
> World J Gastroenterol, 21; 12(43); 7007–7011, November 2006.

Ulrich, S., Stein, J.:
> Histaminintoleranz und Glutamatunverträglichkeit.
> E&M – Ernährung und Medizin, 24; 63–67, 2009.

Wang, W., Uzzau, S. et al.:
> Human zonulin, a potential modulator of intestinal thight junctions. Journal of Cell Science 2000, 113, pp. 4435–4440.

8 Behandlungsmöglichkeiten am Darm

8.1 Darmsanierung ist Matrixtherapie

Seit den Forschungen von Pischinger (Wien, um 1950) und Heine (Witten-Herdecke, um 1980) ist bekannt, dass nicht die Zelle, sondern der Extrazellularraum, die „Extrazelluläre Matrix" (auch interstitielles Bindegewebe oder Pischinger Raum genannt) der Raum ist, in dem sich alle Wechselwirkungen im menschlichen Organismus abspielen. Das Bindegewebe mit zellulären und extrazellulären Anteilen ist das größte den Organismus durchziehende System. Hier findet die Ver- und Entsorgung der Zellen statt. Es reguliert das „Zelle-Milieu-System" und ist gleichzeitig Ort aller Entzündungs- und Abwehrvorgänge und damit Ort aller Lebensgrundfunktionen.

Der **Interzellularraum** besteht aus Bindegewebsfibrillen, Kapillaren, Nervenendigungen und offenen Lymphbahnen sowie diversen Funktionszellen. Die **Fibrillen des kollagenen Bindegewebes** bestehen aus Glucosaminen, Proteoglycanen und Strukturglycoproteinen. Die negativ geladenen Proteoglycane binden Wasser. Die extrazelluläre Flüssigkeit fungiert als Transport-, Ernährungs- und Speicher-Medium. Bedeutsame Zellen im Bereich des Grundsystems sind die **Fibrozyten,** welche Kollagenfibrillen produzieren und **Makrophagen,** die diese Fibrillen abbauen können. Beide Zellarten setzen bei Einwirkung verschiedener Reize proteolytische und hydrolytische Enzyme sowie Zytokine (Botenstoffe z.B. bei Entzündungen) frei. Im Hinblick auf die Bedeutung für Gesundheit und Krankheit prägte Heine für die **Matrix** den Begriff **„Grundsystem",** welches morphologisch mit dem Interzellularraum gleichzusetzen ist. Kein Blutgefäß, keine Lymphbahn und kein Nerv steht in direktem Kontakt zu Organzellen. Stets sind alle Strukturen durch Interzellularräume voneinander getrennt, die von Molekülen oder elektrischen Impulsen überwunden werden müssen. Das Grundsystem ernährt die Zellen, entsorgt die Zellen, filtert, lagert und scheidet Stoffwechselprodukte aus, erfüllt Funktionen der spezifischen und unspezifischen Abwehr und überträgt und speichert Informationen. In ihrer Gesamtheit stellt die **Matrix ein körperweites, stark vernetztes System dar, auf das etwa 70 % des Körpervolumens entfällt.**

Abb. 14: Schema der extrazellulären Matrix (ECM)

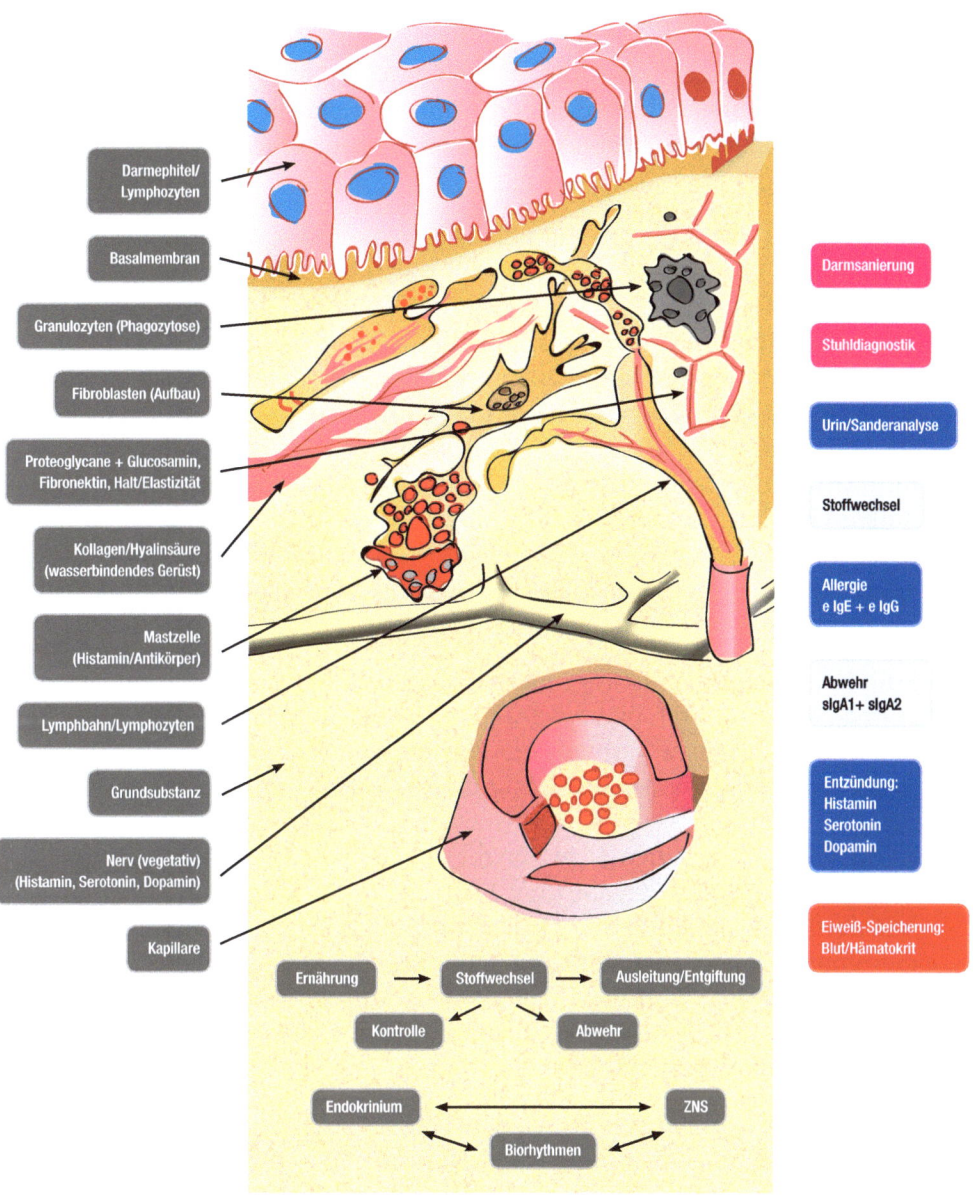

Darmephitel/Lymphozyten

Basalmembran

Granulozyten (Phagozytose)

Fibroblasten (Aufbau)

Proteoglycane + Glucosamin, Fibronektin, Halt/Elastizität

Kollagen/Hyalinsäure (wasserbindendes Gerüst)

Mastzelle (Histamin/Antikörper)

Lymphbahn/Lymphozyten

Grundsubstanz

Nerv (vegetativ) (Histamin, Serotonin, Dopamin)

Kapillare

Darmsanierung

Stuhldiagnostik

Urin/Sanderanalyse

Stoffwechsel

Allergie e IgE + e IgG

Abwehr sIgA1+ sIgA2

Entzündung: Histamin Serotonin Dopamin

Eiweiß-Speicherung: Blut/Hämatokrit

Ernährung → Stoffwechsel → Ausleitung/Entgiftung

Kontrolle   Abwehr

Endokrinium ⟷ ZNS

Biorhythmen

In der Matrix werden Schadstoffe wie Toxine, schädliche Säuren, Eiweiße (z.B. Immunkomplexe) u.a. abgefangen und abgelagert, um die Organfunktionen so lange wie möglich aufrecht zu erhalten. Dabei wird von der so genannten „Verschlackung", die u.a. mit Azidose und einem Anstieg von Radikalen einhergeht, gesprochen. Diese „Verschlackung" führt dazu, dass in benachbarten Zellen keine ausreichende Ver- und Entsorgung stattfindet. Die Folgen sind Entzündungen, Erkrankungen und Degenerationen.

Der Darm ist die größte Kontaktfläche des Menschen zur Außenwelt. Das Darmlumen ist ein Teil Außenwelt im Inneren des Körpers. Die Durchlässigkeit der Darmschleimhaut für Nährstoffe und Flüssigkeit sowie der Schutz vor dem Eindringen schädlicher Stoffe in den Körper wird durch Aufbau und Funktion der Schleimhaut des Verdauungstraktes gewährleistet. Dazu gehören, vom Darminneren her betrachtet, die transiente Darmflora im Darminhalt, der Darmschleim mit der residenten Darmflora, das Darmepithel und das darmassozierte Immunsystem in der Submukosa des Darmes.

Alle **oral aufgenommenen Stoffe** wie Wasser, Nährstoffe, Mineralien, Spurenelemente, Vitamine, Erreger, Allergene, Toxine **treten über die Darmschleimhaut durch die Matrix in den Körper** ein.

Mittels Stuhlanalysen können zahlreiche Störungen der Matrix am Darmepithel erkannt und daraus gezielte, individuelle, naturheilkundliche Therapien abgeleitet werden. Das sind beispielsweise Aussagen zum Zustand des Ökosystems Darm (Stuhlflora), zur Verdauung (Verdauungsrückstände, Galle, Pankreaselastase), zu Entzündungsprozessen im Darm (CRP, Calprotectin), zu Unverträglichkeiten (Histamin, Anti-Gliadin, eIgE, eIgG), zur Abwehr (IgA, IgA1, IgA2, Defensin), zur Durchlässigkeit der Darmschleimhaut („Leaky Gut", Zonulin), zu Neurotransmittern (Serotonin, Dopamin) u.a., die die Funktionfähigkeit der Matrix beschreiben. Ausgewählte Blutuntersuchungen sowie der Säure-Basentest nach Sander (Urinanalyse) ergänzen diese Untersuchungen und eröffnen weitere gezielte Therapieoptionen.

Therapeutisches Ziel ist, die **Verschlackung zu durchbrechen** um eine bessere Ver- und Entsorgung der Grundsubstanz und damit der Funktionszellen zu erreichen. Der Weg ist, Stoffwechselschlacken aus dem

Bindegewebe zu entfernen und aus dem Körper auszuscheiden. Dadurch wird die Eigenregulation der Matrix erhalten bzw. wieder hergestellt. Die Therapieoptionen müssen stets individuell, abgeleitet aus Untersuchungs-Ergebnissen, ausgewählt werden.

Häufig findet man **Übersäuerung** durch überhöhte Säuren-Aufnahme („Zivilisationskost": Fleisch, Fisch, Käse, Eier, Kaffee, Alkohol, Zucker, Fast-Food), verminderte Basen-Aufnahme (minderwertiges Obst, Gemüse, Nüsse, Kartoffeln, Vollkorn, geringe Flüssigkeitszufuhr) und unzureichende Säuren-Ausscheidung (mangelnde Bewegung, Stress). Therapie-Möglichkeiten von Übersäuerung sind die Einnahme von Natrium-Bikarbonat (z.B. Bullrichs-Vital, Basen-Bäder, Zeolith, Sepsidelen), die Versorgung mit Mikronährstoffen (Vitamine, Spurenelemente: insbesondere Kalium, Magnesium, Calcium, Zink; ggf. Blutdiagnostik), ggf. Darmsanierung (Stuhlanalysen), ggf. Regulationstherapie (z.B. Matricell) abgeleitet aus Neuraltherapie und Ausleitung / Entgiftung (z.B. Ozovit, Sulfredox, Algen), Ernährungs-Umstellung (z.B. mehr basische und neutrale Nahrung (Obst, Gemüse, Kartoffeln, Milch, Eigelb, Nüsse), weniger saure Nahrung (z.B. Fleisch, Fisch, Käse, Eiklar, Zucker, Alkohol, Kaffee), Änderung der Ess-Kultur (gründlich kauen, nicht zu viel / zu fett / zu schnell / zu spät), Anpassung des Flüssigkeits-Aufnahme (2–3 l/Tag Mineralwasser ohne Kohlensäure, Früchte- / Kräuter-Tee, Grüner Tee, verdünnte Fruchtsäfte), Anpassung der Lebensumstände (Bewegung, geruhsamer Schlaf, Stressabbau).

Auch „**Fäulnis-Dysbiosen**" mit Beteiligung von Clostridien / E.coli / E.coli-Biovaren und / oder Enterobakteriazeen bzw. Pilzen führen zur Verschlackung der Matrix und sind ein Zeichen für ernsthafte Störungen der intestinalen Ökologie. Große Mengen enterogener toxischer Stoffwechselprodukte wie Indol, Phenol, Skatol, Cadaverin, Putrescein, Keton, Methylalkohol überlasten die Entgiftungssysteme und schädigen auch lokal die Darmschleimhaut. Die Ursachen überhöhter Keimvermehrung liegen meist in Störungen der Eubiose, Schädigungen physiologisch-antagonistischer Keime und / oder des Substrates. Die Therapie ist auf Wiederherstellung von Eubiose sowie Integrität der Schleimhaut gerichtet. Im Zweifelsfalle ist immer „Schonkost" indiziert. Antagonistische Probiotika (lebende Bifidobakterien und Laktobazillen) sanieren das Darmmilieu und stärken bzw. modulieren die lokale Abwehr. Die Unterstützung von Leberstoffwechsel und Gallefluss (z.B. Silymax), Pankreas, Entsäuerung sowie Milieuänderung (z.B. Kolostrum) fördert die Eubiose (alle Gesundheitsmittel von Vitasan®).

Bei **Entzündungen der Darmschleimhaut** steht die Beseitigung der Ursache im Vordergrund. Häufigste Ursache von Entzündung ist Nahrungsmittel-Unverträglichkeit und/oder Nahrungsmittel-Allergie. Die Stuhlparameter Histamin und Serotonin bzw. enterales IgE und IgG gestatten die entsprechende Differentialdiagnose. Zusätzlich wird Schonkost empfohlen, ggf. mit Elimination Gluten-haltiger Getreideprodukte, Eiern, Kuhmilch und Hefe. Bei schmerzhaften Entzündungsprozessen ist für eine Woche der Verzehr von ausschließlich gekochten Kartoffeln bzw. gekochtem Reis und gedünstetem Gemüse in täglicher Abwechslung hilfreich. Naturheilkundliche Mittel wie Kolostrum, Antihistamin, Verdauungs-Enzyme, Heilerde, Karminativa (Galgant, Ingwer, Salbei, Okoubaka) unterstützen das Abheilen der Entzündung.

Darüber hinaus werden bei Entzündungen auch überschießende Abwehrvorgänge (sekretorisches IgA „gesamt" bzw. sIgA1 und sIgA2 vermehrt), Parasiten und überhöhtes Anti-Gliadin-IgA beobachtet.

Häufig geht diesen Entzündungen eine **Abwehrschwäche an der Darmschleimhaut** voraus. Zur Stärkung der lokalen Körperabwehr an der Darmschleimhaut sollten Probiotika und ggf. ergänzend Präbiotika eingesetzt werden. Probiotika wirken insbesondere im Dünndarm über sIgA1 und sind zur Langzeiteinnahme geeignet, auch um die intestinale Ökologie zu stabilisieren.

Eine weitere Möglichkeit zur oralen Immunstimulierung sind individuelle, Patienten-adaptierte Probiotika aus lebenden Bifidobakterien und Laktobazillen mit den Vorteilen individueller, patientenadaptierter Wirksamkeit und hervorragender Verträglichkeit. Kolostrum bietet insbesondere bei Kindern und Patienten mit schweren Enteritiden passiven Sofort-Schutz, unter dessen Dach dann aktiv mittels Probiotika die körpereigene Abwehr aufgebaut werden kann. Zur Klärung therapieresistenter Abwehrschwäche an der Darmschleimhaut ist die zusätzliche Analyse von sIgA1 (dünndarmaktiv), sIgA2 (dickdarmaktiv), Defensin, und ggf. enteralem IgE mit IgG sinnvoll. In diesen Fällen kann zusätzlich orale Immunstimulation mit Ginseng, Eleuterokokk, Echinacea und ggf. Pilzen (Mykotherapie) erfolgen.

Die mit der Darmsanierung verbundene **Matrixtherapie sollte durch regulations-therapeutische Verfahren unterstützt** werden. Dazu gehören vor allem Akupunktur, Elektroakupunktur nach Voll (EAV) sowie Neuraltherapie. Bei der Neuraltherapie werden Lokalanästhetika injiziert und dadurch Schmerzen gemindert oder beseitigt, was zur Unterbrechung sympathischer pathologischer Efferenzen und/oder zur Aktivierung zentraler deszendierender Hemmmechanismen führt. Dadurch heilen Entzündungsprozesse schneller ab und die Gewebsintegrität der Matrix wird wieder hergestellt.

8.2 Therapieepfehlungen auf der Basis von Stuhluntersuchungen

Wie im Kapitel 7.5 erläutert, erstellt der Laborarzt aus der Zusammenschau der ermittelten Laborwerte mit dem angegebenen Vorbericht „Labor-Diagnosen", die die Grundlage für die Therapie-Empfehlungen des Befundes sind (siehe Tab. 21).

Im Folgenden werden deshalb Therapie-Empfehlungen auf der Basis von Laborbefunden erläutert. Schwerpunkt bilden dabei Therapieverfahren aus dem Bereich der Ganzheitsmedizin und Naturheilkunde. Es werden aber auch allopathische Arzneimittel empfohlen. Dabei wird jegliche Bindung an pharmazeutische Hersteller bzw. Produkte abgelehnt.

Beim Aufzeigen von Therapiemöglichkeiten auf der Basis der Stuhldiagnostik wurde deutlich, dass zu einigen, häufig erhobenen Befunden kaum geeignete naturheilkundliche Präparate verfügbar waren. Deshalb wurden unter dem Namen „Vitasan®" verschiedene spezielle Präparate (Nahrungserganzungsmittel) entwickelt, die direkt bestellt werden können.

8.2.1 Therapieempfehlungen bei Malnutrition

Bei Ernährungsfehlern ist die Umstellung der Ernährung wichtigste therapeutische Maßnahme. Dazu sollte der Patient stets eine individuelle und umfassende **Ernährungsberatung** in Anspruch nehmen. Kenntnisse zu einer ausgewogenen, gesunden Ernährung kann er im Selbststudium erwerben. Es empfiehlt sich jedoch, individuelle Besonderheiten unter Berücksichtigung von Ergebnissen der Stuhl- (und ggf. weiterer) Diagnostik mit dem Therapeuten oder einem speziell geschulten Ernährungsberater zu besprechen.

Das Labor VITATEST hat als Information für Patienten die **„Ernährungsberatung Fette"**, die **„Ernährungsberatung Eiweiß"**, die **„Ernährungsberatung Kohlenhydrate"**, die **„Ernährungsberatung Ballaststoffe"** und die **„Ernährungsberatung Leichte Vollkost"** („Schonkost") entwickelt, die von folgender Website heruntergeladen werden können:

www.vitatest.de/Spezialgebiete/Darmsanierung/Therapie

Ernährung und Verdauung wurden bereits im Kapitel 4 dieses Buches ausführlich dargestellt. In den „Informationen zur Ernährungsberatung" werden dem Patienten in komprimierter Form Kenntnisse zu Nährstoffen, Nahrungsmitteln und zur Ernährung vermittelt. Die Informationsblätter enthalten Erläuterungen zu den Themen:

- Was sind Fette, Eiweiße, Kohlenhydrate bzw. Ballaststoffe?
- Welche Fette, Eiweiße, Kohlenhydrate bzw. Ballaststoffe gibt es?
- Welche Funktion haben sie im Körper?
- Wie werden Fette, Eiweiße, Kohlenhydrate bzw. Ballaststoffe verdaut?
- Welche Mengen der jeweiligen Nährstoffe sollen verzehrt werden?
- Welche Nahrungsmittel sind wann geeignet?
- Hinweise zur „Esskultur" und zur gesunden, körpergerechten Ernährung
- „Pyramide des gesunden Lebens" (Abb. 4)
- Vorschläge für einen ausgewogenen Tages-Ernährungsplan

„Schonkost" wird Patienten bei Entzündungen im Bereich des Verdauungstraktes empfohlen und deshalb im Rahmen der Therapieempfehlungen bei Entzündungen näher erläutert.

8.2.2 Therapieempfehlungen bei Verdauungsschwäche

Verdauungsschwäche wird diagnostiziert, wenn ein Mangel an Verdauungsenzymen im Stuhl, mit oder ohne Veränderung der Verdauungsrückstände, vorliegt und/oder der Vorbericht richtungsweisende Hinweise gibt.

Gastrika, Magenmittel, werden empfohlen, wenn der Vorbericht auf magenbedingte Oberbauchbeschwerden, wie Völlegefühl, epigastrische Schmerzen oder Aufstoßen, hindeutet oder die Eiweißverdauung gestört ist. Verdünnte Säuren (Azida) wurden früher bei verminderter Magensäurereproduktion zur Verbesserung der Verdauung eingesetzt. Heute werden häufiger **pepsinhaltige Enzympräparate,** z.B. Pepsinwein (Dr. Poehlmann oder Salus), verwendet. Auch zahlreiche pflanzliche Präparate können zur Anregung der Magentätigkeit empfohlen werden:

- Digestoron (weleda)
- Enziagil (Riemser Arzneimittel)
- Enzian Magentonikum (wala)
- Carmenthin (Schwabe)
- Carmol (Schmidgall)
- Sedovent (Schwörer).

Gegen Sodbrennen und säurebedingte Magenbeschwerden werden **Antazida** eingesetzt. Das sind basische Substanzen, die nach Einnahme die Magensäure neutralisieren und damit epigastrische Beschwerden und Sodbrennen lindern. Meist handelt es sich dabei um basische Salze von Magnesium, Aluminium und Calcium oder um Natrium-Hydrogencarbonat. Beispielsweise folgende Präparate haben sich bewährt:

- Alkala Pulver (Sanum)
- Bullrichs- Vital (Pulver, Tabletten, Mikroperlen; Fa. Bullrich)
- Gelusil Lac Kautabletten (Pfizer)
- Talcid (Bayer)
- Kompensan (Johnson)
- Maaloxan (winthrop)
- Magaldrat (ratiopharm)
- Rennie (Bayer)
- Solugastril (Pfizer).

Bitterstoffe (Amara) regen die Verdauung an und werden insbesondere bei Völlegefühl, Appetitlosigkeit, Verdauungsstörungen, Übelkeit und Blähungen eingesetzt und vor oder mit dem Essen eingenommen. Als Bitterstoffe werden Substanzen mit bitterem Geschmack bezeichnet, die chemisch unterschiedlich zusammengesetzt sind. Natürliche Bitterstoffe kommen in zahlreichen Pflanzen, die teilweise auch als Heilpflanzen verwendet werden, vor. Das Gemüse früherer Zeiten war wesentlich reicher an Bitterstoffen, die aus „modernen" Gemüsesorten und anderen pflanzlichen Nahrungsmitteln zugunsten eines „angenehmeren" Geschmacks herausgezüchtet wurden.
Amara erhöhen die gastrointestinale Durchblutung, steigern die Sekretion der Verdauungssäfte von Magen, Darm und Darmanhangsdrüsen und fördern die Darmbewegung und den Abgang von Darmgasen. Einige wir-

ken auch spasmolytisch, immunmodulierend, entzündungshemmend sowie antimykotisch und antibakteriell. Auch der „Heißhunger auf Süßes" wird durch Bittermittel gebremst.

Reine Bitterstoffdrogen sind: Gelber Enzian, Tausendgüldenkraut, Fieberklee, Andorn, Benediktendistel, Isländisches Moos, Hopfen, Mariendistel, Löwenzahn oder Condurango.

Aromatische Bitterstoffe sind Gewürzdrogen wie: Basilikum, Bohnenkraut, Rosmarin, Thymian, Wermut, Beifuß, Kalmus, Kurkuma, Engelwurz, Liebstöckel, Galant, Kaffee, Mate, Bitterorange, Anis, Kümmel, Fenchel oder Dill.

Bei **exokriner Pankreasinsuffizienz** ist die Pankreas-Elastase im Stuhl, bei erhöhten oder normwertigen Stuhlfettwerten, vermindert. Ursachen dieser Insuffizienz sind meist akute oder chronische Entzündungen der Bauchspeicheldrüse, die zu Minderfunktion der Azinuszellen im Pankreas führen. Dadurch ist Produktion der Enzyme bzw. Enzymvorläufer Trypsinopgen Chymotrypsinogen, Carboxipeptidase, α-Amylase und Pankreaslipase eingeschränkt. Das Fehlen dieser Enzyme wiederum bedingt erhebliche Störungen der Verdauung (Maldigestion). Sekundär kommt es oft zu Veränderungen der Darmschleimhaut mit Darmzotten-Atrophie, lokalen Entzündungen und Veränderungen der Enzymaktivität innerhalb der Darmschleimhaut. Eine bakterielle Fehlbesiedlung des Dünndarmes kommt häufig erschwerend dazu.

Therapeutisch wird die Einnahme von **Verdauungs-Enzymen der Bauchspeicheldrüse** mit dem Wirkstoff Pankreatin empfohlen. Die meisten dieser Mittel werden aus Schweine-Pankreas hergestellt, sind also **„tierischen" Ursprungs.** Dazu gehören Präparate wie:

• Kreon (abbott)
• Enzynorm (Nordmark Arzneimittel)
• Cotazym (UCB Pharma)
• Lipazym (Bittermedizin)
• Pangrol (Berlin Chemie)
• Pankreatin (Stada)
• Panzynorm (aptalis).

Wichtig ist, dass die Mittel mit den Mahlzeiten eingenommen werden (nicht davor und nicht danach!). Diese Enzympräparate sind magensaftresistent überzogen, so dass sie erst im Dünndarm freigesetzt werden und zur Wirkung kommen.

Die Kost sollte aus kohlenhydratreichen, kleinen Mahlzeiten bestehen und ggf. ist es nötig, die fettlöslichen Vitamin A, D, E und K zu substituieren.

Auch **Verdauungs-Enzyme pflanzlichen Ursprungs** werden erfolgreich zur Therapie bei exokriner Pankreasinsuffizienz eingesetzt. Insbesondere für Vegetarier und Muslime stellen sie eine gute Alternative zu Pankreatin-haltigen Präparaten dar. Ein weiterer Vorteil der „pflanzlichen" Enzyme ist ihre Säurestabilität, d.h. sie passieren den Magen und entfalten ihre Wirkung erst im Dünndarm. Zu nennen sind hier:

- Nortase (aus Reis- Pilzkulturen, Repha)
- EnzyPlus (Nature Power)
- Digenzyme (Bulk Powders)
- Pflanzliche Verdauungsenzyme (Nahani).

Darüber hinaus können, insbesondere bei leichteren Störungen der Pankreasfunktion, **Pankretika,** pflanzliche Mittel, die die Bildung und die Abgabe von Pankreassaft fördern, eingesetzt werden. Dies sind Präparate, die Bestandteile von beispielsweise folgenden Pflanzen enthalten:

- Harongana madagascarienssins (z.B. Harongan, Schwabe)
- Eichhornia crassipes (z.B. Pankreaticum, Hervert)
- Okoubaka aubrevillei (z.B. Pankreaticum, Hervert; zahlreiche Homöopathika)
- Synzygium (Gewürznelke)
- Carica papaya (Melonenbaum).

Ist die Verdauung dadurch gestört, dass **zu wenig Gallensäuren** in den Darm abgegeben werden, sollten **Cholagoga** zur Anwendung kommen. Diese Gallenmittel fördern die Bildung und / oder Ausschüttung der Galle in den Darm und wirken somit verdauungsfördernd und blähungstreibend. Man sollte sie 15–30 Minuten vor dem Essen einnehmen.
Cholagoga sind in der Regel pflanzlichen Ursprungs und enthalten meist ätherische Öle, Bitter- und Scharfstoffe. Neben den bei den Amara aufgeführten Heilpflanzen, seien hier Alant, Artischocke, Bischofskraut, Bol-

do, Katzenpfötchen, Lavendel, Melisse, Pestwurz, Pfefferminze, Ringelblume, Schafgarbe oder Schöllkraut genannt.

Wirksame Präparate sind beispielsweise:

- Infitract (Laboratoires Lehnin)
- Presselin Dyspeptikum (combustin)
- Aristochol (Aristo Pharma).

Von **Vitasan®** Gesundheitsmittel wird das Präparat **Silimax,** ein Nahrungsergänzungsmittel aus Pflanzenextrakten, angeboten. Es beinhaltet eine ausgewogene Mischung von Mariendistel, Artischocke, Kurkuma und Cholin und wird empfohlen zur Förderung von Gallebildung und Gallefluss und somit zur Verbesserung der Fettverdaung (bes. bei fettreicher Nahrung und / oder Fettverdauungsstörungen) und zum Schutz des Leberparenchyms (bes. bei oxidativer Belastung, Alkoholbelastung oder bei Entgiftung).

Karminativa wirken spasmolytisch auf die glatte Darmmuskulatur, steigern die Durchblutung der Darmschleimhaut und wirken antimikrobiell, wodurch die Bildung von **Darmgasen** durch die Darmflora **vermindert** wird. Besonders bei chronischen Blähungen sind Karminativa zur Therapie gut geeignet. beispielhaft seien hier genannt:

- Enteroplant (Schwabe)
- Iberogast (Steigerwald Pharma)
- VentriLoges (Dr. Loges & Co).

Diese Präparate sind meist Phytotherapeutika, die ätherische Öle enthalten, wie Anis, Fenchel, Kümmel, Koriander, Pfefferminze oder Kamille.

Eine weitere Gruppe von verdauungsfördernden Arzneimitteln (Digestiva) sind **Prokinetika.** Sie kommen zur Behandlung von Völlegefühl, gegen Brechreiz und Übelkeit, bei Obstpation, Blähungen und Reizdarm zum Einsatz. Pflanzliche Prokinetika sind **Bittermittel** (siehe vorn). Schulmedizinisch werden Wirkstoffe aus den Gruppen der Dopamin-Antagonisten, Serotonin-Antagonisten und Parasympathikomimetika eingesetzt. Diese Wirkstoffe sollen hier, wegen der naturheilkundlichen Ausrichtung von VITATEST, nicht näher erläutert werden.

8.2.3 Therapieempfehlungen bei Abwehrschwäche

Im Rahmen der Stuhldiagnostik deuten **verminderte Werte von sekretorischem IgA gesamt, sIgA1, sIgA2 und / oder Defensin** Abwehrschwäche an der Darmschleimhaut, und damit die Notwendigkeit der Abwehrstärkung, an. **Häufige Infekte** (auch extraintestinal), **erhöhte Durchlässigkeit der Darmschleimhaut bei Darmentzündungen, Unverträglichkeiten** sowie Veränderung der Darmflora sind **Indikationen für immunstimulierende Therapien.**

Zur Immunstimulation an der Darmschleimhaut werden **vorrangig Probiotika** eingesetzt, die bereits ausführlich in Kapitel 6 beschrieben wurden. Zur Kräftigung der Körperabwehr an der Darmschleimhaut stehen zahlreiche kommerzielle pharmazeutische Präparate sowie probiotische Lebensmittel bzw. Nahrungsergänzungsmittel zur Verfügung (vgl. Tab. 12, 14, 15).

Als **Probiotika zur Stärkung der Abwehr** an der Darmschleimhaut werden folgende Präparate empfohlen:

- Paidoflor (Ardeypharm)
- Mutaflor (Ardeypharm)
- Colibiogen (Laves- Pharma)
- Symbioflor (Symbiopharm)
- Bactisubtil (Cheplapharm)
- Eugalan (Töpfer)
- Hylak (ratiopharm)
- Perenterol (Medice)
- Eubiol (CNP Pharma).

Über **Vitasan®-Gesundheitsmittel** werden die Produkte „Probiotikum-Vitasan®10" sowie „Patientenadaptiertes Probiotkum für den Dünndarm" und „Patientenadaptiertes Probiotkum für den Dickdarm" angeboten. **„Probiotikum-Vitasan®10"** ist ein synbiotisches Nahrungsergänzungsmittel mit zehn verschiedenen, z.T. klinisch getesteten und patentierten, Stämmen und präbiotischem Inulin.

Die **Tagesdosis „Probiotikum-Vitasan®10"** (2 Kapseln) enthält Bakterienpulver (860 mg) und Inulin (460 mg) sowie Magensaft-resistente pflanzliche Kapselhüllen, ohne Farb- und Konservierungsstoffe, ohne Gluten, ohne Lactose (für Diabetiker geeignet).

Das Bakterienpulver enthält 10^9 KbE lebende Stämme von:

- LA-5® Lactobacillus acidophilus
- Lactobacillus casei
- Lactobacillus plantarum
- Lactobacillus paracasei
- Lactobacillus rhamnosus
- BB-12® Bifidobacterium
- Bifidobacterium bifidum
- Bifidobacterium lactis
- Bifidobacterium breve
- Streptococcus thermophilus

Indikationen für den Einsatz dieses Mittels sind: gastrointestinale Beschwerden, wie spezifische und unspezifische Durchfälle, Darmentzündungen, Reizdarm und Oberbauchbeschwerden; Therapiebegleitung bei rezidivierenden vaginalen und urogenitalen Infekten; geschwächte Immunität und Infektanfälligkeit; Therapiebegleitung bei allergischen Erkrankungen; während und nach Antibiotika-, Strahlen- oder Chemo-Therapie; Schwangerschaft und Stillzeit – zur Optimierung der Erstbesiedlung des kindlichen Darmtraktes; Pädiatrie – bei Wachstums- und Gedeihstörungen sowie oben genannte Indikationen.

Das **„Patientenadaptierte Probiotikum für den Dünndarm"** ist ein flüssiges Nahrungsergänzungsmittel, das aus 10^9 KbE/ml lebenden Bifidobakterien und Laktobazillen in physiologischer Kochsalzlösung besteht. Es soll das Darmmilieu ansäuern, Fäulnis behindern und die lokale Körperabwehr an der Dünndarmschleimhaut stärken. Eine Senkung des pH-Wertes im Stuhl und / oder eine Modulation der Abwehrvorgänge können, individuell abhängig von der Einnahme des Probiotikums, Ernährung und Zustand des Darmes, induziert werden. Ein Dauerverzehr ist möglich, erprobt und oft empfehlenswert.

Auch das „**Patientenadaptierte Probiotikum für den Dickdarm**" ist ein flüssiges Nahrungsergänzungsmittel. Es enthält Escherichia-coli-Bakterien in physiologischer Kochsalzlösung konserviert mit 20 % Äthanol. Es dient der probiotischen Beeinflussung des Dickdarms und soll insbesondere die lokalen Abwehrkräfte an der Dickdarmschleimhaut stärken. Es ist jedoch auch an den Schleimhäuten der Luft- und Harnwege wirksam. Der Verzehr des Probiotikums wird bei häufigen Infekten und zur allgemeinen Steigerung der Abwehrkräfte empfohlen.

Kolostrum (Biestmilch) soll ebenfalls die Mikroökologie im Darm normalisieren und die lokale Körperabwehr am Darm unterstützen. Desweiteren soll Kolostrum bei Nahrungsmittel-Allergien und Darmentzündungen, insbesondere bei Kindern, den Darm entlasten sowie Bakterien, Viren, Pilze und Parasiten immunologisch neutralisieren. Über Vitasan® kann das Kolostrum-Präparat „**ColostraMed Kapseln**" (Colostral Deutschland GmbH) bezogen werden. Es enthält alle essentiellen Aminosäuren, Immunglobuline der Klassen A, G und M, Vitamine, Mineralstoffe und antimikrobielle Faktoren (z.B. Laktoferrin, Laktoperoxidase, Lysozym).

Zur **allgemeinen Steigerung der systemischen Abwehr** können Präparate aus **Algen** (z.B. **Chlorella, Spirulina**) oder anderen Pflanzen wie beispielsweise **Echinacea** hilfreich sein.

8.2.4 Therapieempfehlungen bei Darm-Entzündungen

„Darm-Entzündung" ist die mit Abstand häufigste (Labor-) Diagnose, die im Rahmen von Stuhluntersuchungen gestellt wird. Dies bei der Vielzahl möglicher Ursachen für Entzündungen an der Darmschleimhaut, wie Darminfektionen, Nahrungsmittel-Unverträglichkeiten oder Verdauungsstörungen, nicht verwunderlich (vgl. Kapitel 5).

Die Therapie von Darmentzündungen sollte möglichst gezielt, kausal, gegen die eigentliche Ursache gerichtet sein, d.h. stets sollte versucht werden, diagnostische Möglichkeiten auszuschöpfen, um den eigentlichen Grund der Entzündung zu finden und um **kausal therapieren** zu können. Leider gelingt dies in ca. 30 % der Fälle nicht. Dann, und als Ergänzung zur kausalen Therapie, wird eine Entzündung **symptomatisch** behandelt.

8.2.4.1 Symptomatische Therapie bei Darmentzündungen

8.2.4.1.1 „Leichte Vollkost"

Eine Säule im Rahmen der symptomatischen Maßnahmen bei Darment-zündungen ist die Umstellung der Ernährung auf **„Leichte Vollkost"** (auch **„Schonkost"** genannt). Die „Ernährungsberatung Leichte Vollkost" kann für Patienten und Therapeuten von der Website unter www.vita-test.de/Spezialgebiete/Darmsanierung/Therapie herruntergeladen wer-den.

Da jeder Patient unterschiedlich auf bestimmte Nahrungsmittel reagiert, ist es wichtig, individuelle Besonderheiten, wie z.B. eine Laktoseintole-ranz oder die Unverträglichkeit von Nahrungsmittel-Zusatzstoffen, zu er-kennen und zu berücksichtigen.

Das Informationsblatt enthält Hinweise zu:
- Ursachen von Nahrungsmittel-Unverträglichkeiten
- Menge und zeitlichen Verteilung der Mahlzeiten
- psychischen Faktoren beim Essen
- Art der Zubereitung der Speisen
- Genussmitteln

sowie Empfehlungen für die Auswahl von Nahrungsmitteln für die Le-bensmittel-Gruppen Getreide und Kartoffeln, Gemüse, Hülsenfrüchte, Obst, Getränke, Milch und Milchprodukte, Fisch, Fleisch, Eier, Öle und Fette, Süßungsmittel und Gewürze.

In der **akuten Phase von Enteritiden** mit Durchfall, Erbrechen und / oder Übelkeit wird empfohlen, **ein bis drei Tage „Tee- und Zwiebackkost"** zu verzehren. Dazu soll viel ungesüßter Tee (z.B. Schwarz-, Kamillen-, Fen-chel- oder milder Kräuter-Tee) getrunken werden. Es sollen nur leicht verdauliche Kohlenhydrate in Form von Zwieback, Knäckebrot, getoaste-tem Weißbrot, Hafer- oder Reisschleimsuppe gegessen werden. Großen therapeutischen Nutzen haben Bananen, roh geriebene Äpfel (mgl. mit Schale und Bio-Qualität) und Heidelbeerkompott (2–3 Portionen pro Tag). Bei starken Durchfällen und Erbrechen ist ggf. eine Flüssigkeitsersatz-Elektrolyttherapie durch Einnahme von Glukose-Elektrolyt-Präparaten (z.B. „Elotrans", Stada) sinnvoll.

Nach Besserung des Allgemeinzustandes soll sich für **zwei bis drei Tage** eine „**Kohlenhydrat-Aufbaukost**" anschließen. Zum Kostaufbau werden gekochte Kartoffeln, Kartoffelbrei, Reis und Nudeln sowie leicht verdauliches Gemüse, wie Karotten, Sellerie, Kürbis, Zucchini oder Petersilienwurzel, gedämpft oder gedünstet, mit Salz und Kräutern mild gewürzt empfohlen. Auch Gemüsesuppen oder mit Kartoffeln gebundenen Gemüse-Creme-Suppen sind geeignete Speisen.

Daran sollten sich noch **ein bis zwei Tage einer „Kohlenhydrat-Eiweiß-Kost**" anschließen, wobei zusätzlich leicht verdauliche Eiweißlieferanten, wie fettarme Milchprodukte (Quark, Joghurt, Kefir oder Buttermilch), kleine Mengen Fisch, mageres Fleisch und wenig Eier verzehrt werden können. Danach kann meist wieder normal gegessen werden.

Auch eine **Basis-Diät aus abwechselnd gekochtem Reis und gekochten Kartoffeln über einige Tage** kann sehr hilfreich sein.

8.2.4.1.2 Therapeutika gegen Darmentzündung und Diarrhoe

Zahlreiche Mittel können symptomatisch gegen Durchfälle und Entzündungen des Darmes eingesetzt werden. **Glutamin** und **Vitamin C** wirken zusätzlich antientzündlich. Lokale Wärme, Bauchmassagen und ausreichendes Trinken tragen ebenfalls zur Linderung der Beschwerden bei.

Aus der Gruppe der Antidiarrhoika **mineralischen Ursprungs** seien hier empfohlen:

• Heilerde (Luvos, Bullrich)
• Colina (intersan)
• Kaopromt (ellviva)
• Zeolith (z.B. LavaVitae)
• Teknosal (Sophien Arzneimittel)

Wirksame Mittel **pflanzlichen Ursprungs** sind:

• Carbo Königsfeld®
• Aplona (Kloke Pharma)
• Traxaton bzw. Combustin (Steigerwald Arzneimittel)
• Stullmaton (Pharma Stulin)
• Tannalbin, Tannin (Medice Arzneimittel Püttner & Co)
• Antihistamin (Vitasan®)

Auch Kolostrumpräparate (z.B. ColostraMed) wirken antientzündlich.

Zahlreiche **allopathische Antidiarrhoika** enthalten die Wirkstoffe Mesa-
lazin (z.B. Asacol, Claversal, Pentasa, Salofalk) oder Sulfasalazin (z.B.
Azulfidine, ColoPleon). Sie werden als entzündungshemmende Arznei-
stoffe überwiegend zur Behandlung chronisch-entzündlicher Darmerkrankungen (Morbus Crohn, Colitis ulcerosa) eingesetzt.
Der Wirkstoff **Loperamid** (z.B. in Imodium und Loperamid) gehört zu
den Opioiden und wirkt hauptsächlich lokal am Darm, dämpfend auf die
Peristaltik. Diese Präparate sind bei Verdacht auf infektiös-bedingte Diarrhoen in den ersten Tagen der Erkrankung kontaindiziert, da die Gefahr besteht, dass die Ausscheidung der Erreger, und damit die (Selbst-)
Heilung, behindert wird.

Bei **chologener Diarrhoe,** dem sogenannten Gallensäureverlustsyndrom,
können die vermehrt über den Dickdarm ausgeschiedenen Gallensäuren
an Colestyramin (Hexal, ratiopharm), ein nicht resorbierbares Ionenaus-
tauscher-Harz, gebunden werden. Zusätzlich sollten fettlösliche Vitamine
parenteral substituiert und mittelkettige Triglyceride (MTC) verzehrt
werden.

8.2.4.1.3 Therapeutika bei Meteorismus

Symptomatisch bei Meteorismus haben sich u.a. folgende Präparate bewährt:

* Aegrosan (Opfermann)
* Caolar (Launadur Heilmittel)
* Dimeticon (ct- Arzneimittel)
* Elugan N (Nordmark)
* Espumisan (Berlin Chemie)
* Lefax (Bayer)
* SulfRedox (RubiePharm)
* Heilerde (Luvos, Bullrich)
* Eucarbon (Vitasan®)

Außerdem vermindern Karminativa, wie Enteroplant, Iberogast und VentriLoges, sowie Anis, Fenchel, Kümmel, Pfefferminze oder Kamille die
Bildung von Darmgasen.

8.2.4.1.4 Therapeutika bei Obstipation

Laxantien aus pflanzlichen Rohstoffen sind z.B. Kleie, indischer Flohsamen oder Leinsamen. Sie sind bei Obstipation meist gut wirksam. In hartnäckigen Fällen können Lactulose- oder Macrogol-haltige Präparate eingesetzt werden. Zu empfehlen sind:

• Flosa (Recordati)
• Granamon (Norgine)
• Metamucil (Wick Pharma)
• Mucofalk (Falk)
• Pascomucil (Pascoe)
• Bifiteral (Abbott)
• Laxofalk (Falk)
• Eucarbon (F.Trenka, Bezug über Vitasan®).

8.2.4.1.5 Ausleitende Therapie

Ausleitende Therapieverfahren, die sich beispielsweise bei Reizdarm, Morbus Crohn (nicht im akuten Schub), chronischer Obstipation, Dyspepsie oder bei Hepatopathien bewährt haben, sind das **Heilfasten** und die **Colon-Hydro-Therapie.** Dabei werden Stoffwechselprodukte von Bakterien und Pilzen sowie belastende Stoffe aus dem Darm entfernt, was den Darm reinigt und die Entgiftungskapazität von Leber und Darmschleimhaut steigert. Auch die lokale Abwehr am Darm wird angeregt, insbesondere wenn der Spülflüssigkeit Immunstimulatien oder Probiotika zugesetzt werden.

Heilerde, Hefe- und Algen- Präparate (z.B. Spirulina oder Chlorella) unterstützen die Regeneration der Darmschleimhaut nach Ausleitungsbehandlungen.

8.2.4.2 Kausale Therapien bei Darmentzündungen

Die häufigsten Ursachen für akute Magen-Darm-Entzündungen sind Infektionen mit Viren oder Bakterien und akute Reaktionen auf unverträgliche Nahrungsmittel. Chronische Enteritiden werden oft durch verzögerte Reaktionen auf unverträgliche Nahrungsmittel, parasitäre Infektionen, Darmmykosen sowie chronisch-entzündliche Darmerkrankungen hervorgerufen. Nicht selten liegen Darmentzündungen auch Störungen der Verdauung zugrunde.

8.2.4.2.1 Antibioka

Bakteriell bedingte akute Infektionen des Magen-Darm-Traktes sind nach kurzer Dauer meist selbstlimitierend. Der Einsatz von **Antibiotika** sollte **nur in Ausnahmefällen,** z.B. bei bedrohlichen extraintestinalen Symptomen, immungeschwächten Patienten oder bei bestimmten Erregern, erwogen werden.

Zur **Eradikation von Helicobacter pylori** werden antibiotisch wirkende Mittel empfohlen.

Allopathisch wird meist die „italienische" oder „französische" Tripeltherapie über 7 Tage als Kombination eines Protonenpumpenhemmers (z.B. Omeprazol, Pantoprazol) mit den Antibiotika Clarithromycin und Amoxicillin bzw. Metronidazol durchgeführt. Eine Therapiekontrolle nach 4–6 Wochen ist dringend nötig. Für **Therapie-Versager** der Triple-Therapie existiert eine effektive aber nebenwirkungsbehaftete „Quadruple-Therapie", bei der ein Protonenpumpenhemmer, Tetracyclin, Metronidazol und ein Bismutsalz über 10 Tage kombiniert werden. Da der Anteil **antibiotikaresistenter H.pylori** teilweise sehr hoch ist, sollte schon nach der ersten erfolglosen Behandlung unbedingt eine Gastroskopie mit anschließender Erregeranzüchtung und Antibiogramm durchgeführt werden.

Homöopathisch werden Fortakehl, Mucokehl, Sanukehl, Nigersan, Alkala und Liquiritae eingesetzt.

Naturheilkundlich gut wirksam und verträglich ist eine 7-Tage-Kur mit Paracid von Vitasan®. Nach der Eradikation ist der Aufbau der Darmflora mit Probiotika empfehlenswert.

Paracid (Vitasan®) ist ein Nahrungsergänzungsmittel mit Pflanzenextrakten aus Berberitze, Grapefruitkernen, Thymian, Oregano, Gewürznelke, Meerrettich, Senf, Propolis und Aloe capensis in Kapseln aus Hydroxypropylmethylcellulose (Füllstoff: Cellulosepulver). Indikationen für den Verzehr sind **bakterielle, virale und parasitäre Infektionen.**

Viele Inhaltsstoffe von Pflanzenextrakten wirken antibiotisch, da sie ursprünglich von der Pflanze gebildet wurden, um die Pflanze selbst vor Mikroorganismen zu schützen. Einige Pflanzenstoffe, wie die in Paracid enthaltenen, eignen sich zur kurmäßigen Anwendung beim Menschen und können zu einer Eliminierung schädlicher Mikroorganismen führen. Mittlerweile ist die Wirksamkeit dieser Extrakte in der modernen Naturheilkunde auch wissenschaftlich gut dokumentiert. Für **Grapefruitkern-Extrakt** konnte Wirkung gegen ca. 800 Bakterien- und Viren-Spezies, zahlreiche Hefen und andere Pilze sowie gegen ein- und mehrzellige Parasiten gezeigt werden. Inhaltsstoffe der Grapefruitkerne zerstören dabei die Zellmembranen der Mikroorganismen. Für **Gewürznelken** sind vor allem Hemmwirkung gegen orale Mirkoorganismen sowie antivirale Effekte gegen Herpes- und Hepatitis-C-Viren gut belegt. **Thymian- und Oregano-Extrakte** wirken ausgeprägt antimikrobiell. Insbesondere die antiparasitäre Wirkung von Thymol, auch gegen Echinococcus ssp. (Hunde- und Fuchsbandwurm), ist dokumentiert. **Berberitzen-Extrakt** wirkt Leber-stärkend und regt den Gallefluss an, wodurch die Ausleitung und Ausscheidung leberspezifischer Abbauprodukte gefördert wird. Die in **Meerrettich- und Senf-Extrakten** enthaltenen Glukosinolate bewirken eine Aktivitätssteigerung von zellulären Entgiftungsenzymen. **Propolis,** das Kittharz des Bienenstockes, hat stark hemmende Wirkung auf grampositive und gram-negative Bakterien, auch Sporenbildner. Auch gegen Milben und andere Parasiten konnte eine Wirkung nachgewiesen werden. **Aloe-Extrakt** wird traditionell gegen zahlreiche Bakterien und Hefen eingesetzt. Gute Ergebnisse zeigten sich gegen Bacillus subtilis, Staphylococcus aureus, Klebsiella pneumoniae und Candida albicans. Die in Paracid verwendetet Aloe capensis enthält, gegenüber Aloe vera, weniger laxierende Hydroxyanthracene (z.B. Aloin) und mehr Flavonoide, Bitterstoffe und Zimtsäure.

Auch **Kolostrum-, Umkloabo- und Wismut-Präparate** wirken antibiotisch.

8.2.4.2.2 Antiviral wirksame Mittel

Bei Virusinfekten können beispielsweise Myrrhinil intest (Repha), Kolostrum (z.B. ColostraMed), Teebaumöl- oder Propolis-Präparate angewandt werden. Im Vordergrund steht jedoch die symptomatische Behandlung.

8.2.4.2.3 Antiparasitika

Die Wahl der antiparasitären Mittel richtet sich nach den beim Patienten gefundenen Erregern. **Gegen Würmer** werden zumeist Anthelmintika mit den Wirkstoffen Mebendazol (z.B. Surfont, Vermox), Praziquantel (z.B. Biltricide, Cesol), Pyrvinium (z.B. Pyrcon) oder Niclosamid (z.B Yomesan) eingesetzt. Mebendazol wirkt gegen Nematoden und einige Bandwürmer. Praziquantel wirkt gegen Bandwürmer (Cestoden) und Saugwürmer (Trematoden) einschließlich der Pärchenegel (Schistosoma). Pyrvinium ist ein Mittel zur Behandlung des Madenwurmbefalls (Oxyuriasis) und Niclosamid ist gegen einige Bandwürmer (Taenia ssp. und Fischbandwurm), Madenwürmer (Oxyuris) und Pärchenegel wirksam.

Gegen pathogene **Protozoen und Blastocystis** ssp. werden **allopathisch** meist Metronidazol-Präparate eingesetzt. Bei Therapieversagern wirkt fast immer Paramomycin (z.B. Humatin).

Naturheilkundlich kann Paracid (Vitasan®) eingesetzt werden.

8.2.4.2.4 Antimykotika

Zur Therapie der **Pilzbesiedlung der Darmschleimhaut** mit Hefen haben sich Myrrhinil intest und Paracid (Vitasan®) bewährt. **Allopathische** Antimykotika sollten gemäß Antimykogramm und möglichst in nicht-resorbierbarer Form ausgewählt werden (z.B. Nystatin, Amphotericin B).

8.2.4.2.5 Therapeutika bei Histaminose

Nahrungsmittel-Unverträglichkeiten, zu denen auch die Histaminose (Histaminintoleranz) zählt, wurden im Kapitel 5.6 ausführlich besprochen. Zunächst müssen bei Histaminose histamin-haltige Speisen und solche mit Histaminliberatoren konsequent gemieden werden. Als wirksame Mittel haben sich bei Histaminose Antihistamin (Vitasan®) und Cromoglycin (Allergoval, Köhler Pharma) erwiesen.

Antihistamin (Vitasan®) ist ein Nahrungsergänzungsmittel zur diätetischen Behandlung bei Histaminose. Es enthält: Calciumcitrat, Gojibeeren-Extrakt, Calciumascorbat (Vitamin C), Hydroxypropylmethylcellulose (Kapselhülle), L-Tryptophan, L-Glutamin, Beta-Carotin, Zink-D-Glukonat, Pyridoxal-5-Phosphat (Vitamin B6), Ginkoblatt-Extrakt, α-Tocopherylacetat (Vitamin E), Quercetin-Dihydrat, Resveratrol und Kupfercitrat. Bei Histaminose soll die DAO-Aktivität durch Zufuhr der im „Antihistamin" enthaltenen Mikronährstoffe, wie Vitamin B6, Kupfer und Vitamin C, gestärkt werden. Da eine Histaminose oft auch auf mangelnder DAO-Bildung wegen einer subklinisch entzündeten Darmmukosa beruht, ist die Zufuhr von L-Glutamin sinnvoll. Das breite Spektrum an bioaktiven Pflanzenstoffen, Vitaminen und Mineralstoffen fördert den Stoffwechsel und die Integrität der Darmschleimhaut. Außerdem werden mögliche, aus der Malabsorbtion entstandene Versorgungslücken ausgeglichen. Insbesondere die Goji-Beeren wirken dem durch die Entzündung hervorgerufenen oxidativem Stress entgegen.

8.3 Literaturhinweise zu Kapitel 8

Bastigkeit, M.:
> Histaminintoleranz: Morbus Gouda.
> http://news.doccheck.com/de/article/213151-histaminintoleranz-morbus-gauda. 14.02.2013

Beineke, M.:
> Diaminooxidase (DAO) – der Marker zur Diagnose einer Histamin-Intoleranz. Bioscientia, Nr.7/2006.

Chaieb, K. Et al.:
> The chemical composition anf biological activity of clove essential oil, Eugenia caryophyllata (Syzigium aromaticum L. Myrtaceae): a short review. Phytother Res. 2007 Jun; 21(6): 501–506.

Elissondo, M.C. et al.:
> Efficancy of thymol against Echincoccus granulosus protoscoleces. Parasitol Int. 2008 Jun; 57(2): 185–190.

Heggers, J.P. et al.:
> The effectiveness of processed grapefruit-seed extracts as an antibacterial agent:II. Mechanism of action and in vitro toxicity. J Altern Complement Med. 2002 Jun; 8(3): 333–340.

http://www.gallen-blase.de/chologene-diarrhoe/
> Chologene Diarrhoe. Aus: Habichtswaldklinik Stand 07.2015.

http://de.wikipedia.org/wiki/Histamin-Intoleranz.
> Histamin-Intoleranz. Stand 06.2011.

http://de.wikipedia.org/wiki/Pankreas-Elastase.
> Pankreas-Elastase. Stand 09.2014.

Kruis, W, Paumgartner, G.:
> Das Gallensäurenverlustsyndrom.
> Dt. Ärzteblatt, 79.Jhrg., H15, 16.04.1982.

Maintz, L., Bieber, T.:
> Die verschiedenen Gesichter der Histaminintoleranz.
> Dt. Ärzteblatt, Jg. 103, H. 51–52, 25.12.2006.

Ndhlala, A.R. et al.:

　　Antimicrobial, anti-inflammatory and mutagenic investigation of
　　the South African tree aloe (Aloe barberae).
　　J Ethnopharmcol. 2009 Jul 30; 124(3): 404–408.

Pavilonis, A. Et al.:

　　Antimicrobial activity of soft and purified propolis extracts.
　　Medicina (Kaunas). 2008; 44(12): 977–983.

Rosler, E. et al.:

　　Darmsanierung ist Matrixtherapie. Comed 3, 2014: 20–22.

Rosler, P.:

　　Neurotransmitter an der Darmschleimhaut – Histamin (Teil 1).
　　Comed 8, 2007.

Rosler, P. et al.:

　　Darmsanierung ist Matrixtherapie. www.vitatest.de/Infothek. 2015.

Schmiedel, V.:

　　Blähungen – Häufig ist die Galle schuld. Dt. Naturheilverbund eV –
　　Reihe „Naturheilkundliche Ratgeber", EV-01.

Watzl, B.:

　　Glucosinolate. Ernährungsumschau 2001; 8(48): 330–333.

Danksagung

An dieser Stelle danke ich meiner Abteilungsleiterin Mikrobiologie Frau Dr. Gabriele Schneider für ihr mehr als 20-jähriges Engagement und unsere gedeihliche gemeinsame Arbeit im Labor VITATEST.

Insbesondere bedanke ich mich für ihre intensive, wertvolle fachliche und technische Unterstützung zur Herausgabe des vorliegenden Buches.